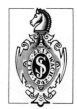

Roland Gädeke

Diagnostische und therapeutische Techniken in der Pädiatrie

Vierte, neubearbeitete Auflage

Mit 304 Abbildungen

Springer-Verlag
Berlin Heidelberg New York
London Paris Tokyo
Hong Kong Barcelona

Prof. Dr. med. ROLAND GÄDEKE
Bötzenstraße 41

7813 Staufen/Br.

ISBN 3-540-52068-6 4. Auflage Springer-Verlag Berlin Heidelberg New York
ISBN 0-387-52068-6 4th edition Springer-Verlag New York Berlin Heidelberg

ISBN 3-540-09930-1 3. Auflage Springer-Verlag Berlin Heidelberg New York
ISBN 0-387-09930-1 3rd edition Springer-Verlag New York Heidelberg Berlin

Gesamtherstellung: Appl, Wemding
2125/3130-543210 – Gedruckt auf säurefreiem Papier

Vorwort zur vierten Auflage

Aus wiederholten Anfragen schließe ich auf ein weiterhin bestehendes Interesse an den Arbeitsanweisungen und Datensammlungen dieses Buches. Die überfällige Neubearbeitung wurde aus vielen Gründen verzögert. Während dieser Wartezeit haben sich Prinzipien, Hilfsmittel und Aussagewerte diagnostischer und therapeutischer Methoden in der Kinderheilkunde zum Teil geändert. Das gilt für die rapide Entwicklung der elektronischen Technologie ebenso wie für die Verwendung von biologisch und funktionell angepaßtem Material der Geräte und Instrumente bis hin zum Ausbau der Krankenhaus-/Praxishygiene. Ich gehe davon aus, daß diese – auch mit weniger schmerzhaften Manipulationen einhergehende – Evolution vorerst in den Bereich eines „Endnutzens" vorgedrungen ist. Das läßt mich hoffen, daß der Inhalt dieser Neuauflage für einige Zeit aktuell bleiben wird. Antiquierte Methoden sind eliminiert; falls unter stark vereinfachten Arbeitsbedingungen auch darauf zurückgegriffen werden müßte, wird auf Beschreibungen in den vorangegangenen Auflagen hingewiesen. Neue anthropometrische Daten und Entwicklungsparameter wurden ebenso aufgenommen wie Meßergebnisse und Bewertungsgrößen für weiterentwickelte diagnostische Geräte. Der Inhalt dieses Buches ist – wie in den vorangegangenen Auflagen – auf die Möglichkeiten und Bedürfnisse der ärztlichen und pflegerischen Tätigkeit sowohl der kinderärztlichen Praxis als auch des pädiatrischen Fachkrankenhauses ausgerichtet. Dabei liegt das Gewicht auf Arbeitsabläufen, bei denen manuelle Verrichtungen den Vorrang vor apparativen Funktionen haben.
Das bereits im Vorwort zur ersten Auflage zitierte „Lokalkolorit" der Freiburger Universitäts-Kinderklinik habe ich zu erhalten versucht. Hierbei halfen mir Otto Fürste, Christiane Hufschmidt, Helga-Elisabeth Krancke, Wolfgang Pringsheim, Michael Straßburg, Özmer Ünal-Maelger, Radvan Urbanek und Bernd Zimmerhackl. Ihnen danke ich für ihre freundschaftlichen Hinweise. Auch auf die – mir von Roland Jeanmaire (Vevey) und Andrea Prader (Zürich) beschafften – Entwicklungskurven der Züricher Universitäts-Kinderklinik habe ich aufs Neue dankbar zurückgegriffen.
Der Springer-Verlag verdient eine besondere Hervorhebung für seine Geduld und klaglose Nachsicht während der langen Dauer der Neubearbeitung.
Ich hoffe, daß dieses Buch – ebenso wie die bereits existierende japanische und spanische Ausgabe und die geplante ungarische Übersetzung – auch weiterhin den vorgesehenen Zweck erfüllen wird.

Staufen, im Sommer 1990   ROLAND GÄDEKE

Vorwort zur ersten Auflage

Dieses Buch hat mehrere Vorläufer. Dennoch halte ich seine Herausgabe für berechtigt.

Durch Bildserien mit verbindenden Texten und Richtzahlen für Maße wurde hier versucht, technische Anleitungen für diagnostische und therapeutische Verrichtungen sowohl für den Arzt als auch für die Kinderschwester und für den Studenten zusammenzustellen. Das ist ein Kompromiß; er scheint mir aber notwendig zu sein. Der Arzt soll die speziell beim Kinde angebrachten und möglichen Arbeitstechniken vorfinden. Was der Arzt verrichtet, muß die Schwester verstehen, unterstützen und vorbereiten. Der Student wird mit solchen Arbeitsgängen ebenfalls konfrontiert; seine zunehmend geforderte Patienten-nahe Ausbildung verlangt besonders großes Verständnis für die diagnostische und therapeutische Technik.

Das Buch beschäftigt sich mit dem Handwerk der Pädiatrie. Seine Aussage hört meist auf, wo sich die Technik zur Diagnose und zur Therapie emporhebt. Es steht in diesem Buche auch nichts von der Angst des Kindes und von den Schmerzen, die dem Kinde durch viele diagnostische und therapeutische Manipulationen zugefügt werden. Es steht ebenfalls nichts darin von der Pflicht des Arztes, seine Ein- und Übergriffe gegenüber dem ihm ausgelieferten Kind auf das Notwendigste zu beschränken, und nichts darüber, wo der Arzt die Grenzen des Notwendigen findet.

Das Buch erläutert jene Techniken, die in dem Arbeitsbereich der Universitäts-Kinderklinik Freiburg/Br. gebräuchlich sind. Dies ist eine weitere Eingrenzung; sie vermittelt ein Lokalkolorit. Die Mehrzahl der im zweiten Kapitel aufgezeichneten Entwicklungsdiagramme sind von dem Universitäts-Kinderspital Zürich übernommen worden. Ich danke Herrn Professor Dr. A. Prader herzlich für die Genehmigung zur Wiedergabe.

Entscheidende Voraussetzung für die Abfassung war die verständnisvolle und einfühlende graphische Arbeit von Frau Ursula Thomzcyk-Overbeck; ihr verdanke ich die überwiegende Mehrzahl der Bilder.

Dieser Bilderanteil ist ungewöhnlich aufwendig. Ich danke dem Springer-Verlag für die großzügige Bereitschaft zu diesem Aufwand und für die beispielhafte Geduld bei der Herstellung dieses Buches. Ich widme dieses Buch allen, mit denen ich lernend und lehrend an der Universitäts-Kinderklinik in Freiburg/Br. die diagnostische und therapeutische Technik am kranken und gesunden Kind erfahren und vermitteln konnte.

Freiburg/Br., im Herbst 1972   Roland Gädeke

Inhaltsverzeichnis

A. Allgemeine Richtlinien für die Untersuchung des Kindes und
für diagnostisch-therapeutische Verrichtungen 1
  I. Allgemeine Untersuchung 1
  II. Information der Sorgeberechtigten (Eltern)
    über diagnostisch-therapeutische Maßnahmen 2

B. Wiegen und Messen 4
  I. Körperlänge 4
    a) Benötigte Geräte 4
    b) Messung am Kind in Rückenlage 4
    c) Methoden 4
    d) Messung am stehenden Kind 4
    e) Messung am sitzenden Kind (Sitzhöhe) 4
  II. Längenmessung an Extremitäten 5
    a) Indikationen 5
    b) Methoden 5
  III. Umfangmessungen; Durchmesserbestimmungen 6
    a) Indikationen 6
    b) Benötigte Geräte 6
    c) Methoden 6
    d) Kopf- und Schulterdurchmesser bei Säuglingen 8
    e) Brustumfang von Kindern 8
    f) Brustwarzenabstand bei Kindern 8
  IV. Messung des Körpergewichtes 9
    a) Benötigte Geräte 9
    b) Methoden 9
  V. Beziehungen zwischen Alter, Länge, Gewicht und Umfang . . 10
    a) Altersbeziehung zu Körperlänge und -gewicht
    („Somatogramm") 10
    b) Graphische Dokumentation der Streubreiten
    einer altersabhängigen Zunahme des Kopfumfanges
    zwischen der 28. Gestationswoche und dem 18. Lebensjahr 16
    c) Beurteilung des Schädelindex 20
    d) Beziehung zwischen äußerem sagittalen Thorax-
    durchmesser und Körperlänge/Körperhaltung 20
    e) Anthropometrische Beurteilung des Brustwarzenabstandes
    mittels des Intermamillar-Index (IMI) 20
    f) Ermittlung der Körperoberfläche bei Kindern und
    Jugendlichen 20
    g) Beurteilung des Ernährungszustandes durch Messung
    der Hautfettfalten 22
  VI. Messung der Körpertemperatur 24

a) Benötigte Geräte   24
b) Methoden   25
c) Zusätzliche Ursachen für Fehlmessungen   26
VII. Messung der Atmung   26
a) Atemtypen   26
b) Atemrhythmik   26
c) Atemfrequenz   26
d) Möglichkeiten der Frequenzzählung   26
e) Orientierende Funktionsprüfungen der Lungen von Kindern   27
f) Richtwerte für die Vitalkapazität, für die Sekundenkapazität und für exspiratorische Flußraten   29
VIII. Messung von Herzfrequenz und Puls   32
a) Besonderheiten des kindlichen Herzrhythmus   32
b) Altersabhängige Normal-Herzfrequenzbereiche
(pro Minute) (Messungen in Ruhe, am liegenden Kind) . .   32
c) Möglichkeiten der Frequenzzählung   32
IX. Messung des arteriellen Blutdruckes   34
a) Benötigte Geräte   34
b) Methoden   34
c) Hauptsächliche Fehlerquellen   38
X. Messung des zentralen Venendruckes   38
a) Indikation   38
b) Prinzip   38
c) Instrumentarium   38
d) Methoden   38
e) Richtwerte für zentrale Venendruckbereiche
bei verschiedenen „effektiven" Blutvolumina   39
f) Mögliche Komplikationen   39
g) Hauptsächliche Fehlerquellen   39
XI. Kreislauffunktionsmessungen   39
a) Aktiver Stehtest nach Schellong   39
b) Passiver Orthostaseversuch   40
c) Hochlagerungstest nach de Marées   40
d) Hocktest nach Barbey und Brecht   40
XII. Einfache Parameter für die Beurteilung
der Extremitäten-Durchblutung   40

C. Tasten und Bewegen   42
I. Bauchbereich   42
II. Leisten/Genitalregion   43
III. Brust/Schulterregion   46
IV. Hals/Kopfregion   47
V. Motorische Koordinationen   49
a) Kontrolle des motorischen Spontanverhaltens   49
b) Allgemeines zum Reflexverhalten   49
c) Wichtigste Reflex- und Bewegungsprüfungen
beim Neugeborenen und beim Säugling   49
d) Normale Entwicklung des motorischen Verhaltens
im Laufe des 1. Lebensjahres   50
e) Approximativ normale Schrittlängen von Kindern
bis Ende des 2. Lebensjahres   60

D. Sehen und Hören 61
   I. Beurteilung der Hautfarbe 61
     a) Unterschiede der Pigmentierung 61
     b) Unterschiede der Vasomotorik 61
     c) Unterschiede des Blutfarbeffektes 61
     d) Kombinationseffekte aus a–c 61
   II. Einfache physiognomonische Beachtungspunkte 61
   III. Einfache Beachtungspunkte der Körperhaltung 61
     a) Bei Kontrolle der Körperhaltung ist zu beachten 61
     b) Hinweise auf Ursachen von Anomalien der Körperhaltung 62
   IV. Hinweise auf lagerungsbedingte Strukturanomalien
     bei Säuglingen 62
     a) Hinweise für unterlassenen Lagewechsel des Kopfes sind
       Deformierungen der normalen Schädelform 62
     b) Hinweise an Rücken und Gesäß 63
     c) Hinweise auf Fehlentwicklungen des Hüftgelenkes 63
   V. Einfache Beachtungspunkte der Thoraxform 64
   VI. Visuelle Beurteilung der Atmung 64
     a) Beweglicher Thorax; starrer Thorax 64
     b) Atmungstypen 64
     c) Einfache Beachtungspunkte bei seitengleicher Atmung . . 64
     d) Einfache Beachtungspunkte bei seitenungleicher Atmung . 65
   VII. Akustische Beurteilung der Atmung 65
     a) Vokale Atemgeräusche 65
     b) Thorakale Atemgeräusche 66
   VIII. Diaphanoskopie des Thorax von Neugeborenen 68
   IX. Perkussorische Beurteilung des Thorax 69
     a) Körperhaltung bei der Thoraxperkussion 69
     b) Charakteristik der Klopfschall-Qualitäten 69
   X. Visuelle und taktile Beurteilung der Herz/Kreislauffunktion . 70
     a) Einfache Beurteilungsmerkmale der Gefäßfüllung 70
     b) Herzspitzenstoß 70
     c) Puls 70
     d) „Jugulumschwirren“; „Carotisschwirren“;
       „VSD-Schwirren“ 70
   XI. Akustische Beurteilung der Herz/Kreislauffunktion 70
     a) Eigenschaften pädiatrischer Stethoskope 70
     b) Auskultation peripherer Gefäße 70
     c) Vergleich des auskultierten Herzrhythmus
       in dem palpierten Pulsrhythmus 71
     d) Auskultation des Herzens 71
   XII. Kombinierte visuelle und akustische Schnelldiagnostik
     beim Neugeborenen 74
     a) Zweck der Untersuchung 74
     b) Prinzip 74
     c) Heute gebräuchliche Schemata 75
   XIII. Einfache Beachtungspunkte der Form des Abdomens 76
     a) Symmetrische Wölbung im Rumpfniveau: normal 76
     b) Vorwölbung 76
     c) Einsenkung 77
   XIV. Beurteilung der Bauchdecken-Bewegungen 77

a) Gut beweglich oder immobil   77
b) Atmungsabhängige Bewegungen   77
XV. Visuelle Beurteilung intraabdomineller Vorgänge   77
XVI. Akustische Beurteilung intraabdomineller Vorgänge   77
a) Beispiele der akustischen Charakteristik   78
b) Perkussorische Charakteristik des Abdomens   79
XVII. Spezielle visuelle Beurteilung
des Nabel/Leisten/Genitalbereiches   79
a) Nabelgrundinspektion   79
b) Nabelvenensondierung   79
c) Visuelle Beurteilungsmerkmale der Leistenregion
und des Scrotums   79
d) Einfache visuelle Beurteilungsmerkmale von Penis, Vagina
und Anus   80
e) Pubertätsverlauf   80

E. Sichern, Lagern und Pflegen   81
I. Sichern des bettlägerigen Kindes   81
a) Indikationen   81
b) Prinzip   81
c) Methoden   81
II. Fixierung unruhiger Kinder für diagnostische
und therapeutische Manipulationen   83
a) Indikationen   83
b) Prinzip   83
c) Methoden   83
III. Sicherungsmaßnahmen beim Bad des Säuglings
und Kleinkindes   84
a) Wassereinfüllmenge   84
b) Prüfung der Wassertemperatur   84
c) Haltung des Säuglings in der Badewanne   84
d) Anwendungsmöglichkeiten von Bädern   84
IV. Anwendung von Wickeln und Kataplasmen   85
a) Wickel   85
b) Kataplasmen   85
c) Lokaler Wärmeentzug   86
d) Grundsätze bei der Warmhaltung von Säuglingen
mittels Wärmflaschen   86
V. Anwendungsmöglichkeiten der Inhalation   86
a) Voraussetzung für eine Inhalation   86
b) Grundlage einer Inhalationsbehandlung   86
c) Technische Möglichkeiten   87
d) Möglichkeiten einer Arzneimittel-Inhalation   87
VI. Einfache Methode der Thorax-Vibrationsmassage
bei Säuglingen   87
VII. Therapeutische Lagerung kranker Kinder   88

F. Verbände und Bandagen   92
I. Bindenverbände   92
II. Schlauchverbände   94
III. Einseitige Pflasterbandage des Thorax   95

G. Eingriffe am Verdauungstrakt und Urogenitalbereich 96
  I. Sondierung der oberen Verdauungswege 96
    a) Indikationen 96
    b) Prinzip 96
    c) Benötigte Geräte 96
    d) Überschlägige Schätzung benötigter Sondenlängen 96
    e) Einführung und Kontrolle von Sonden 97
    f) Entfernung einer Sonde 98
    g) Besondere Hinweise zur Magenspülung 98
    h) Einfacher Nachweis einer Ösophagusatresie
       beim Neugeborenen mit Hilfe der Sondierung 98
    i) Komplikationen bei Sondierungen 98
    k) Häufigste Fehlerquellen 98
  II. Gewinnung von Harn; Katheterisierung der Harnblase 98
    a) Auffangen von Spontanharn bei Säuglingen
       und Kleinkindern 99
    b) Katheterisierung der Harnblase 99
    c) „Kipp-Test" bei Harninkontinenz 101
    d) Suprapubische Blasenpunktion 101
    e) Uroflowmetrie 102
    f) Blasenmanometrie 104
  III. Kinderärztliche Techniken im Präputium-Bereich 105
    a) Lösung des Präputiums 105
    b) Circumcision beim Neugeborenen
       mit dem „Plastibell-Ring" 106
    c) Reposition einer Paraphimose 107
  IV. Reposition eines Leistenbruches beim Säugling 107
  V. Einfache Methode zum Schutz und zur Lagerung
     einer Omphalocele des Neugeborenen 108
  VI. Kinderärztliche Manipulationen im Vaginalbereich 109
    a) Äußere Inspektion des Vaginalbereiches 109
    b) Vaginoskopie 110
  VII. Kinderärztliche Manipulationen im Recto-Analbereich 111
    a) Indikationen 111
    b) Arten der Verrichtungen 111

H. Eingriffe am Gefäß-System incl. Blutentnahmen 116
  I. Capillarblutentnahme, Impfungen und Injektionen
     (excl. Gefäßpunktionen) 116
    a) Capillarblutentnahmen 116
    b) Impftechniken und Hautteste 117
    c) Subcutane Injektionen 118
    d) Intratracheale Instillationen 119
    e) Intramuskuläre Injektion 119
    f) Verhalten bei Injektions-Zwischenfällen 122
  II. Gefäßpunktionen und -sondierungen
     incl. intravenöse Injektionen 123
    a) Indikationen 123
    b) Prinzip 123
    c) Venenpunktionen 123
    d) Methoden 123

e) Sondierung großer Venen und Arterienpunktion 127
f) Venae sectio 133
g) Einlegen eines Nabelvenenkatheters beim Neugeborenen . 134
h) Einlegen eines Nabelarterienkatheters beim Neugeborenen 136
i) Supraumbilicale Katheterisierung der Nabelvene 137
k) Infraumbilicale Katheterisierung einer Nabelarterie 139
III. Injektions/Infusions-Verbleibsysteme
für i. v. Langzeit-Therapie 139
a) Epicutaner Cava-Katheter 139
b) „Intraport"-(„Port-A-Cath"-)System 140

J. Mucoviscidose-Diagnostik 141
I. Gewinnung von Schweiß zur Elektrolytbestimmung 141
II. Messung der transepithelialen Potentialdifferenz
am respiratorischen Epithel 142

K. Häufigste technische Eingriffe bei Erkrankungen
des Zentralnervensystems des Kindes 144
a) Einfach physikalische Untersuchungsmethoden
in der kinderärztlichen Praxis
zum Nachweis von Anomalien im Schädel-Innenraum . . 144
b) Instrumentelle pädiatrische Untersuchungstechniken und
deren Indikationen 144
c) Diaphanoskopie 144
d) Punktion eines Cephalhämatomes
oder Caput succedaneum haemorrhagicum 145
e) Lumbalpunktion und Suboccipitalpunktion 146
f) Subduralpunktion 149
g) Ventrikel-Notpunktion beim hydrocephalen Säugling oder
Kleinkind 151

L. Kinderärztliche Verrichtungen im Mund-, Nasen- und
Ohrenbereich 152
I. Lagerung und Fixierung des Kindes 152
II. Untersuchung der Mundhöhle, des Gaumens und Rachens . . 153
a) Besondere Beachtung verdienen folgende Beschwerden
und Symptome 153
b) An Lippen, Wangenschleimhäuten und Gingiva, Gaumen
und Rachen ist generell zu beachten 153
c) Speziell zu beachten ist 155
III. Untersuchung der Nase 155
a) Besonders zu beachten sind 155
b) In allen solchen Fällen soll die Nasenhöhle
von vorn inspiziert, gelegentlich auch sondiert werden . . 155
IV. Untersuchung der Ohren und des Hörvermögens 156
a) Ohrmuscheln und Ohranhänge 156
b) Ohrspiegelung 156
c) Im äußeren Gehörgang sind besonders zu beachten 156
d) Am Trommelfell sind besonders zu beachten 157
e) Mastoid 157
f) Überschlägige Prüfung des Hörvermögens 157

g) Grundsätze für die Beurteilung einfacher Hörprüfungen
bei Kindern 158
h) Überschlägige Prüfung des Vestibularapparates 158
V. Einige wichtige Manipulationen im Mund-, Rachen-, Nasen-
und Ohrenbereich 159
a) Instillationen von Nasen- und Ohrentropfen 159
b) Reinigung von Naseneingängen und Gehörgängen
sowie Entnahme von Abstrichmaterial aus Rachen, Nase
und Ohren 159
c) Entfernung von Cerumen aus dem Gehörgang 159
d) Fremdkörperentfernung 159
e) Stillung von Nasenbluten 160
f) Paracentese 160
g) Zungenbanddurchtrennung 160
h) Incision eines Retrotonsillarabscesses 161

M. Einige Hinweise und Techniken zur Beurteilung der Augen . . 162
I. Altersnormbereiche für die Reifung
einiger neuroophthalmologischer Leistungen 162
II. Auffällige spontane Verhaltensweise des Kindes
im Augenbereich 162
a) Lichtscheu, Blinzeln 162
b) Oculo-digitales Phänomen, Augenwischen „Augenbohren" 162
c) Schmerzen im Augenbereich
(und/oder Frontalkopfschmerz) 163
III. Inspektion der Augen 163
a) Größe und Form 163
b) Lider 163
c) Bindehäute, Hornhaut, Lederhaut und
vordere Augenkammer 164
d) Pupillenreaktion 165
e) Iris und durchsichtige Medien 165
f) Augenhintergrund-Untersuchung 165
g) Beurteilung der Sehkraft 166
h) Einfache Gesichtsfeldbeurteilung 166
i) Farbtüchtigkeitsprüfungen 167
k) Prüfung der Tränenwege 167
IV. Prüfung der Lage, Stellung und Bewegung der Augen 167
a) Prüfung von Lage/Haltungsanomalien der Augen 168
b) Prüfung von Stellungsanomalien der Augen 168
c) Beurteilung von Bewegungsanomalien der Augen 171
V. Einige wichtige therapeutische Manipulationen am Auge . . 171
a) Einbringen von Augentropfen und Augensalbe 171
b) Spülen des Auges mit Augenbadewännchen 171
c) Einsetzen und Herausnehmen eines Kunstauges 172

N. Punktionen der Körperhöhlen 173
I. Punktion und Drainage der Pleurahöhle; Lungenpunktion . . 173
a) Indikationen 173
b) Prinzip 173
c) Instrumentarium 173

d) Methoden 173
e) Nachversorgung des Patienten 175
f) Häufigste Komplikationen 176
g) Häufigste Fehlerquellen 176
II. Punktion der Bauchhöhle 176
a) Indikationen 176
b) Prinzip 176
c) Instrumentarium 176
d) Methode 176
e) Nachversorgung des Patienten 177
f) Häufigste Komplikationen 177
g) Häufigste Fehlerquellen 177
h) Technische Hilfe zur Fixierung der Bauchdecken
   bei Punktion der Bauchhöhle 177
III. Herzbeutelpunktion 178
a) Indikation 178
b) Prinzip 178
c) Instrumentarium 178
d) Methoden 178
e) Nachversorgung des Patienten 179
f) Komplikationen 179
g) Häufigste Fehlerquellen 179
IV. Herzhöhlenpunktion 179
a) Indikation 180
b) Prinzip 180
c) Instrumentarium 180
d) Methoden 180
e) Komplikationen 180
f) Häufigste Fehlerquellen 180
V. Gelenkpunktionen 181
a) Indikationen 181
b) Prinzip 181
c) Instrumentarium 181
d) Methoden 181
e) Nachversorgung des Patienten 185
f) Komplikationen 185
g) Häufigste Fehlerquellen 185

O. Gewebe-Biopsien 186
I. Knochenmarkpunktion und Knochenbiopsie 186
a) Indikation 186
b) Prinzip 186
c) Instrumentarium 186
d) Methoden 187
e) Häufigste Komplikationen 190
f) Häufigste Fehlerquellen 190
II. Leberpunktionen 190
a) Indikationen 190
b) Prinzip 190
c) Instrumentarium 190
d) Methoden 191

e) Nachversorgung des Patienten 192
f) Komplikationen 192
g) Häufigste Fehlerquellen 193
III. Transcutane Nieren-Punktionsbiopsie 193
a) Indikationen 193
b) Prinzip 193
c) Instrumentarium 194
d) Methoden 194
e) Nachversorgung des Patienten 196
f) Komplikationen 197
g) Häufigste Fehlerquellen 197
IV. Funktionsweise der Silverman-Biopsienadel
und ihre Nachteile bei Organ-Blindpunktionen 197
a) Prinzip 197
b) Die Silverman-Nadel 197
c) Funktionsweise 197
d) Nachteile 198
V. Perorale Schleimhaut-Saugbiopsie aus Magen
und Dünndarm 198
a) Indikationen 198
b) Prinzip 198
c) Instrumentarium 198
d) Methode 198
e) Nachbehandlung 200
f) Häufigste Komplikationen 200
g) Häufigste Fehlerquellen 201
VI. Haut-Stanzbiopsie 201
a) Indikation 201
b) Prinzip 201
c) Instrumentarium 201
d) Methoden 201
e) Komplikationen 202
f) Häufigste Fehlerquellen 202

P. Sofortmaßnahmen zur Wiederbelebung von Atmung
und Kreislauf 203
a) Indikationen 203
b) Prinzipien 203
c) Instrumentarium 204
d) Freimachung und Freihaltung der Atemwege 204
e) Methoden der Atemhilfe 204
f) Extrathorakale Herzmassagen als Elementarhilfe
für Herz-/Kreislauffunktionen 207
g) Komplikationen 209
h) Häufigste Fehlerquellen 209

Q. Einfache erste Notfallhilfen bei drohender Erstickungsgefahr . 210
I. Notfallhilfe bei drohender Erstickung
durch Fremdkörper-Blockade des Larynx/Trachealbereiches . 210
II. „Needling" als Ersthilfe bei drohender Erstickung
durch Larynxblockade 210

a) Indikation 210
b) Prinzip 210
c) Instrumentarium 210
d) Methode 210

R. Intratracheale Intubation 212
a) Indikationen 212
b) Prinzip 212
c) Instrumentarium 212
d) Methoden 213
e) Hauptsächliche Komplikationen 215
f) Häufigste Fehlerquellen 215

S. Obere Tracheotomie 216
a) Indikationen 216
b) Prinzip 216
c) Instrumentarium 216
d) Methode 216
e) Hauptsächliche Komplikationen 218
f) Häufigste Fehlerquellen 218

T. Technik der Austausch-Bluttransfusion 219
a) Indikationen 219
b) Prinzip 220
c) Gerät 220
d) Sonstiges Instrumentarium 220
e) Voruntersuchung des Neugeborenen 220
f) Spenderblut 220
g) Methode 220
h) Hauptsächliche Komplikationen 221
i) Häufigste Fehlerquellen 222

U. Technik der Peritonealdialyse 223
a) Indikationen 223
b) Prinzip 223
c) Instrumentarium 223
d) Methode 223
e) Nachversorgung des Patienten 224
f) Hauptsächliche Komplikationen 224
g) Häufigste Fehlerquellen 225

V. Gebräuchliche Instrumente 226

W. Bezeichnung von Kanülen-, Sonden-, Kathetern- und
Tubuskalibern sowie von Nahtmaterial 232

Z. Früher gebräuchliche Meßeinheiten und SI-Einheiten 234

Quellenverzeichnis 235

Sachverzeichnis 237

A. Allgemeine Richtlinien für die Untersuchung des Kindes und für diagnostisch-therapeutische Verrichtungen

I. Allgemeine Untersuchung

a) *Jede Untersuchung des Kindes muß schriftlich fixiert werden.* Dies ist für eine kontinuierliche Patientenbetreuung, für eine Überschaubarkeit von Krankheitsverläufen und Therapiemaßnahmen sowie für Entwicklungskontrollen unerläßlich. Deshalb muß für jeden Patienten eine Karteikarte oder ein Krankenblatt angelegt werden.

b) *Es sollen* alle wesentlichen Hinweise der Vorgeschichte, alle Behandlungsmaßnahmen und deren Effekt einschließlich eventueller Therapie-Nebenwirkungen *dokumentiert werden.*

c) Es ist zweckmäßig, außerdem Anmerkungen zu notieren, die den Patienten persönlich betreffen; es erleichtert den Kontakt, wenn man sich auch nach längerem Zeitabstand mit individuellen Umständen des Kindes (z. B. Name einer Puppe, Vorliebe für besondere Spiele u. ä.) oder seiner Familie vertraut zeigt.

d) *Die Untersuchung des Kindes muß behutsam durchgeführt werden.* Das Kind muß Zeit haben, sich mit der Situation vertraut zu machen; der Arzt muß dem Kinde Zeit lassen, Kontakt zu finden.

Die Untersuchung beginnt bereits während des einleitenden Gespräches mit den Begleitern des Kindes; hierbei kann man das Kind bereits beobachten und mit ihm Verbindung aufnehmen ohne ihm „zu nahe zu treten". Überdies werden in dieser frühen Kontakt-Phase gelegentlich schon Auffälligkeiten in der Beziehung zwischen begleitendem Elternteil und Kind erkennbar. Die Ergebnisse solcher Beobachtungen können bereits in der weiterführenden Anamnese mitverwendet werden.

Obligate anamnestische Fragen
Wachstum und Reifung? Motorische Entwicklung? Psychische Entwicklung? Ernährung und Appetit? Rachitis-Prophylaxe? Dentition? Impfungen? Einzelkind/ Mehrlingskind? „Alleinstehender" Elternteil? Spielaktivität? Schulleistungen? Hereditäre Krankheiten? Eigene Vorkrankheiten? Gegenwärtige Krankheiten in der Umgebung?

e) *Eine gründliche Untersuchung ist nur an einem entkleideten Kind möglich. Die Raumtemperatur muß dieser Situation entsprechen.* Bei verängstigten Kindern ist von Fall zu Fall ein „abschnittsweises" Entkleiden und eine stufenweise Untersuchung angebracht. Oft ist es dann auch leichter, die Untersuchung am sitzenden Kind zu beginnen und erst später am liegenden Kind fortzusetzen.

f) *Der Untersucher soll seine Hände zurückhalten;* vielmehr soll er zunächst

sehen, hören, riechen.

Die untersuchende Hand darf nicht kalt sein, deshalb: vor einer Palpation mit *warmem* Wasser Hände waschen. Die Palpation soll liebkosend, spielend vorgenommen werden.

g) *Lage des Kindes* (bei rechtshändigem Untersucher): Kopf linkerseits vom Untersucher.

h) *Stets ein festliegendes Untersuchungsschema einhalten.* Damit werden Unterlassungen vermieden.

Beispiel eines Untersuchungsschemas für größere Kinder:

1. Allgemeiner Eindruck, 2. Konstitution und Ernährungszustand, 3. Haut, 4. Fettpolster, 5. Muskulatur, 6. Skelett, 7. Halsorgane und Lymphknoten, 8. Herz und Kreislauf, 9. At-

mungsorgane, 10. Abdomen, 11. Genitalien, 12. Nervensystem, 13. Sinnesorgane, 14. Mund- und Rachenorgane, Gebiß.

II. Information der Sorgeberechtigten (Eltern) über diagnostisch-therapeutische Maßnahmen

Eingreifende diagnostische und therapeutische Maßnahmen an Kindern erfordern nach geltendem Recht der Bundesrepublik Deutschland eine Einwilligungserklärung *beider* Elternteile; ein Elternteil kann den anderen zu dieser Erklärung ermächtigen.

Die rechtlichen Grenzbereiche des Begriffes „eingreifende Maßnahmen" sind allerdings offen; sie sind jedoch schon bei jeder „Körperverletzung" (z. B. Blutentnahme, Injektion) überschritten.

Bei einem „übergesetzlichen Notstand" (z. B. akute Lebensbedrohung des Patienten) darf das Zustimmungsprinzip durchbrochen werden.

Der Arzt ist verpflichtet, die Eltern über sämtliche typische Risiken, die mit einer

---

Muster I

...., geb..
(Name des Patienten)

*) Ich (wir) erkläre(n), daß ich (wir) mit dem mir (uns) vorgeschlagenen ärztlichen Eingriff

....
(genaue Bezeichnung des Eingriffes)
einverstanden bin (sind) und allen sich bei der Ausführung dieses Eingriffes als notwendig erweisenden Maßnahmen zustimme(n). Über die Art und Bedeutung dieses Eingriffes sowie über seine möglichen Auswirkungen und Risiken bin ich (sind wir) heute unterrichtet worden.

**) Ich bin von meinem Ehemann (von meiner Ehefrau) ermächtigt, diese Erklärung in seinem (ihren) Namen abzugeben.

...., den ....

....
                                    (Unterschrift des Patienten bzw.
                                    der Personensorgeberechtigten)
(Der Vater)
                                                                              (Die Mutter)

....
(Gegenzeichnung des behandelnden Arztes)
_____
*)
**) Unzutreffendes bitte streichen!

eingreifenden Maßnahme verbunden sind, aufzuklären.

Die Rechtsprechung hält bei Wöchnerinnen während der ersten postpartalen Tage eine „Aufhebung der freien Willensentscheidung" für möglich. Dies kann eine Ungültigkeit von Einverständnissen zu ärztlichem Handeln am Neugeborenen bedeuten; dies muß der Kinderarzt von Fall zu Fall berücksichtigen.

Es ist anzuraten, die einer Aufklärung folgende Einwilligung in Form der vorstehenden Erklärung schriftlich bestätigen zu lassen (Muster I)

Notizen:

B. Wiegen und Messen

Die Messung von Körpergewicht und -länge, von Umfangsgrößen verschiedener Körperbereiche und von Grundwerten der Atmungs- und Herz/Kreislauffunktionen liefert mit geringen Hilfsmitteln wertvolle Parameter zur Beurteilung eines Patienten. Dies gilt besonders, wenn gleiche Größen zu verschiedenen Zeitpunkten verglichen werden.

Der Kinderarzt betreut heranwachsende Menschen. Körpermeßwerte müssen in dieser Lebensperiode stets mit entwicklungsabhängigen Normen verglichen werden. Aufzeichnungen über längere Zeitspannen hinweg sind besonders aufschlußreich; ihre sorgfältige Archivierung ist deshalb im Wachstumsalter vordringlich angebracht. Optimal übersichtlich, aussagekräftig und zeitsparend sind fortlaufende Eintragungen ermittelter Daten des Individualfalles in graphischem Vergleich mit entwicklungsbezogenen Norm-Diagrammen.

I. Körperlänge

a) Benötigte Geräte

Zu Länge- und Umfangmessungen entweder *starre* Meßsäulen aus Holz bzw. Metall oder *flexible* Metall-Meßbänder. Meßbänder aus anderem Material sind schrumpfungs- oder dehnungsanfällig; sie geben deshalb häufiger Falschwerte.

b) Messung am Kind in Rückenlage

Generell bis zu ca. drei Jahren.

Bei älteren Kindern zur Messung der Sitzhöhe (Abb. 2).
Bei Schwerkranken aller Altersstufen (falls Messung überhaupt erforderlich).

c) Methoden

1. Meßmulde (Abb. 1); fixierter Nullwert am Scheitel des Kindes; Längenmeßwert am beweglichen Schieber unter der Fußsohle (bzw. dem Gesäß – Abb. 2) des Kindes.
2. Markierung von Null- und Meßwert zwischen Fußsohle und Scheitel des Kindes durch die Hände des Untersuchers (Abb. 3), die ein Meßband zwischen Zeige- und Mittelfinger halten.
3. Bleistiftmarkierung von Scheitel und Fußsohle auf einem glatt unter den Säugling gelegten Tuch; Nachmessen der markierten Distanz mit Meßband.

d) Messung am stehenden Kind

Ohne methodische Besonderheiten an der senkrecht fixierten Meßsäule.

NB.: Das Längenmaß ist bei dem gleichen Kind im Liegen etwas größer als im Stehen!

e) Messung am sitzenden Kind (Sitzhöhe)

Die Sitzhöhe faßt die Längenanteile von Kopf, Hals und Rumpf in gestreckter Kopf/Rumpf-Haltung zusammen. Ihr %-Anteil an der Gesamt-Körperlänge ist ein Parameter zur Bestimmung des Proportionsalters (siehe B V a, 4).

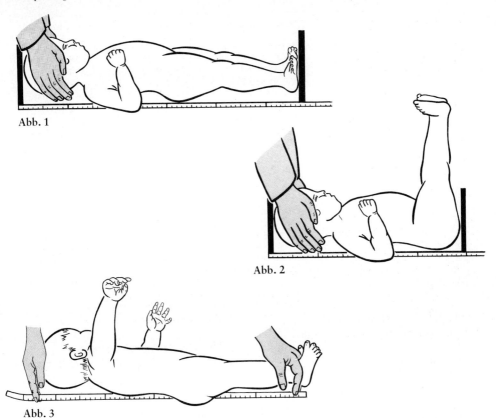

Abb. 1

Abb. 2

Abb. 3

II. Längenmessung an Extremitäten

a) Indikationen

Bei Verdacht einer Wachstums- oder Formanomalie sowie bei Luxationsverdacht.

NB.: Bei verschiedenen Dysmelie-Syndromen sind Disproportionen (Verkürzungen) an den unteren Extremitäten bereits beim Neugeborenen erkennbar.

b) Methoden

Immer Vergleichswerte beider Körperseiten ermitteln. Stets von festen Markierungspunkten ausgehen.

Oberarm: Acromion – Epicondylus ulnaris.

Unterarm: Epicondylus ulnaris – Proc. styloides ulnaris.

Gesamte obere Extremität: Acromion – Proc. styloides radialis.

Oberschenkel: Trochanter major – Condylus lateralis femoris.

Unterschenkel (bei Beugung des Kniegelenkes bis 90°): Condylus lateralis femoris – Malleolus lateralis.

·Gesamte untere Extremität (bei gestreckter Beinhaltung): Trochanter major – Malleolus lateralis.

Fußlänge: Prominenz der Ferse – Großzehspitze.

Bestimmung der relativen Beinlänge:

Beinlängenindex = Gesamtlänge der unteren Extremitäten (cm) : Länge des Unterschenkels (cm).

SSW	n =	Gesamte Beinlänge	Unterschenkel	Fußlänge	Beinindex
27	7	$12,23 \pm 0,95$	$7,49 \pm 0,69$	$5,14 \pm 0,45$	$0,614 \pm 0,049$
28	7	$12,45 \pm 1,10$	$7,65 \pm 0,95$	$5,25 \pm 0,53$	$0,615 \pm 0,051$
29	6	$12,81 \pm 1,20$	$7,85 \pm 0,73$	$5,47 \pm 0,52$	$0,612 \pm 0,050$
30	9	$13,33 \pm 1,27$	$8,27 \pm 0,81$	$5,78 \pm 0,49$	$0,610 \pm 0,056$
31	11	$13,91 \pm 1,41$	$8,53 \pm 0,84$	$6,04 \pm 0,54$	$0,614 \pm 0,050$
32	10	$14,44 \pm 1,59$	$8,71 \pm 0,74$	$6,26 \pm 0,62$	$0,612 \pm 0,051$
33	13	$14,97 \pm 1,64$	$9,19 \pm 1,08$	$6,52 \pm 0,69$	$0,609 \pm 0,051$
34	14	$15,51 \pm 1,67$	$9,51 \pm 0,64$	$6,81 \pm 0,70$	$0,608 \pm 0,059$
35	18	$16,05 \pm 1,67$	$9,82 \pm 1,00$	$7,08 \pm 0,70$	$0,612 \pm 0,050$
36	17	$16,58 \pm 1,51$	$10,22 \pm 1,12$	$7,32 \pm 0,66$	$0,611 \pm 0,051$
37	16	$17,06 \pm 1,26$	$10,72 \pm 0,82$	$7,53 \pm 0,60$	$0,611 \pm 0,049$
38	20	$17,75 \pm 1,15$	$10,95 \pm 1,00$	$7,73 \pm 0,60$	$0,616 \pm 0,046$
39	20	$17,75 \pm 1,15$	$10,95 \pm 1,00$	$7,89 \pm 0,67$	$0,616 \pm 0,046$
40	16	$17,92 \pm 1,22$	$19,07 \pm 0,96$	$7,99 \pm 0,75$	$0,618 \pm 0,041$
41	18	$17,97 \pm 1,33$	$11,10 \pm 0,95$	$8,06 \pm 0,76$	$0,615 \pm 0,047$

Längenmaße (in cm) der unteren Extremitäten von Neugeborenen mit verschiedenem Gestationsalter (in Schwangerschaftswochen). Mittelwerte und zweifache Standardabweichungen. (Nach Merlob)

III. Umfangmessungen; Durchmesserbestimmungen

a) Indikationen

Verdacht einer Wachstums- oder Formanomalie des Schädels, des Thorax, des Abdomens oder von Extremitätenbereichen.

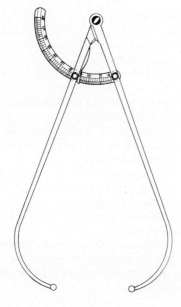

Abb. 4

b) Benötigte Geräte

1. Flexibles Metall-Meßband;
2. Tasterzirkel (Kephalometer) nach Bertillon (Abb. 4).
3. Fettstift zur Meßpunkt-Markierung.

c) Methoden

Stets die gleichen Markierungspunkte einhalten.
1. *Kopfumfang* (Abb. 5) hinten: oberhalb des Haaransatzes tastbare äußere Hinterhauptsprotuberanz; vorn: stärkste Stirnvorwölbung unterhalb des Haaransatzes.

Kopfumfang bei Neugeborenen (cm).

	Mittel-wert:	Standard-Abw. (δ):	Minimal-/ Maximal-werte:
termingerecht Geborene:			
♀	34,1	1,0	31,0–36,3
♂	34,8	1,2	31,0–36,5
Frühgeborene:			
♀	30,0	2,3	25,5–35,5
♂	31,4	1,8	26,2–34,5

(Nach Duc u. Largo)

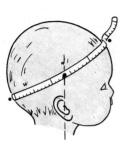

Abb. 5

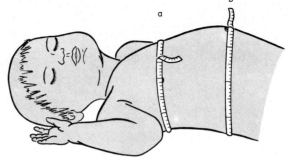

Abb. 6

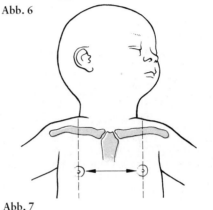

Abb. 7

2. *Kopfdurchmesser* (mit dem Tasterzirkel nach Bertillon = „Kephalometer" – Abb. 4) längs: Meßpunkte wie bei Umfangmessung; quer: Kreuzungspunkte der Umfangslinie mit jeweils Vertikallinie durch die Ohrmuschel (Abb. 5).

3. *Schädelindex:*

$$\frac{\text{größter Kopfquerdurchmesser} \times 100}{\text{größter Kopflängsdurchmesser}} = I.$$

4. *Brustumfang* (Abb. 6: a) vorn: Linie durch die Brustwarzen; hinten: durch die unteren Schulterblattwinkel; Messung jenseits des Säuglingsalters bei Ruheatmung im Stehen; gültig ist der Mittelwert aus Meßwerten im Inspirium und im Exspirium.

5. *Brustwarzenabstand* (Abb. 7): Abstand zwischen den Brustwarzen und Lage der Brustwarzen im Bereich (bzw. außerhalb) der vertikalen Schlüsselbein-Mittellinie.

6. *Äußerer sagittaler Thoraxdurchmesser:* Kürzeste Distanz vom unteren Ende des Brustbeinkörpers zur Wirbelsäule (mit Tasterzirkel gemessen); Meßbedingungen wie bei Umfangmessung.

7. *Bauchumfang* (Abb. 6: b) vorn: Linie durch den Nabel; hinten: wenig über den Darmbeinkanten.

8. *Obere Extremitäten* (Abb. 8): Aus Streckung oder Beugung des Armes in beidseits gleicher Entfernung von der Ellenbogenspitze (a) nach Bedarf angelegt.

9. *Untere Extremitäten* (Abb. 9): Aus Streckung des Beines in beidseits gleicher Entfernung von dem unteren Kniescheibenrand (a) nach Bedarf angelegt.

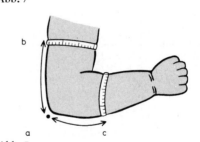

Abb. 8

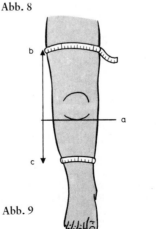

Abb. 9

NB: Umfangmessungen von Extremitätenbereichen haben nur im Vergleich zu den Meßwerten der kontralateralen Körperseite einen Aussagewert.
Bei einseitig vermehrtem Umfang eines Extremitätenbereiches des Neugeborenen stets an eine Fraktur denken, auch wenn keine Functio laesa besteht!

d) Kopf- und Schulterdurchmesser bei Säuglingen

(Mittelwerte und Standardabweichungen in Millimetern)

Alter des Kindes	Durchmesser	
	Kopf	
	Stirn/ Hinterhaupt	Schläfe/ Schläfe
1. Monat	118,6 ± 7,6	80,8 ± 5,2
2.–3. Monat	124,1 ± 5,1	90,0 ± 8,8
4.–6. Monat	145,9 ± 15,6	110,6 ± 16,6
7.–9. Monat	146,4 ± 14,9	108,6 ± 5,6
12. Monat	151,7 ± 5,8	110,9 ± 12,8
	Brust	
	Schulter/ Schulter	vorn/ hinten
1. Monat	128,1 ± 11,5	90,0 ± 15,5
2.–3. Monat	128,7 ± 12,8	90,7 ± 18
4.–6. Monat	141,8 ± 23,1	91,4 ± 11,8
7.–9. Monat	170,0 ± 19,6	110,6 ± 9
12. Monat	164,3 ± 25,4	105,0 ± 16,1

(Eigene Meßwerte)

e) Brustumfang von Kindern
(siehe III, c, 4)

1. Kurven der 3–97 Perzentilen bei Säuglingen und bei Kindern bis zu 14 Jahren (Abb. 10).
2. Mittelwerte der relativen Brustumfänge (= %-Anteil an der Gesamt-Körperlänge) (Abb. 11).

NB: Bestes Zeichen für das Gedeihen eines Frühgeborenen: Das Wachstum des Brustumfanges nähert sich dem Kopfumfang (A. Czerny).

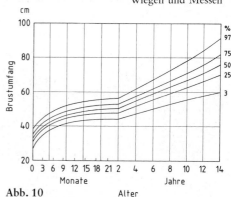

Abb. 10

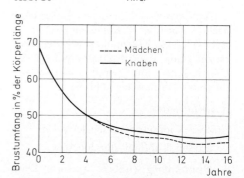

Abb. 11. (Nach Heimendinger)

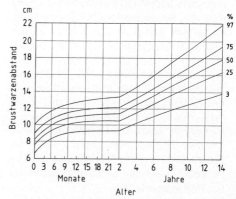

Abb. 12. (Nach Feingold u. Bossert)

f) Brustwarzenabstand bei Kindern
(siehe III, c, 5)

Kurven der 3–97 Perzentilen bei Säuglingen und bei Kindern bis zu 14 Jahren (Abb. 12).

NB: Der Perzentil (= %Punkt) ist der Wert, unterhalb dessen a % und oberhalb dessen 100 minus a % bei einer stetigen Verteilung liegen.

IV. Messung des Körpergewichtes

a) Benötigte Geräte

1. Anzeigewaage für Inkubatorpflege (Abb. 13 a): Exakte, sofortige Gewichtsanzeige; Beschränkung bis 5000 g.
2. Babywaagen:
Dezimal-Schiebegewichtswaage (Abb. 13 b): Strapazierfähig, niedriger Preis. Umständliche Handhabung; ungenauere Meßwerte.
Anzeigewaage (Skala-Anzeige; Digital-Anzeige Abb. 13 c). Exakte Gewichtsanzeige und schnelle Ablesung; hohe Kosten; etwas störanfälliger.
3. Sitz- und Stehwaagen für größere Kinder a) Dezimal-Schiebegewichtswaagen bei Gewichten über 10 kg exakter ablesbar (Abb. 13 d). b) Elektronische Waagen mit Digitalanzeige: besonders für die fortlaufende Registrierung geringer Gewichts-Änderungen (z. B. bei Störungen des Flüssigkeitshaushaltes) geeignet; hohe Kosten; störanfälliger.
4. Kontinuierliche elektromechanische Gewichtskontrollen bei fortlaufender Flüssigkeitszufuhr bzw. -entzug (z. B. während Hämodialyse) werden mit „Bettwaagen" vorgenommen. Prinzip: Auflage der Bettpfosten auf vier Wiegeteller/Lastzellen; elektronische Integration und Anzeige des Gesamt-Auflagedruckes. Exakte, kontinuierliche Anzeige; wenig störanfällig, hohe Kosten.

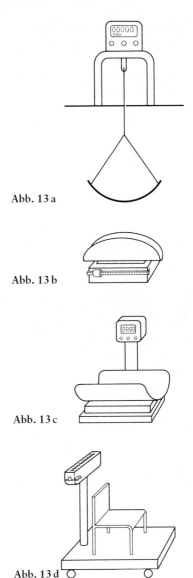

Abb. 13 a

Abb. 13 b

Abb. 13 c

Abb. 13 d

b) Methoden

Bei Säuglingen *kein* Windelwechsel vor dem Wiegen oder zwischen dem Wiegen vor und nach einer Mahlzeit.
Kinder aller übrigen Altersstufen grundsätzlich unbekleidet wiegen.
1. Frühgeborene und Säuglinge liegend auf Tuchunterlage in Liegemulde wiegen. Tuchunterlage danach gesondert nachwiegen und vom Gesamtgewicht subtrahieren.
2. Unruhige Kleinkinder auf Steh- oder Sitzwaage zusammen mit Pflegeperson (auf deren Arm oder Schoß) wiegen. Pflegeperson gesondert nachwiegen und vom Gesamtgewicht subtrahieren.
3. Schwerkranke Kinder nur auf Sitzwaage (entweder zusammen mit Pflegeperson oder auf Krankentrage, quer über den Sitz) wiegen. Pflegeperson oder Trage nachwiegen und vom Gesamtgewicht subtrahieren.
4. Alle sonstigen Kinder auf Stehwaage wiegen.

V. Beziehungen zwischen Alter, Länge, Gewicht und Umfang

a) Altersbeziehung zu Körperlänge und -gewicht („Somatogramm")

1. Zur häufig gebrauchten Nomenklatur

„Ist"-Länge = Gemessene Körperlänge des konkreten Falles,

„Soll"-Länge = Altersentsprechende Körperlänge (statistisch ermittelt).

„Ist"-Gewicht = Gemessenes Körpergewicht des konkreten Falles.

„Soll"-Gewicht = Der „Ist"-Länge entsprechendes Durchschnittsgewicht (statistisch ermittelt).

2. Graphische Dokumentation des einfachen Somatogrammes

Horizontal adaptierte Kolonnen der altersentsprechenden Durchschnittslängen und Durchschnittsgewichte nach Geschlechtern getrennt (Abb. 14 b). Normabweichungen werden durch typische Verformungen der Alter/Länge/Gewichts-Horizontalen charakterisiert (Abb. 14 a).

3. Graphische Dokumentation des Entwicklungsverlaufes (Abb. 15 a, b)

Im cartesischen Koordinatensystem werden in arithmetischer Reihe das chronologische Alter auf der Abszisse und das Entwicklungsalter auf der Ordinate (re.) markiert. Auf zusätzlichen Ordinaten (li.) werden altersentsprechende Durchschnittslängen und -körpergewichte an die entsprechenden Horizontallinien der Entwicklungsalter adaptiert. Die Eintragungen erfolgen an den Schnittpunkten von chronologischem Alter und Meßwerten des Gewichtes oder der Länge. Altersnormale Längen- oder Gewichtswerte liegen im Bereiche der 45°-Diagonalen des Koordinatensystemes.

Markierungen unterhalb der 45°-Diagonalen = Werte unter der Norm;

Markierungen oberhalb der 45°-Diagonalen = Werte über der Norm.

Das jeweilige Entwicklungsalter läßt sich dann an der rechten Ordinate ablesen.

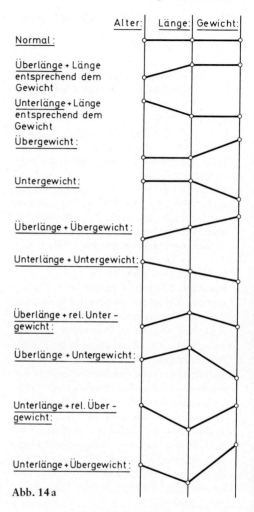

| Alter: | Länge: | Gewicht: |

Normal:

Überlänge + Länge entsprechend dem Gewicht

Unterlänge + Länge entsprechend dem Gewicht

Übergewicht:

Untergewicht:

Überlänge + Übergewicht:

Unterlänge + Untergewicht:

Überlänge + rel. Untergewicht:

Überlänge + Untergewicht:

Unterlänge + rel. Übergewicht:

Unterlänge + Übergewicht:

Abb. 14 a

Abb. 14 b. Nach Nelson, W. E.: Mitchell-Nelson: Textbook of Pediatrics, 1950 ▶

Somatogramme nach Kunze u. Murken – ▶ 1974 (korrigierte Somatogramme nach Vogt – 1956); bei „Knaben" 15 Werte mehr, deshalb verschiedene Höhen.

weibliche Säuglinge

Datum	Monat	Woche	cm	±2σ	kg	±2σ
	12	52	74,2	±5	9,75	±2
		51	73,8		9,7	
		50	73,5		9,6	
		49	73,1		9,5	
	11	48	72,7		9,4	
		47	72,4		9,3	
		46	72,0	±5	9,2	±2
		45	71,7		9,15	
	10	44	71,4		9,1	
		43	71,4		9,1	
		42	71,0		9,0	
		41	70,7		8,9	
	9	40	70,4		8,8	
		39	70,1	±4	8,7	±2
		38	69,6		8,6	
		37	69,2	±4	8,5	±1,8
	8	36	68,8		8,3	
		35	68,4		8,2	
		34	68,0		8,0	
		33	67,6	±4	7,9	±1,6
		32	67,2		7,8	
		31	66,8		7,7	
	7	30	66,8		7,7	
		29	66,4		7,6	
		28	66,0		7,5	
		27	65,6		7,4	
	6	26	65,2	±4	7,3	±1,4
		25	64,8		7,1	
		24	64,3		6,9	
		23	63,8	±4	6,8	±1,4
	5	22	63,3		6,6	
		21	62,9		6,5	
		20	62,4		6,3	
		19	61,9	±4	6,2	±1,3
	4	18	61,4		6,1	
		17	61,4			
		16	60,9		6,0	
		15	60,4		5,9	
		14	60,0		5,7	
	3	13	59,5	±4	5,6	±1,2
		12	58,8		5,4	
		11	58,0		5,2	
		10	57,2	±4	5,0	±1,1
	2	9	56,4		4,8	
		8	55,7		4,6	
		7	54,9	±3	4,4	±1,0
		6	54,1		4,3	
	1	5	53,3		4,1	
		4	52,6		4,0	
		3	51,8		3,8	
		2	51,0		3,6	
	Geburt	0	50,2	±3	3,4	±0,9

männliche Säuglinge

Datum	Monat	Woche	cm	±2σ	kg	±2σ
	12	52	75,1		10,07	
		51	74,7	±4	9,98	±1,8
		50	74,4		9,89	
		49	74,1		9,82	
	11	48	73,8		9,75	
		47	73,5		9,67	
		46	73,1	±4	9,58	±1,8
		45	72,8		9,49	
	10	44	72,5		9,40	
		43	72,3		9,31	
		42	71,8		9,23	
		41	71,5	±4	9,15	±1,8
		40	71,5		9,07	
	9	39	71,2		9,07	
		38	70,8		8,94	
		37	70,5	±4	8,82	±1,8
		36	70,1		8,70	
	8	35	69,7		8,58	
		34	69,2		8,44	
		33	68,8		8,32	
		32	68,4	±4	8,20	±1,8
		31	68,4		8,20	
	7	30	68,0		8,08	
		29	67,6		7,94	
		28	67,2	±4	7,82	±1,6
		27	66,8		7,70	
	6	26	66,4		7,58	
		25	65,9		7,40	
		24	65,4	±5	7,20	±1,5
		23	64,9		7,05	
	5	22	64,4		6,90	
		21	63,9		6,75	
		20	63,4		6,60	
		19	62,9	±5	6,45	±1,5
		18	62,4		6,30	
	4	17	62,4		6,30	
		16	61,9		6,17	
		15	61,4		6,02	
		14	60,9	±5	5,87	±1,2
		13	60,4		5,72	
	3	12	59,7		5,53	
		11	58,9		5,36	
		10	58,1	±5	5,20	±1,0
		9	57,3		5,00	
	2	8	56,4		4,80	
		7	55,6	±5	4,60	±1,0
		6	54,8		4,40	
		5	54,0		4,20	
	1	3	53,1		4,00	±0,9
		2	52,3	±5	3,80	
		1	51,5		3,60	
	Geburt	0	50,6		3,40	±0,8

Mädchen

Jahre	cm	±2σ	kg	±2σ
	177		67,5	
	176		66,8	
	175		66,1	
	174		65,4	
	173		64,7	
	172		64,0	
	171		63,0	
	170		62,0	
	169		61,0	
	168		60,0	
	167		59,0	
19	166	11	58,0	
	165		56,0	+ 19,0
	164		54,5	− 13,5
	163		53,5	
14	162	13	52,5	
	161		50,8	
	160		49,2	+ 19,0
	159	13	47,6	− 13,0
13	158		46,0	
	157		45,1	
	156		44,2	+ 19,0
	155	14	43,3	− 13,0
	154		42,4	
12	153		41,5	
	152		40,9	
	151		40,3	
	150		39,4	+ 16,5
	149	14	38,5	− 11,0
	148		37,5	
11	147		36,6	
	146		35,8	
	145		35,2	
	144		34,6	+ 14,5
	143	13	34,1	− 10,0
	142		33,6	
	141		33,0	
10	140		32,5	
	139		31,7	
	138		31,0	
	137		30,2	+ 11,0
	136	13	29,4	− 8,0
	135		28,9	
9	134		28,4	
	133		27,9	
	132		27,4	+ 10,0
	131	12	26,8	− 7,5
	130		26,3	
8	129		26,0	
	128		25,6	
	127		25,1	+ 8,0
	126	12	24,6	− 5,5
	125		24,1	
	124		23,6	
7	123		23,2	
	122		22,8	
	121		22,4	+ 5,0
	120	12	22,0	− 3,5
	119		21,5	
	118		21,1	
6	117		20,9	
	116		20,6	
	115		20,2	
	114	12	19,8	4,0
	113		19,4	
	112		19,0	
5	111		18,6	
	110		18,3	
	109		18,0	
	108		17,7	
	107	10	17,4	3,5
	106		17,1	
	105		16,8	
4	104		16,5	
	103		16,2	
	102		16,0	
	101		15,6	
	100	8	15,2	3,0
	99		14,9	
	98		14,7	
	97		14,5	
	96		14,3	
3	95		14,1	
	94		13,9	
	93	7	13,6	3,0
	92		13,3	
2½	91		13,0	
	90		12,8	
	89		12,6	
	88	7	12,4	2,5
	87		12,2	
2	86		12,1	
23 Monate	85		11,9	
22	84		11,7	
21	83	7	11,5	2,5
20	82		11,3	
18	81		11,2	
17	80		10,9	
16	79		10,7	
15	78	6	10,4	2,5
14	77		10,2	
13	76		10,0	
12	75		9,8	
11	74		9,6	
10	73		9,3	
9	72	5	8,9	1,5
8	70		8,5	
7	68		8,0	
6	66		7,4	
5	64		6,7	
4	62		6,0	
3	60	4	5,4	0,8
2	57		4,8	
1	54		4,1	
0	51		3,4	

Knaben

Jahre	cm	±2σ	kg	±2σ
	190		77,0	
	189		76,3	
	188		75,6	
	187		74,9	
	186		74,2	
	185		73,5	
	184		72,8	
	183		72,1	
	182		71,4	
	181		70,7	
	180		70,0	
	179		69,3	
	178		68,6	
19	177	13	67,9	
	176		67,2	
	175		65,0	
	174		63,0	
	173		61,0	
	172		59,0	
	171		57,8	+ 20,0
	170		56,7	− 14,0
	169		55,6	
	168		54,5	
	167		53,5	
	166		52,5	
	165		51,6	
	164		50,9	
14	163	16	50,2	
	162		49,4	
	161		48,5	
	160		47,6	+ 20,0
	159	16	46,7	− 14,0
	158		45,8	
	157		45,0	
13	156		44,2	
	155		43,5	
	154		42,7	
	153		42,0	+ 17,0
	152	14	41,3	− 12,0
	151		40,6	
	150		39,9	
12	149		38,9	
	148		38,0	
	147		37,4	+ 15,5
	146	13	36,8	− 11,0
	145		36,0	
11	144		35,5	
	143		35,0	
	142		34,4	+ 11,5
	141	12	33,9	− 8,5
	140		32,4	
10	139		31,7	
	138		31,1	
	137		30,5	+ 10,5
	136	12	30,0	− 7,5
	135		29,6	
9	134		29,1	
	133		28,5	
	132		28,0	+ 8,5
	131	11	27,4	− 6,5
	130		26,9	
8	129		26,4	
	128		25,9	
	127		25,4	+ 7,0
	126	11	25,0	− 5,5
	125		24,5	
7	124		23,9	
	123		23,5	
	122		23,1	
	121		22,7	+ 4,5
	120	11	22,3	− 4,5
	119		21,9	
6	118		21,5	
	117		21,0	
	116		20,6	
	115	11	20,2	4,0
	114		19,8	
	113		19,4	
	112		19,2	
5	111		18,8	
	110		18,4	
	109		18,1	
	108	9	17,8	3,5
	107		17,5	
	106		17,2	
	105		17,0	
4	104		16,7	
	103		16,3	
	102		16,0	
	101		15,7	
	100	8	15,4	3,0
	99		15,1	
	98		14,8	
3	97		14,5	
	96		14,3	
	95		14,1	
	94	7	13,9	3,0
	93		13,7	
2½	92		13,6	
	91		13,4	
	90	7	13,3	2,5
	89		13,1	
	88		12,9	
2 — 23 Monate	87		12,7	
	86		12,4	
22	85		12,1	
21	84	7	11,9	2,5
20	83		11,7	
19	82		11,6	
18				
17	81		11,4	
16	80		11,2	
15	79		11,0	
14	78	6	10,8	2,5
13	77		10,6	
12	76		10,4	
11	75		10,2	
10	74		9,7	
9	73		9,2	
8	72	5	8,6	1,5
7	70		8,0	
6	68		7,6	
5	66		7,2	
4	63		6,6	
3	60	4	5,8	0,8
2	57		5,0	
1	54		4,1	
0	52		3,5	

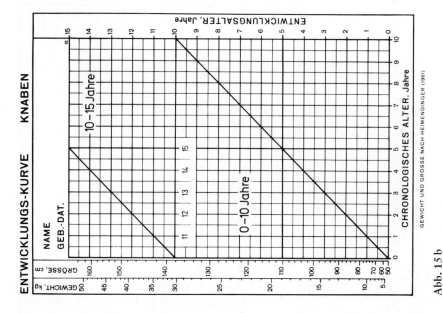

Abb. 15 b

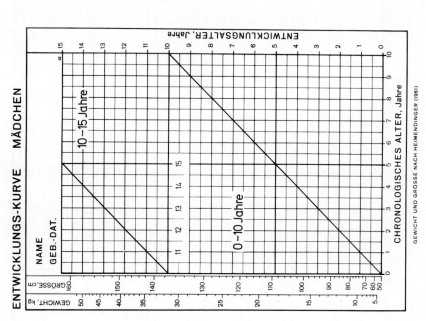

Abb. 15 a

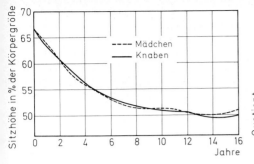

Abb. 16

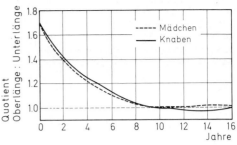

Abb. 17. (Nach Brock; Butenandt)

**4. Graphische Dokumentation
der altersabhängigen Sitzhöhe (Abb. 16)**
Chronologisches Alter (Abszisse) und %-Anteil von Kopf/Hals/Rumpf an der Gesamt-Körperlänge (Ordinate) werden in arithmetischer Reihe im Koordinatensystem gegeneinander aufgetragen. In diesem System sind 50% Perzentile als Normkurven markiert.

**5. Graphische Dokumentation
des Proportionsalters (Abb. 17)**
Chronologisches Alter (Abszisse) und Quotient von Oberlänge zu Unterlänge (= Sitzlänge: Gesamtlänge minus Sitzlänge) werden in arithmetischer Reihe im Koordinatensystem gegeneinander aufgetragen. In diesem System sind 50% Perzentile als Normkurven markiert.

**6. Graphische Dokumentation
der Streubreiten einer altersabhängigen
Entwicklung von Körperlänge
und Körpergewicht zwischen
der 28. Gestationswoche
und dem 18. Lebensjahr (Abb. 18 a, b)**
Chronologisches Alter (Abszisse) und Körperlänge oder -gewicht (Ordinate) werden in arithmetischer Reihe in Koordinatensystemen gegeneinander aufgetragen. In diesem System sind Perzentile eines Normal-Kollektives als Kurven markiert. Die Kurven der 50%-Perzentile entsprechen den Mittelwerten der Normalbereiche; die Kurven der 97%-Perzentile entsprechen etwa den + 2 s-Standardabweichungen; die Kurven der 3%-Perzentile entsprechen etwa den − 2 s-Standardabweichungen.

Bereich des Minderwuchses = < 2 s;
Bereich des Zwergwuches = < 3 s
In der gleichen Weise wird durch Auftragen von Körpergewicht gegen Körperlänge (Abb. 19 a, b) das Somatogramm als Entwicklungskurve darstellbar.

NB.: Bei Ausbleiben pathophysiologischer Effekte pendelt sich die Entwicklung eines Kindes auf ein „perzentilenkonformes Wachstum" ein; d. h.: sieht man von familiär vorgegebenen Beschleunigungen/Verzögerungen ab, entwickelt sich das Kind auf „seinem" Perzentil.

**7. Bezeichnungen von vorzeitig
geborenen, unreifen,
untermaßigen/übermaßigen
Neugeborenen**
Frühgeborenes: Geburtstermin vor der vollendeten 37. Schwangerschaftswoche bzw. Geburt nach weniger als 259 Schwangerschaftstagen.
Untergewichtiges Neugeborenes: Geburtsgewicht unter 2500 g (unabhängig vom Gestationsalter).
Untermaßiges (hypotrophes) Neugeborenes: Zeitgerecht oder vorzeitig Geborenes mit Körpergewicht, Körperlänge und fronto-okzipitalem Kopfumfang unterhalb des 10er Perzentils des Gestationsalters.
Mangelgeborenes („small-for-date-baby"): Zeitgerecht oder vorzeitig Geborenes mit einem Geburtsgewicht unterhalb des 10er Perzentils (häufig jedoch mit einem vergleichsweise höherem Perzentil der Körperlänge).
Übermaßiges Neugeborenes: Zeitgerecht oder vorzeitig Geborenes mit Körperge-

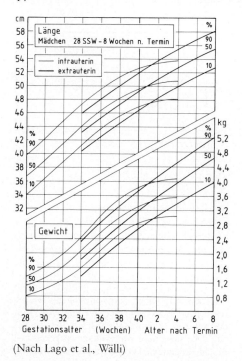

(Nach Lago et al., Wälli)

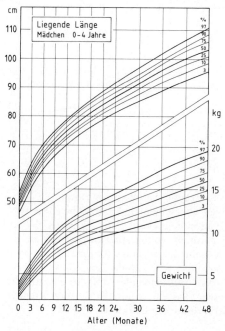

(Nach Prader et al.)

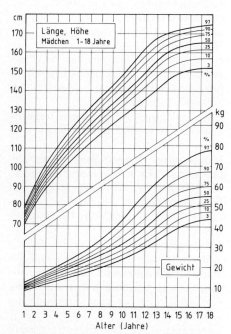

Abb. 18 a. (Nach Prader et al.)

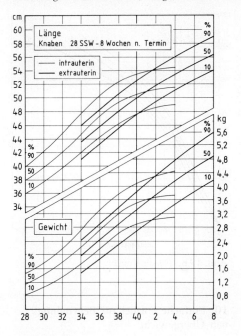

(Nach Lago et al.; Wälli)

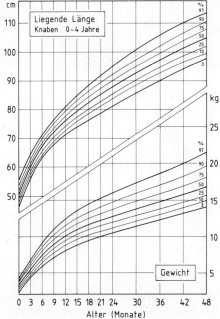

(Nach Prader et al.)

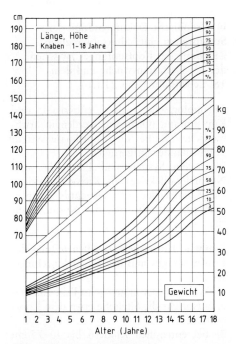

Abb. 18 b. (Nach Prader et al.)

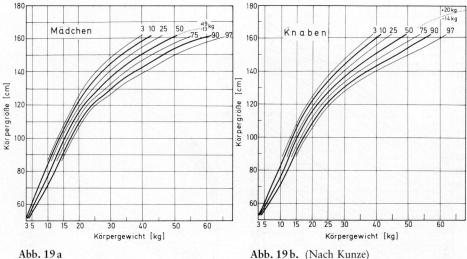

Abb. 19 a   **Abb. 19 b.** (Nach Kunze)

wicht, Körperlänge und fronto-okzipitalem Kopfumfang oberhalb des 90er Perzentils des Gestationsalters.
Gigantismus („Riesenbaby"): Neugeborenes mit einem Geburtsgewicht von mehr als 4500 g.

8. Graphische Darstellung der Wachstumsgeschwindigkeit (Abb. 20 a)
Chronologisches Alter (Abszisse) und Längenzunahme in cm pro Jahr (Ordinate) werden in arithmetischer Reihe in einem Koordinatensystem gegeneinander aufgetragen. Es können hierbei einmalige Jahreswerte (bei Querschnittsuntersuchungen einer Kindergruppe) oder fortlaufende Wachstumszunahmen (Längsschnittuntersuchungen am einzelnen Kind) unter gleichzeitiger Markierung der 3-, 50- und 97%-Perzentile registriert werden (siehe oben).

9. Graphische Darstellung der Gewichtszunahmegeschwindigkeit (Abb. 20 b)
Entspricht der unter 8. beschriebenen Methode. Statt Längenzunahme wird die Gewichtszunahme in kg pro Jahr auf der Ordinate aufgetragen.

10. Einfache Formel zur Beurteilung von Übergewicht

$$\frac{\text{Istgewicht} - \text{Sollgewicht}}{\text{Sollgewicht}} \times 100 = \text{Übergewicht in \%}$$

b) Graphische Dokumentation der Streubreiten einer altersabhängigen Zunahme des Kopfumfanges zwischen der 28. Gestationswoche und dem 18. Lebensjahr (Abb. 21 a, b)

Chronologisches Alter (Abszisse) und Kopfumfang (Ordinate) werden in arithmetischer Reihe im Koordinatensystem gegeneinander aufgetragen.
In diesem System sind Perzentile eines Normal-Kollektives als Kurven markiert. Die Kurven der 50%-Perzentile entsprechen den Mittelwerten der Normalbereiche.

Einfache Faustregeln zur Beurteilung des Kopfumfanges und des Schädeldurchmessers:
1) Während der ersten zehn Lebensmonate entspricht die Sitzhöhe etwa dem Kopfumfang.
2) Bei eutrophen Kindern bis zu 75 cm Körperlänge gilt:

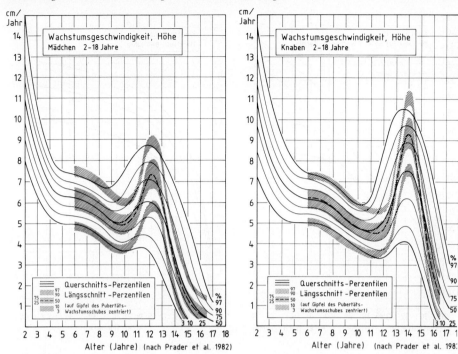

Abb. 20a

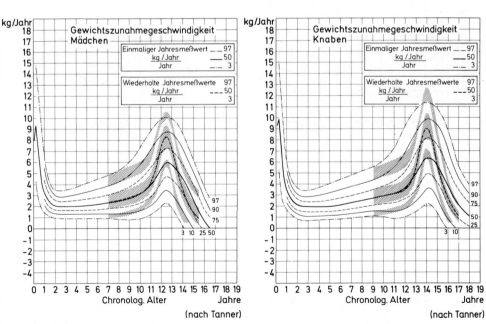

Abb. 20b

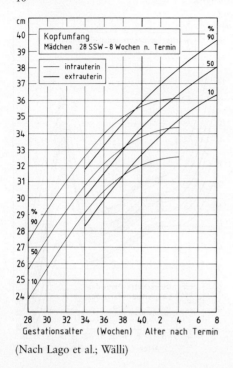

(Nach Lago et al.; Wälli)

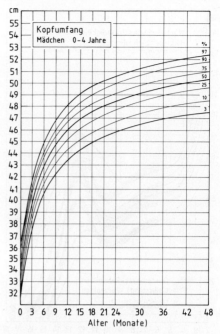

(Nach Prader et al.)

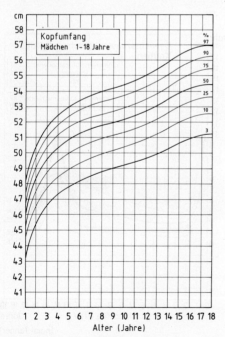

Abb. 21 a. (Nach Prader et al.)

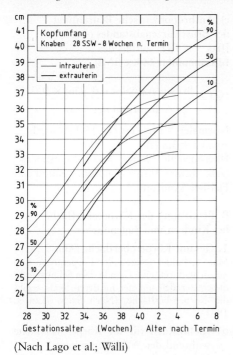

(Nach Lago et al.; Wälli)

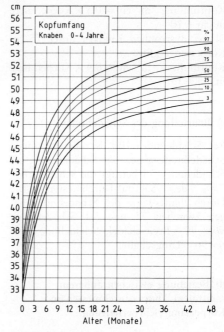

(Nach Prader et al.)

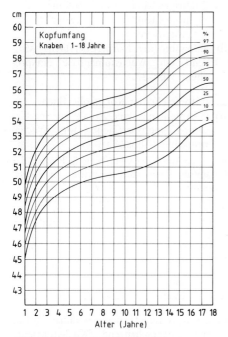

Abb. 21 b. (Nach Prader et al.)

Kopfumfang in cm = 0,5 × Körperlänge
in cm + 10
3) bei dystrophen Kindern unter 75 cm
Körperlänge gilt:
Kopfumfang in cm = 0,4 × Körperlänge
in cm + 15

c) Beurteilung des Schädelindex (s. S. 7)

Bei Schädelindex 100 ist die maximale
Schädelbreite gleich der Schädellänge; bei
Schädelindex 75 beträgt die Schädelbreite
75% des Sagittal-Durchmessers. Die
Durchschnittswerte des Schädelindex liegen zwischen 75 und 90. Schädelindex
über 90 = Breitschädel; Schädelindex *unter* 90 = Langschädel.

d) Beziehung zwischen äußerem sagittalem Thoraxdurchmesser und Körperlänge/Körperhaltung

1. Der sagittale Thoraxdurchmesser ist im
Sitzen größer als im Stehen; er ist bei auf-
gerichtetem Thorax kleiner als bei einge-
sunkenem Thorax.
2. Quotienten von Körperlänge: äußerem
Thoraxdurchmesser bei verschiedenen
Körperlängengruppen in Approximativ-
werten:

Körperlängen-gruppen: cm	Approximativzahlen der Quotient-Mittelwerte:
50– 60	ca. 5,8
60– 70	ca. 6,3
70– 80	ca. 6,5
80– 90	ca. 7,2
90–100	ca. 7,2
100–110	ca. 7,6
110–120	ca. 8,3
120–130	ca. 8,6
130–140	ca. 9,2
140–150	ca. 9,2
150–160	ca. 9,3

NB.: Diese Richtzahlen gelten mit Schwan-
kungsbreiten um 10% für beide Geschlechter.

3. Bei Trichterbrust liegt der Quotient aus
Körperlänge: äußerem sagittalem Thoraxdurchmesser deutlich über den angegebenen Richtzahlen.

e) Anthropometrische Beurteilung des Brustwarzenabstandes (s. S. 7/8 – III c, 5 u. III f) mittels des Intermamillar-Index (IMI)

$$IMI = \frac{Brustwarzenabstand\ (cm) \times 100}{Brustumfang\ (cm)}$$

Normaler Mittelwert (1.–15. Lebensjahr)
= 23,3 ± 3,3 (s)
Übernormale Werte = „Schildthorax"
(z. B. beim Turner-Syndrom und beim
Fleisher-Syndrom).

f) Ermittlung der Körperoberfläche bei Kindern und Jugendlichen

1. Gesamt-Körperoberfläche (Abb. 22 a, b)
Man verbindet festgestellte Körpergröße und
-gewicht durch eine Gerade. Der Schnittpunkt
dieser Geraden mit der mittleren Skala ergibt
die Körperoberfläche. (Nach Sachs (Lancet,
1973))

α) Richtzahlen für die Körperoberfläche
während der Wachstumsphase
Neugeborenes   0,2 m²
2 jähriges Kind   0,5 m²
9 jähriges Kind   1,0 m²
Erwachsener   1,73 m²
β) Zunahme der Körperoberfläche während der Wachstumsphase entsprechend Abb. 23.

2. Teilbereiche der Körperoberfläche
α) %-Anteil einzelner Areale an der Gesamt-Körperoberfläche im Wachstumsalter (Abb. 24 a)
Relativer Anteil der Oberfläche in Prozent der
Gesamtoberfläche einzelner Areale im Wachstumsalter.

Alter (Jahre)	0	1	5	10	15
A = ½ Kopf-Oberfläche	10	9	7	5,5	4,5
B = ½ Ober-schenkel-Fläche	2,75	3,25	4	4,25	4,5
C = ½ Unter-schenkel-Fläche	2,5	2,5	2,75	3	3,25

β) „Neuner-Regel" nach *Wallace* (gültig
für fortgeschrittene Wachstumsent-
wicklung ab ca. 15 Jahren und für Er-
wachsene) (Abb. 24 b)

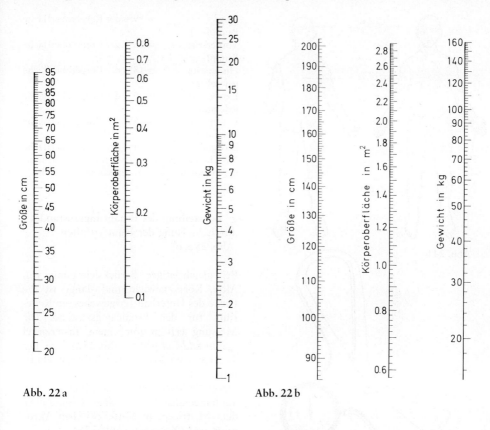

Abb. 22 a

Abb. 22 b

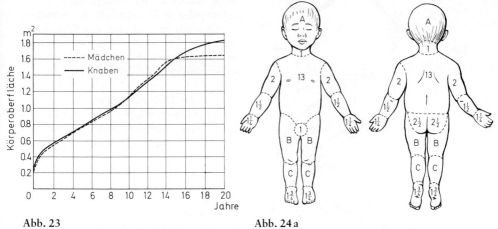

Abb. 23

Abb. 24 a

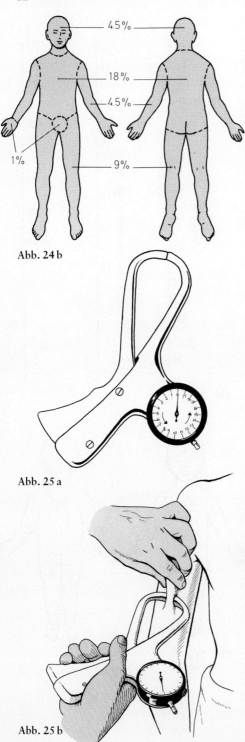

Kopf	= 9% der Körperoberfläche
Rumpf-Vorderseite	= 18% der Körperoberfläche
Rumpf-Hinterseite	= 18% der Körperoberfläche
jede obere Extremität	= 9% der Körperoberfläche
jede untere Extremität	= 18% der Körperoberfläche
Genital-bereich	1% der Körperoberfläche

NB.: In allen Altersstufen beträgt die Fläche eines Handtellers ca. 1% der Körperoberfläche.

Abb. 24 b

g) Beurteilung des Ernährungszustandes durch Messung der Hautfettfalten (Abb. 25 a, b)

Bei gleichzeitiger Berücksichtigung von Alter, Körpergewicht und -länge ist die Dicke des Unterhautfettgewebes ein Kriterium für den Ernährungszustand. Die Messung erfolgt mit einem Tasterzirkel („*Skin-fold-Caliper*"* Abb. 25 a) an der 1–2 cm vom Körper abgehobenen Hautfalte.
Optimale Meßbereiche (stets links):
am hängenden Arm in Längsrichtung über dem M. triceps in Mitte zwischen Akromion und Olecranon (Abb. 25 b),
subscapular dicht unterhalb des Schulterblattwinkels in Richtung des Rippenverlaufes,
in Längsrichtung über der Darmbeinkante in der mittleren Axillarlinie.

Graphische Dokumentation einer Bewertung der Hautfettfalten (Abb. 26 a, b)
Horizontal adaptierte Kolonnen von altersentsprechenden Durchschnittslängen/Durchschnittsgewichten und Summe (Oberarm, Rücken, Rumpf, – siehe oben) der Hautfettfalten-Dicke (=ΣHFF) nach Geschlechtern getrennt. Normabweichungen werden wie im einfachen Somatogramm (siehe Abb. 14 b) registriert.

Abb. 25 a

Abb. 25 b

---

* Holtain Ltd., Brynberian, Crymmych-UK.

Mädchen

Datum	Jahre	Größe (cm)	Gewicht (kg)	±1 SD (kg)	Σ HFF (mm)	±1 SD (mm)
		170	57,1	6,4		
		169	56,9	3,2		
		168	56,0	8,5		
		167	55,2	6,0		
		166	54,8	8,4		
	14,0	165	54,3	7,3	30,8	10,8
		164	53,5	8,8		
		163	52,5	6,7		
		162	52,2	8,5		
		161	49,7	8,6		
		160	48,7	7,5		
		159	47,2	5,4		
	13,0	158	46,3	7,1	30,6	12,8
		157	45,7	6,1		
		156	44,7	6,1		
		155	44,1	5,6		
	12,0	154	43,7	6,3	29,5	12,1
		153	42,0	6,0		
		152	41,4	5,8		
	11,5	151	41,2	4,7		
		150	40,1	5,5		
		149	38,8	5,1		
	11,0	148	38,8	4,3	29,3	11,1
		147	37,3	4,2		
		146	36,9	4,7		
	10,5	145	36,2	4,6		
		144	35,5	4,6		
		143	34,9	5,1		
	10,0	142	34,5	4,8	29,9	11,7
		141	34,0	5,3		
		140	33,5	4,6		
		139	32,5	4,4		
	9,5	138	31,4	3,6		
		137	31,4	3,5		
		136	30,7	3,8		
	9,0	135	29,8	3,7	27,4	10,4
		134	29,6	3,6		
		133	28,2	3,2		
	8,5	132	28,0	3,0		
		131	28,0	3,1		
		130	27,2	3,9		
	8,0	129	26,8	2,9	26,0	9,3
		128	25,8	2,2		
		127	25,4	2,6		
	7,5	126	24,7	2,6		
		125	24,6	2,7		
		124	24,0	2,7		
		123	23,5	2,4		
	7,0	122	23,3	2,2	24,6	9,0
		121	22,8	2,5		
	6,5	120	22,3	3,0		
		119	22,1	2,3		
		118	21,8	2,0		
	6,0	117	21,0	2,1	24,6	7,2
		116	20,8	2,0		
		115	20,1	1,6		
	5,5	114	19,9	1,6		
		113	19,6	1,6		
		112	19,2	1,6		
	5,0	111	19,0	1,3	24,4	6,1
		110	18,7	1,7		
		109	18,3	1,3		
		108	18,1	1,3		
		107	17,6	1,7		
	4,5	106	17,2	1,2		
		105	17,0	1,3		
		104	16,7	1,1		
	4,0	103	16,6	1,6	23,2	4,8
		102	16,1	1,2		
		101	16,0	1,4		
		100	15,4	0,9		
	3,5	99	15,3	1,3		
		98	15,0	1,2		
		97	14,6	1,1		
	3,0	96	14,5	0,9	22,5	4,4
		95	14,1	1,2		
		94	14,1	1,0		
		93	13,7	1,3		
		92	13,1	0,9		
	2,5	91	13,1	1,0	21,2	4,3
		90	13,0	1,1		
		89	12,5	1,1		
		88	12,3	0,9		
	2,0	87	12,2	1,0	22,3	4,7
		86	11,7	1,1		
		85	11,5	1,0		
		84	11,5	0,5		
		83	11,1	0,9		
		82	11,0	0,8		
	1,5	81	10,8	0,7	22,5	4,5
		80	10,4	0,8		
		79	10,3	0,8		
		78	10,1	0,9		
		77	9,9	0,9		
		76	9,6	0,8		
	1,0	75	9,3	0,8	23,3	4,2

Abb. 26 a. (Nach Droese, Stolley u. Zeh)

Knaben

Datum	Jahre	Größe (cm)	Gewicht (kg)	±1 SD (kg)	Σ HFF (mm)	±1 SD (mm)
		180	67,8	9,5		
		179	65,8	9,5		
		178	64,9	5,7		
		177	62,9	7,6		
	15,0	176	59,3	4,5	24,8	7,5
		175	59,2	4,4		
		174	58,9	4,8		
		173	58,2	5,6		
		172	57,9	4,0		
		171	56,8	7,1		
		170	54,3	7,4		
		169	53,9	8,3		
	14,0	168	53,5	6,0	28,7	15,2
		167	53,4	4,5		
		166	51,4	4,8		
		165	51,1	4,8		
		164	51,0	6,8		
		163	50,9	6,1		
		162	50,8	7,3		
	13,0	161	50,5	7,8	29,4	12,3
		160	49,6	7,5		
		159	49,1	6,1		
		158	45,7	6,8		
		157	45,1	6,0		
	12,0	156	45,1	4,2	27,3	11,3
		155	44,4	5,0		
		154	42,2	4,9		
		153	42,1	5,5		
	11,5	152	41,0	5,8		
		151	40,5	3,8		
		150	39,9	5,5		
		149	38,9	4,7		
		148	38,6	5,3		
	11,0	147	37,1	4,2	25,5	9,9
		146	36,4	5,4		
		145	36,0	3,4		
	10,5	144	35,1	4,1		
		143	34,1	4,5		
		142	33,9	4,4		
	10,0	141	33,5	4,0	24,2	8,6
		140	33,0	4,8		
		139	32,2	3,4		
	9,5	138	31,0	3,1		
		137	30,8	3,7		
		136	30,2	3,2		
	9,0	135	29,6	3,3	22,6	8,0
		134	29,3	3,2		
		133	28,6	3,3		
	8,5	132	28,4	3,1		
		131	27,1	2,9		
	8,0	130	26,9	2,5	21,4	7,7
		129	26,5	2,6		
		128	25,8	2,2		
	7,5	127	25,1	2,5		
		126	25,0	2,2		
		125	24,1	2,1		
	7,0	124	24,0	2,3	20,9	8,0
		123	23,9	1,9		
		122	23,2	2,0		
		121	22,6	1,9		
	6,5	120	22,0	1,8		
		119	21,8	1,8		
		118	21,6	2,0		
	6,0	117	21,2	1,6	21,2	6,0
		116	20,8	1,8		
		115	20,6	1,7		
	5,5	114	19,9	1,6		
		113	19,2	1,2		
		112	19,1	1,5		
	5,0	111	19,1	1,4	21,0	5,3
		110	18,6	1,5		
		109	18,4	1,3		
	4,5	108	18,0	1,1		
		107	17,6	1,3		
		106	17,2	1,2		
		105	17,1	1,3		
	4,0	104	16,8	1,1	21,3	3,8
		103	16,3	1,4		
		102	16,1	1,1		
	3,5	101	16,1	1,4		
		100	15,8	1,3		
		99	15,6	1,2		
		98	15,1	1,1		
	3,0	97	14,9	1,1	20,8	4,2
		96	14,8	1,1		
		95	14,1	1,3		
		94	13,9	1,2		
		93	13,8	1,0		
	2,5	92	13,8	1,1	20,5	3,7
		91	13,1	1,0		
		90	12,9	1,0		
	2,0	89	12,8	0,9	21,1	4,1
		88	12,6	1,0		
		87	12,4	1,0		
		86	12,3	1,0		
		85	12,0	0,8		
		84	11,6	0,9		
		83	11,5	1,1		
	1,5	82	11,4	0,9	20,7	3,5
		81	11,1	0,7		
		80	10,7	0,8		
		79	10,6	0,8		
		78	10,3	0,8		
	1,0	77	10,3	0,8	23,2	4,3

Mädchen

Datum	Monate	Größe (cm)	Gewicht (kg)	±1 SD (kg)	Σ HFF (mm)	±1 SD (mm)
	11	74	9,1	0,7	22,5	3,9
		73	9,0	0,7		
	10	72	8,8	0,6	24,1	3,9
		71	8,4	0,6		
	9	70	8,2	0,7	23,4	4,8
		69	8,0	0,7		
		68	7,7	0,5		
		67	7,5	0,7		
	7	66	7,2	0,6	24,9	3,9
	6	65	7,1	0,4	25,1	3,6
	5	64	6,7	0,5	28,2	4,7
		63	6,7	0,6		
	4	62	6,4	0,6	25,7	4,6
		61	6,0	0,4		
		60	5,7	0,6		
	3	59	5,6	0,3	24,9	3,8
		58	5,3	0,4		
		57	5,2	0,4		
		56	4,8	0,3		
	2	55	4,6	0,5	20,8	3,3
		54	4,3	0,5		
		53	4,0	0,3		
	1	52	3,7	0,2	17,2	2,7
		51	3,6	0,3		
		50	3,5	0,3		

*) Σ HFF = Summe der Hautfettfalten von Triceps, Subscapular, Suprailiacal

Abb. 26 b. (Nach Reinken et al.)

Knaben

Datum	Monate	Größe (cm)	Gewicht (kg)	±1 SD (kg)	Σ HFF (mm)	±1 SD (mm)
		76	10,0	0,8		
		75	9,6	0,7		
	10	74	9,4	0,7	24,5	5,0
		73	9,2	0,6		
	9	72	8,9	0,6	24,2	4,3
		71	8,7	0,7		
		70	8,6	0,7		
	7	69	8,2	0,5	24,9	4,3
		68	7,8	0,5		
	6	67	7,7	0,7	26,2	4,1
		66	7,3	0,6		
	5	65	7,1	0,6	26,8	4,1
		64	7,1	0,5		
	4	63	6,8	0,5	25,1	4,5
		62	6,4	0,3		
	3	61	6,2	0,5	23,6	5,3
		60	6,0	0,4		
		59	5,7	0,4		
		58	5,5	0,5		
		57	5,1	0,3		
	2	56	4,7	0,4	18,5	4,2
		55	4,5	0,3		
		54	4,2	0,4		
		53	4,0	0,3		
	1	52	3,7	0,3	16,8	3,7
		51	3,6	0,2		
		50	3,3	0,3		

*) Σ HFF = Summe der Hautfettfalten von Triceps, Subscapular, Suprailiacal

VI. Messung der Körpertemperatur

Grundsätzliches

1. Die Körpertemperatur unterliegt tagesrhythmischen Schwankungen. Differenzen zwischen den Höchstwerten am Nachmittag und den Mindestwerten in den späten Nachtstunden von 1,2 °C sind nicht außergewöhnlich. Sichere Aussagen über den individuellen Fall setzen deshalb mehrfache Messungen voraus.

2. Körperliche Aktivität und Verdauung steigern die Temperatur. Jeder Temperaturmessung sollte deshalb mindestens ½ Std körperliche Ruhe vorausgegangen sein; die letzte Mahlzeit sollte mindestens 1 Std zurückliegen.

3. Die axillare Temperatur liegt normalerweise um 0,3–0,5 °C unter den oralen und um 0,5–1 °C unter den rectalen Meßwerten. Größere Differenzen können pathognomonischen Wert haben. Lediglich bei Frühgeborenen und bei jungen Säuglingen können die Temperaturunterschiede zwischen den gebräuchlichen Meßbereichen unbedeutend klein sein.

Beim Neugeborenen ist die rectale Messung der Körpertemperatur dennoch obligat angebracht, weil damit eine stenosierende Mißbildung im Anal/Rectalbereich frühestzeitig erkannt werden kann.

NB.: Außer dem üblichen Thermometer mit normalem Meßbereich von 36–42 °C (Abb. 27 a) wird für thermolabile bzw. unterkühlte Frühgeborene, Neugeborene und junge Säuglinge auch ein Thermometer mit erweitertem Meßbereich von 27–42 °C benötigt (Abb. 27 b).

a) Benötigte Geräte

1. *Quecksilberthermometer* (Abb. 27 a, b): einfache Handhabung; Mindestmeßdauer mehrere Minuten (rectal u. oral: 3 min.; axillar: 7 min.); leicht zerbrechlich; mögliche Schäden durch Glassplitter oder durch Kontamination mit austretendem Quecksilber.

2. *Thermoelektrische Meßsonde:* Exakte Ablesung nach 1–1,5 min.; sehr hohe Kosten; störanfällig. Besonders bei Intensivpflege erforderlich.

NB.: Thermo-elektrische Haut-Temperaturmessung in der Schockdiagnostik: Differenz

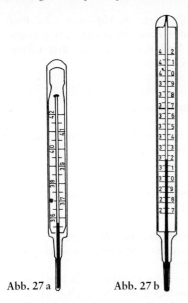

Abb. 27 a   Abb. 27 b

tersuchenden fixiert. Eine Untersucherhand fixiert Kopf und Schultern, die andere Hand hält das Thermometer im
Rectum (Abb. 27 d).
Durchschnittlicher   Normalmeßbereich:
36,8–37,5 °C.
2. *Axillar:* Erst bei Kindern über 6 Jahren
angebracht. Vor Einlegen des Thermometers in die Axillarfalte Abwischen der Desinfektionslösung. Rückenlage mit fest angelegtem Oberarm.
Häufig ungenaue Werte. Durchschnittlicher Normalmeßbereich: 36,2–36,8 °C.

zwischen Zehen-Temperatur und Rektal-Tem-
peratur > 6 °C spricht für Schocksituation.

b) Methoden

1. *Rectal:* Für Kinder unter 6 Jahren obli-
gat. Vor Einführen des Thermometers Ab-
wischen der Desinfektionslösung (Reiz-
reaktionen!) und Benetzung mit Gleitsalbe.
Kind während der Messung niemals allein
lassen!
Messung in Rückenlage. Beim Säugling
und Kleinkind umschließt die Hand der
Pflegeperson den einen Oberschenkel von
dessen Innenseite unmittelbar über dem
Kniegelenk, wobei der Daumen in der
Kniekehle des Kindes liegt. Das andere
Bein liegt gebeugt (möglichst mit der
Kniekehle) auf dem – je nach Alter des
Kindes unterschiedlich angehobenen –
Unterarm der Pflegeperson (Abb. 27 c).
Die andere Hand führt das Fieberthermo-
meter.
Unruhige Kleinkinder können zur rectalen
Temperaturmessung auch bäuchlings über
den Oberschenkel des sitzenden Untersu-
chers gelegt werden. Die Beine des Kindes
sind zwischen den Oberschenkeln des Un-

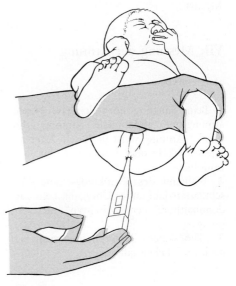

Abb. 27 c

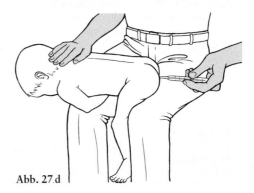

Abb. 27 d

3. *Oral:* Erst bei Kindern über 6 Jahren angebracht. Vor Einlegen des Thermometers sorgfältiges Abspülen der Desinfektionslösung. Einlage unter die Zunge bei festem Lippenschluß (bei verhinderter Nasenatmung daher nicht möglich).
Durchschnittlicher Normalmeßbereich: 36,7–37,2 °C.

c) Zusätzliche Ursachen für Fehlmessungen

Starkes Schwitzen; vorangegangenes heißes oder kaltes Bad; vorangegangenes Klysma.

VII. Messung der Atmung

a) Atemtypen

1. Beim Säugling normalerweise Nasenatmung und „abdominale" Atmung; „thorakale" Atmung weist in diesem Alter auf intrathorakale oder intraabdominale Störung hin.
2. Während des Kleinkindes- und Vorschulalters langsamer Übergang zum „abdominalthorakalen Mischtyp" der Atmung.
3. „Thorakaler" Atemtyp überwiegt erst nach ca. 7 Lebensjahren.

b) Atemrhythmik

1. Bei Frühgeborenen und jungen Säuglingen unregelmäßiger Rhythmus; Exkursionen wechselnd, insgesamt aber flach (siehe Abschnitt D, VI, b1, S. 64).

2. Stabilisierung im allgemeinen bei Reifgeborenen nach der ersten Lebenswoche, bei Frühgeborenen nach ca. drei Lebenswochen.

c) Atemfrequenz

Sie ist durch viele, oft harmlose Einflüsse in weiten Grenzen variabel.

d) Möglichkeiten der Frequenzzählung (Abb. 28)

1. Beobachtung oder Abtasten der Exkursionen von Bauchdecken und unterer Thorax-Apertur.
2. Abhören des Thorax mit Stethoskop.
3. Beobachtung des „Nasenflügelns".
4. Beobachtung von Pendelbewegungen eines vor die Nase gehaltenen Wollfadens.

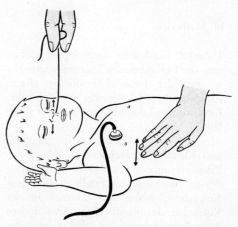

Abb. 28

	Frühgeborene	Säuglinge	1jährige	Vorschulkinder	10jährige
Richtwerte der normalen Atemfrequenz in Ruhe	bis 50/min	30–40/min	25–30/min	20–25/min	ca. 20/min

e) Orientierende Funktionsprüfungen der Lungen von Kindern

1. Indikationen
Ermittlung der Größen von ventilierbarem Lungenraum und Fähigkeit des Untersuchten, diesen Raum zu ventilieren. Bei chronischen Pulmopathien (z. B. Bronchiektasien; Mucoviscidose); bei Verformungen/Kompressionen der Lungen (z. B. bei/nach Pleuraergüssen oder -narben oder bei skelettalen/muskulären Fehlentwicklungen des Thorax).

2. Prinzip
Vitalkapazität (VK): Luftvolumen, welches nach tiefster Inspiration bis zu völliger aktiver Exspiration ausgeatmet werden kann (= maximales Atemvolumen); ist die Summe von Reserveluft + Respirationsluft + Komplementärluft.

Sekundärkapazität (FEV$_1$ = *Tiffeneau-Test*): Luftvolumen, das nach normaler Inspiration bei stärkstmöglicher Exspiration in der *ersten* Sekunde ausgeatmet werden kann.

NB.: Beide Untersuchungsmethoden setzen die Mitarbeit des Patienten (meist erst ab Vorschulalter) voraus.

Maximale Flußrate (MF) bzw. *maximaler exspiratorischer Fluß* (MEF): Exspirationsgeschwindigkeit in Litern/sec während einer forcierten Exspiration. Sie kann für verschiedene Teilphasen der Gesamt-Vitalkapazität (75%; 50%; 25%) errechnet werden.

Atemgrenzwert: Atemvolumen in Litern nach einer Hyperventilation von 1 min.

Spirometrische Ist-Werte (ATPS) müssen auf körperbezogene Werte (BTPS) umgerechnet werden. Diese liegen (unter mitteleuropäischen Bedingungen) etwa 10% höher als die ATPS.

ATPS (*Ambient*, *Temperature*, *Pressure*, *Saturated*) = Gasvolumen bei Umgebungstemperatur, Umgebungsluftdruck, mit Wasserdampf gesättigt.

BTPS (*Body*, *Temperature*, *Pressure*, *Saturated*) = Körperverhältnisse, Gasvolumen bei 37 °C, gemessenem Luftdruck, mit Wasserdampf gesättigt.

3. Benötigte Geräte
α) Nasenklemme;
β) Schlauchansatz mit einmal-Mundstükken;
γ) Gasvolumen-Meßgeräte („Gaszähler"; „Spirograph"; „Spirometer");
δ) Pneumotachograph.

4. Techniken
Die Untersuchungen werden mit dem sitzenden Patienten durchgeführt. Anlegen einer Nasenklemme ist obligat.

α) Vitalkapazität: Nach maximaler Inspiration durch offenen Mund erfolgt zeitunabhängiges, kontinuierliches, nicht zu schnelles Ausblasen der Atemluft bis zur maximal erreichbaren Exspiration über ein geschlossenes System in ein Gasvolumen-Meßgerät. Die Größe des ventilierbaren Lungenraumes wird an der Durchlauf-Meßuhr abgelesen.

Der Pneumotachograph schreibt im Koordinatensystem elektronisch errechnete Werte von Größen des Exspirationsvolumens gegen Zeiteinheiten, z. B.
- Volumenverteilung (Liter) während der Exspirationsdauer (sec),
- prozentuale Anteile der Exspirationsvolumina in einzelnen Phasen der Exspiration,
- Exspirationsgeschwindigkeit in Litern/min während einer forcierten Exspiration (= maximaler exspiratorischer Fluß – MEF. – Tabelle f,5).

Solche computerunterstützten Meßdaten ermöglichen Rückschlüsse auf thorakale/pleurale/pulmonale Restriktionen oder auf bronchiale Obstruktionen; z. B. weist ein verminderter MEF (Tabelle f,5) eine Erhöhung des Atemstrom-Widerstandes aus.

β) Sekundenkapazität (Tiffeneau-Test): Nach maximaler Inspiration erfolgt stärkstmögliche Exspiration während 1 sec über ein geschlossenes System in ein Gasvolumen-Meßgerät. Unterbrechung des Durchlaufes bzw. der Anzeige nach 1 sec. Der ermittelte Wert kann als Volumen in 1 sec (absolute Sekundenkapazität) oder in % der Vi-

Tabelle f,1) Sollwerte der Vitalkapazität von Kindern und Jugendlichen, bezogen auf Alter, Größe, Gewicht, Atemgrenzwert und Brustumfang (nach Kleinschmidt)

Alter	Größe	Gewicht	Vital-kapazität	Atem-grenzw.	Brust-umfang
18	165	57,0	3500	~100	82
17	164	56,0			
16	163	54,0	3400		81
15	162	52,5	3350		79
14	161	50,5	3300	97	78
13,9	160	49,0	3200		77
	159	47,6			76
13,0	158	46,0	3000		75
	157	45,5			74
	156	44,2	2900	80	
	155	43,0			73
	154	42,4	2850		72
12,0	153	41,5			71
	152	40,9	2800		70
	151	40,3			
	150	39,5	2750		69
	149	38,5			
	148	37,5	2700		
11,0	147	36,6	2600	77	68
	146	35,8			
	145	35,2			67
	144	34,6	2450		
	143	34,1			66
	142	33,6	2350		
	141	33,0			
10,0	140	32,5	2300	74	65
	139	31,7			
	138	31,0	2150		64
	137	30,2			
	136	29,4			63
9,0	135	28,9	2000	70	
	134	28,4			62
	133	27,9			
	132	27,4	1900		
	131	26,9			
8,0	130	26,3	1850		61
7,10	129	26,0	1800		
	128	25,8			60
	127	25,1	1700	63	
	126	24,6			59
	125	24,1	1600		
7,0	124	23,6			
	123	23,2			
	122	22,8	1500	56	58
	121	22,4			
	120	22,0	1450		
	119	21,5			
6,0	118	21,1	1400		57
	117	20,9			
	116	20,6	1300	50	56
	115	20,2			
	114	19,8			
	113	19,4	1200		55
	112	19,0			
5,0	111	18,6			
	110	18,3	1100		
	109	18,0			54
	108	17,7	1050	46	
	107	17,4			
	106	17,1	1000		
	105	16,8			
4,0	104	16,5	950		
3,6	100	15,2	850		52
3,0	96	14,3	750		

Mädchen

Alter	Größe	Gewicht	Vital-kapazität	Atem-grenzw.	Brust-umfang
18,0	174	63,0	4400	~130	87
	173	61,0			
17,0	172	59,0	4350		86
	171	57,8			
16,0	170	56,7	4300		84
	169	55,6	4200	120	
15,0	168	54,5	4100		80
	167	53,5	4000	118	
	166	52,5			78
	165	51,6	3800	112	
	164	50,9	3700		
14,0	163	50,2			76
	162	49,4	3500	107	
	161	48,5			75
	160	47,6	3400		
	159	46,7			74
	158	45,8	3300	100	
	157	45,0			
13,0	156	44,2	3200		73
	155	43,5			
	154	42,7			
	153	42,0	3000	95	72
	152	41,3			
	151	40,6			
12,0	150	39,9	2800	89	
	149	38,9			71
	148	38,0	2700		
	147	37,4			
	146	36,8	2600	85	70
11,0	145	36,0			
	144	35,5	2500		68
	143	35,0			
	142	34,4			
	141	33,9			
10,0	140	32,4	2300	80	67
	139	31,7			
	138	31,1	2200		
	137	30,5			
	136	30,0	2150		65
9,0	135	29,6			
8,10	134	29,1	2100		
	133	28,5			64
	132	28,0	2000	75	
	131	27,4			63
	130	26,9	1900		
8,0	129	26,4			62
	128	25,9	1800		
	127	25,4			
	126	25,0	1700	70	61
	125	24,5			
7,0	124	23,9	1600		
	123	23,5			59
	122	23,1			
	121	22,7	1500	65	
	120	22,3			
	119	21,9			
6,0	118	21,5	1400		
	117	21,0			58
	116	20,6			
	115	20,2	1300	60	
	114	19,8			
	113	19,4			57
5,0	112	19,2	1200		
	111	18,8			
	110	18,4	1150		
	109	18,1			
	108	17,8	1100	50	
	107	17,5			
	106	17,2			
4,0	105	17,0	1000		55

Knaben

talkapazität (relative Sekundenkapazität) ausgedrückt werden.

Auswertung der Sekundenkapazität: Erniedrigung von 25% der altersentsprechenden Sollwerte ist bei der absoluten Sekundenkapazität pathologisch. Die relative Sekundenkapazität liegt bei gesunden Kindern in Bereichen von 70–80%. Stärkere Verminderungen treten durch Erhöhung des Stromwiderstandes in den Luftwegen auf; sie weisen eine Obstruktion aus.

5. Komplikationen

α) Bei Prüfung der Vitalkapazität nicht zu fürchten.

β) Bei Prüfung der Sekundenkapazität mit höchstmöglicher exspiratorischer Anstrengung ist unter pathologischen Bedingungen infolge großer intrapleuraler Drucke Kollaps peripherer Bronchien möglich.

6. Häufigste Fehlerquellen

α) Undichtes Schlauchsystem/Meßgeräte.
β) Ungenügende Mitarbeit des Patienten.

f) Richtwerte für die Vitalkapazität, für die Sekundenkapazität und für exspiratorische Flußraten

Tabelle f,2) Relative Sekundenkapazität

Vitalkapazität (gefundener Wert)	absolute Sekundenkapazität (gefundener Wert)						
1000	400	500	600	700	750	800	900
1100	440	550	660	770	825	880	990
1200	480	600	720	840	900	960	1080
1300	520	650	780	910	975	1040	1170
1400	560	700	840	980	1050	1120	1260
1500	600	750	900	1050	1125	1200	1350
1600	640	800	960	1120	1200	1280	1440
1700	680	850	1020	1190	1275	1360	1530
1800	720	900	1080	1260	1350	1440	1620
1900	760	950	1140	1330	1425	1520	1710
2000	800	1000	1200	1400	1500	1600	1800
2100	840	1050	1260	1470	1575	1680	1890
2200	880	1100	1320	1540	1650	1760	1980
2300	920	1150	1380	1610	1725	1840	2070
2400	960	1200	1440	1680	1800	1920	2160
2500	1000	1250	1500	1750	1875	2000	2250
2600	1040	1300	1560	1820	1950	2080	2340
2700	1080	1350	1620	1890	2025	2160	2430
2800	1120	1400	1680	1960	2100	2240	2520
2900	1160	1450	1740	2030	2175	2320	2610
3000	1200	1500	1800	2100	2250	2400	2700
3100	1240	1550	1860	2170	2325	2480	2790
3200	1280	1600	1920	2240	2400	2560	2880
3300	1320	1650	1980	2310	2475	2640	2970
3400	1360	1700	2040	2380	2550	2720	3060
3500	1400	1750	2100	2450	2625	2800	3150
3600	1440	1800	2160	2520	2700	2880	3240
3700	1480	1850	2220	2590	2775	2960	3330
relative Prozent-Sekunden-Kapazität	40%	50%	60%	70%	75%	80%	90%

Tabelle f,3) Vitalkapazitäts-Umrechnung ATPS nach BTPS (10%) und Atemgrenzwertbestimmung (nach Kennedy)

Vitalkapazität		Atemgrenzwert (±25%)		Vitalkapazität		Atemgrenzwert (±25%)	
ATPS	BTPS	Mädchen	Knaben	ATPS	BTPS	Mädchen	Knaben
500	550			2250	2475		
550	605			2300	2530		
600	660			2350	2585	77	85
650	715			2400	2640		
700	770			2450	2695		
750	825			2500	2750		
800	880			2550	2805		89
850	935			2600	2860		
900	990			2650	2915	80	
950	1045	46		2700	2970		
1000	1100		50	2750	3025	87	95
1050	1155			2800	3080		
1100	1210			2850	3135		
1150	1265	49		2900	3180		
1200	1320		60	2950	3245		
1250	1375			3000	3300	97	100
1300	1430			3050	3355		
1350	1485			3100	3410		
1400	1540	57	65	3150	3465		
1450	1595			3200	3520		107
1500	1650			3250	3575	100	
1550	1705	63	70	3300	3630		
1600	1760			3350	3685		
1650	1815			3400	3740		
1700	1870			3450	3795		112
1750	1925			3500	3850		
1800	1980		75	3550	3905	~110	
1850	2035	70		3600	3960		
1900	2090			3650	4015		118
1950	2145			3700	4070		
2000	2200			3750	4125		
2050	2255			3800	4180		120
2100	2310	74	80	3850	4235		
2150	2365			3900	4290		
2200	2420			3950	4345		
				4000	4400		~130

Tabelle f,4) Normogramm zur Bestimmung der Vitalkapazität bei Kindern und Jugendlichen. (Vitalkapazität = Schnittpunkt auf mittlerer Skala mit Verbindung von Alter: Größe)

	Vitalkapazität		
Alter	Mädchen	Knaben	Größe

```
17 —                              — 
 9 —                              — 170
 6 —          — 4300              —
 3 —  3450 —                      —
16 —          — 4200              —
 9 —  3400 — — 4100              — 165
 6 —          — 4000              —
 3 —          — 3800              —
15 —          — 3700              —
 9 —  3350 — — 3600              — 160
 6 —          — 3500              —
 3 —  3300 — — 3400              —
      3200 —                      —
14 —  3100 — — 3300              —
 9 —  3000 — — 3200              — 155
 6 —                              —
 3 —  2900 — — 3100              —
13 —          — 3000              —
 9 —  2850 — — 2900              — 150
 6 —  2800 — — 2800              —
 3 —          — 2700              —
12 —  2750 —                      —
 9 —  2700 — — 2600              — 145
 6 —  2600 —                      —
 3 —  2500 — — 2500              —
11 —  2400 — — 2400              — 140
 9 —          — 2300              —
 6 —  2300 —                      —
 3 —                              —
10 —  2200 — — 2200              —
 9 —  2100 — — 2150              — 135
 6 —  2000 — — 2100              —
 3 —          — 2000              —
 9 —                              —
 9 —  1900 — — 1900              — 130
 6 —                              —
 3 —  1800 — — 1800              —
 8 —  1700 —                      —
 9 —          — 1700              — 125
 6 —  1600 — — 1600              —
 3 —                              —
 7 —  1500 — — 1500              — 120
 9 —                              —
 6 —  1450 —                      —
 3 —  1400 — — 1400              —
 6 —                              —
 9 —  1300 — — 1300              — 115
 6 —  1200 —                      —
 3 —          — 1200              —
 5 —                              —
 9 —  1100 —                      — 110
 6 —  1050 — — 1100              —
 3 —  1000 —                      —
 4 —                              —
      950 — — 1050              — 105
```

Tabelle f,5) Beziehung zwischen maximaler exspiratorischer Flußrate bei 25% der Vitalkapazität (MEF 25% VK) und Körperlänge von Mädchen und Knaben (nach Zapletal, Samanék u. Paul)

Körper-länge cm	V max 25% VC, Lit/sec		
	Mittelwert	unterer	oberer
		Grenzwert	
115	0,94	0,63	1,41
116	0,96	0,64	1,44
118	1,00	0,67	1,49
120	1,04	0,69	1,55
122	1,08	0,72	1,61
124	1,11	0,75	1,66
126	1,16	0,77	1,73
128	1,20	0,80	1,79
130	1,24	0,83	1,85
132	1,28	0,86	1,91
134	1,32	0,89	1,98
136	1,37	0,92	2,04
138	1,41	0,95	2,11
140	1,46	0,98	2,18
142	1,51	1,01	2,25
144	1,55	1,04	2,32
146	1,60	1,07	2,39
148	1,65	1,11	2,46
150	1,70	1,14	2,54
152	1,75	1,17	2,61
154	1,80	1,21	2,69
156	1,86	1,24	2,77
158	1,91	1,28	2,85
160	1,96	1,31	2,93
162	2,02	1,35	3,01
164	2,07	1,39	3,09
166	2,13	1,43	3,18
168	2,19	1,47	3,26
170	2,25	1,50	3,35
172	2,30	1,54	3,44
174	2,36	1,58	3,53
176	2,42	1,62	3,62
178	2,49	1,67	3,71
180	2,55	1,71	3,80

NB.: Anormal niedrige Werte der MEF 25 VK werden bei Bronchialobstruktionen und bei Verminderung der Lungengewebs-Elastizität gefunden. Dieser Parameter eignet sich deshalb besonders zur Therapiekontrolle von Asthmatikern.

VIII. Messung von Herzfrequenz und Puls

a) Besonderheiten des kindlichen Herzrhythmus

1. *Respiratorische Arrhythmie:* Vom Vorschulalter bis in die Pubertät häufig; Frequenzanstieg während der Inspiration und Frequenzabfall bei Exspiration. Umkehr dieses Phänomens (Pulsus paradoxus) weist auf verdrängende bzw. komprimierende intrathorakale Prozesse hin.

2. *Extrasystolen:* Beim Kind häufig *ohne* kompensatorische Pause. Sie sind harmlos, wenn sie bei körperlicher Belastung verschwinden; Vermehrung bei körperlicher Belastung weist auf bestehende Herzerkrankungen hin.

c) Möglichkeiten der Frequenzzählung

1. Pränatale (intrauterine) kardiotokographische Registrierung.
2. Abhören des Herzens mit dem Stethoskop oder Tasten des Herz-Spitzenstoßes (Abb. 29).
3. Elektronische Pulswellenschreibung über EKG-Gerät.
4. A. radialis (Abb. 30 a, b): Flaches Auflegen von Fingerbeeren II–IV auf flache volare Grube median von Proc. styloid. des Radius.

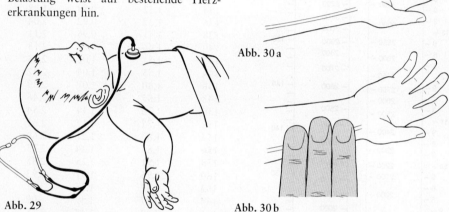

Abb. 30 a

Abb. 29

Abb. 30 b

b) Altersabhängige Normal-Herzfrequenzbereiche (pro Minute) (Messungen in Ruhe, am liegenden Kind)

Prä/intra-partal in Ruhe, in Wehenpause und in Wehen: in Unruhe/während Wehen („saltatorisches CTG"):	100–160 bis 180	Durchschnitt: 120
Alter:	Approximative Normal-Grenzbereiche in Ruhe:	Durchschnitt in Ruhe:
Neugeborenes:	100–150	120
2. Lebenswoche:	120–140	130
2.–3. Lebensmonat:	125–145	135
–8. Lebensmonat:	120–140	130
–3. Lebensjahr:	110–135	125
–5. Lebensjahr:	90–105	95
–10. Lebensjahr:	75– 90	80
–15. Lebensjahr:	65– 85	70

5. A. temporalis (Abb. 31 a, b): Flaches Auflegen von Fingerbeeren II u. III auf Schläfe in Höhe der Verbindungslinie Orbitaldach/oberer Ohrmuschelrand.

6. A. femoralis (Abb. 32 a, b): Tiefes Eintasten mit Fingerbeeren II u. III unterhalb des Leistenbandes im Grenzbereich des inneren und mittleren Drittels der Verbindungslinie zwischen Symphyse und vorderer Darmbeinspitze.

7. A. tibialis posterior (Abb. 33 a, b): Von vorn her flaches Auflegen der Fingerbeeren II u. III über den Innenknöchel auf die Linie zwischen höchster Vorwölbung des Innenknöchels und tibialem Ansatz der Achillessehne; dort Eintasten in den Malleolarkanal.

NB.: 1) Bei Verdacht von Herzvitien *stets* Fußpulse kontrollieren (Aortenisthmus-Stenose)!
2) Übersicht der Palpationsbereiche (siehe auch Abb. 78, S. 71).

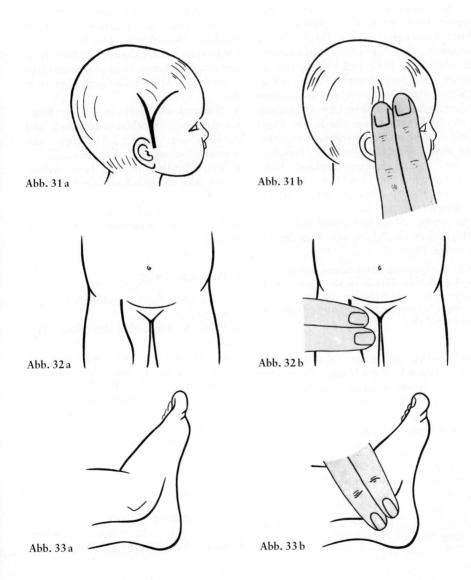

Abb. 31 a   Abb. 31 b

Abb. 32 a   Abb. 32 b

Abb. 33 a   Abb. 33 b

IX. Messung
des arteriellen Blutdruckes

Grundsätzliches

1. Die arteriellen Blutdruckwerte werden in mm Quecksilbersäule bzw. in kPa (s. S. 195) angegeben.
2. Der Blutdruck kann im entspannten Stehen, Sitzen und im Liegen gemessen werden. Vergleichswerte jedoch stets aus gleicher Körperposition messen.
3. Bei Verwendung von unangemessen breiten Druckmanschetten (Prinzip Riva-Rocci-Korotkoff) werden falsche Werte gemessen. Eine zu schmale Manschette übermittelt zu hohe Druckwerte; eine zu breite Manschette übermittelt zu niedrige Druckwerte. Die jeweilige Druckmanschette muß daher dem Oberarmumfang bzw. der Oberarmlänge des Kindes angepaßt sein. Sie muß die Extremität vollständig umschließen. Die Breite der Manschette soll $^2/_3$ der Extremitätenlänge nicht unterschreiten: die Druckblase der Manschette muß mindestens den medialen Halb-Umfang der Extremität abdecken. Der untere Manschettenrand soll nach Möglichkeit ca. 2,5 cm oberhalb der Ellenbeuge liegen.

NB.: Mit breiteren Manschetten werden zwar im Vergleich zu schmaleren Manschetten niedrigere Druckwerte registriert, aber bewegungsbedingte Schwankungen der Druckanzeige besser ausgeglichen.

Bei Kindern im ersten Lebensjahrzehnt gelten folgende überschlägige Richtwerte der Korrelation zwischen Alter, Manschettenbreite und Oberarmumfang:

Altersgruppe:	Manschettenbreite:	Oberarmumfang:
Säugling	2,5 cm	5– 7,5 cm
Kleinkind	4 cm	7,5–12,5 cm
Schulkind bis 10 J.	8 cm	12,5–18 cm
Schulkind über 10 J.	12 cm	18 cm

Orientierende Errechnung der optimalen Manschettenbreite:

$$\frac{1,2 \cdot \text{Armumfang}}{\pi} = \text{Manschettenbreite;}$$

$$2\,r \cdot \pi = \text{Armumfang}$$

4. Die auskultatorische Bestimmung des diastolischen Druckes ist beim Kleinkind oft schwieriger als in höheren Altersstufen; beim Kleinkind können die „Korotkoff-Töne" (Arterientöne durch Kollaps der diastolisch gedrosselten Gefäße) in abnehmender Lautstärke bisweilen bis zum Nullpunkt des Anzeigegerätes auskultiert werden. Diastolische Druckwerte des Kleinkindes müssen deshalb im Bereich einer Abschwächung, nicht aber einer Aufhebung der Arterientöne registriert werden.
5. Während der Messung soll der Manschettendruck zwischen systolischem und diastolischem Bereich höchstens um 3 mm Hg/sec vermindert werden.
6. Eine Blutdruckmessung beim verängstigten oder erregten Kind liefert stets falsche Werte.
7. Jede Blutdruckmessung sollte zur Selbstkontrolle *mehrmals* durchgeführt werden.

a) Benötigte Geräte

1. Blutdruckmeßgeräte nach Riva-Rocci;
2. Stethoskop;
3. Elastische Binde (bei der „flush"-Methode);
4. Zusätzlich Ultraschall-Sender/Empfängergerät (bei der „Doppler"-Methode);
5. Zusätzlich Elektro-Oscillograph bei visueller elektro-oscillographischer Messung.
6. Zusätzlich Druckwandler und -schreiber für kontinuierliche Druckregistrierung.

b) Methoden

1. *Auskultationsmethode am Arm* (Abb. 34): Manschette immer am gleichen Arm, ca. 2,5 cm über der Ellenbeuge straff

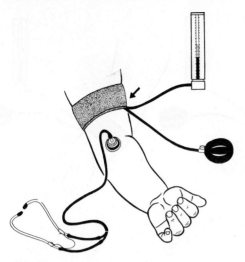

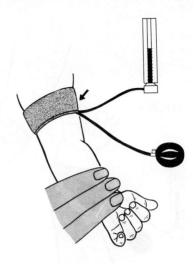

Abb. 34

Abb. 35

anlegen. Stethoskop auf Ellenbeuge auflegen. Manschette aufpumpen; bereits während des Aufpumpens Arterientöne kontrollieren. Nach völligem Schwinden der Töne (Gefäßkompression, da Manschettendruck = höher als systolischer Blutdruck) langsames Öffnen des Luft-Auslaßventiles und Registrierung des Druckes bei wieder hörbarem Arterienton (= systolischer Druck). Danach weitere Druckverminderung bis Arterientöne leiser werden (siehe unter a, 4) oder nicht mehr hörbar sind (= diastolischer Druck).

2. *Palpationsmethode am Arm* (Abb. 35): Sie wird als Notbehelf angewandt, wenn bei Kleinkindern weder eine Auskultations- noch eine „flush"-Messung gelingt. Statt des Abhörens der Arterientöne wird hierbei der Radialis-Puls (siehe S. 32) palpiert. Es kann dabei nur der systolische Arteriendruck approximativ (Werte liegen 5–10 mm Hg [= 0,7–1,3 kPa] tiefer als bei der Auskultationsmethode) bestimmt werden.

3. *Auskultations- bzw. Palpationsmethode am Bein:* In Bauchlage des Patienten wird die Manschette ca. 3 cm über der Kniebeuge angelegt. Die Messung erfolgt in gleicher Weise wie am Arm. Auskultationsbereich ist die Kniebeuge (A. poplitea). Palpationsbereich ist der Tastbezirk für die A. tibialis posterior (siehe S. 33).

4. *„Flush"-Methode an Arm oder Bein* (Abb. 36a–e): Bei Kindern unter zwei Jahren kann mit dieser Methode der systolische Arteriendruck gemessen werden; alle anderen Methoden versagen in diesem Altersbereich.

Die Manschette wird in Mitte des Ober- oder Unterarmes bzw. Ober- oder Unterschenkels angelegt. Danach wird die Extremität hochgehalten und entweder manuell von distal nach proximal „ausgestrichen" oder mit elastischer Binde von Finger-(Zehen-)spitzen bis zur Manschette „ausgewickelt". Hiernach schnelles Aufpumpen der Manschette über den vermuteten systolischen Blutdruck hinaus (a; d). Nunmehr langsame Senkung der blaß verfärbten Hand (oder des Fußes) unter die Horizontale und möglichst langsame Druckverminderung in der Manschette (alle 3 sec ca. 5 mm Hg [= 0,7 kPa]). Ablesung des systolischen Blutdruckes, wenn sich die Haut des vorher blassen distalen Armes und der Hand (bzw. Bein und Fuß) deutlich (b, e) rötet (besonders zu beobachten: Fingernägel). Bei weiterer vorsichtiger Senkung des Manschettendruckes Rückgang der Hautrötung (c).

5. In der frühesten Lebenszeit sind elektro-oscillographische Blutdruckmessungen und Messungen nach dem Ultraschall-Dopplerprinzip angebracht: bei Frühgebo-

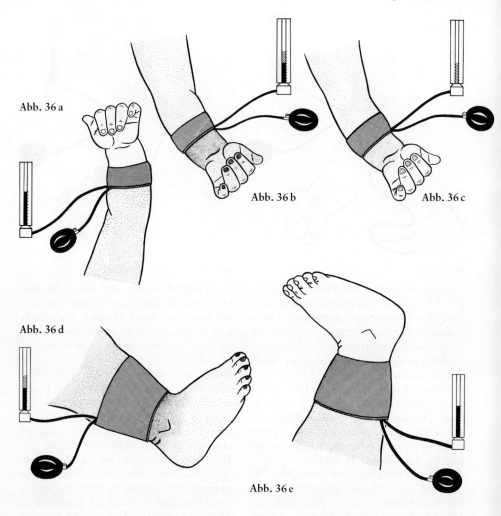

Abb. 36 a

Abb. 36 b

Abb. 36 c

Abb. 36 d

Abb. 36 e

renen. Bei reifen Neugeborenen und bei Kindern des ersten Lebensjahres sind die unter 1–4 beschriebenen Methoden häufig nicht anwendbar. Die gewonnenen Blutdruckwerte liegen durchschnittlich etwas höher als bei den Auskultations/Palpations/Inspektionsmethoden.

a) Akustische transcutane Ultraschall-Dopplermethode:
Plazierung des Ultraschallgebers distal der Oberarm-Druckmanschette über dem Maximal-Geräuschpunkt der Arterie. Messung durch Registrierung des Druckes bei Verschwinden/Wiederauftreten des zischenden pulssynchronen Arteriengeräu-

sches (= systolischer Druckbereich) und der plötzlichen Änderung des Geräuschcharakters bei weiterem Druckabfall (= diastolischer Druckbereich).

b) Visuelle elektro-oscillographische Methode:
Plazierung einer Oberarm-Druckmanschette sowie einer Unterarm-Receptormanschette; Verbund der Manschetten mit dem Oscillographen. Ablesung charakteristischer systolischer Druckwellen und diastolischer Pulswellen auf dem Oscillographen-Bildschirm oder auf dem Druckschreiber-Streifen.

Tabelle c,1) Relationen zwischen Geburtsgewichten und Blutdruck-Durchschnittswerten während der ersten 12 Lebenstage (nach Kitterman, Phibbs u. Tooley)

Geburts-gewicht		Lebensstunden											
		1	2	3	4	5	6	7	8	9	10	11	12
1001–2000 g	systol.	49	49	51	52	53	52	52	52	51	51	49	50
	diastol.	26	27	28	29	31	31	31	31	31	30	29	38
	mittel.	35	36	37	39	40	40	39	39	38	37	37	38
2001–3000 g	systol.	59	57	60	60	61	58	64	60	63	61	60	59
	diastol.	32	32	32	32	33	34	37	34	38	35	35	35
	mittel.	43	41	43	43	44	43	45	43	44	44	43	42
über 3000 g	systol.	70	67	65	65	66	66	67	67	68	70	66	66
	diastol.	44	41	39	41	40	41	41	41	44	43	41	41
	mittel.	53	51	50	50	51	50	50	51	53	54	51	50

Tabelle c,2) Approximative Durchschnittswerte des normalen systolischen/diastolischen Blutdruckes bei Säuglingen und Kleinkindern:

2. Lebensmonat:	80/45 mm Hg =	10,7/6 kPa
– 6 Monate:	80/45 mm Hg =	11,3/6 kPa
–12 Monate:	85/55 mm Hg =	12,0/7,3 kPa
– 2 Jahre:	100/60 mm Hg =	13,3/8,0 kPa

Tabelle c,3) Streubreiten (95–5 Perzentile) altersbezogener Werte des systolischen/diastolischen Blutdruckes bei 2–18 Jahre alten Kindern und Jugendlichen (Ergebnisse zweier US-Studien: Pediatrics 1977)

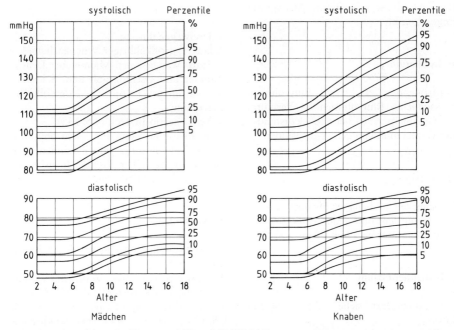

NB.: Bei Umrechnung in kPa: 1 mm Hg = 0,133322 kPa.

c) Hauptsächliche Fehlerquellen

1. Unruhe bzw. Erregung des Kindes.
2. Falsche Größe der Druckmanschette.
3. Zu lockerer Sitz der Manschette.
4. Unkorrekte (schräge) Aufstellung des Hg-Manometers.
5. Ablagerung von Schmutzpartikeln auf der Quecksilbersäule des Manometers.
6. Vernachlässigte Nacheichung des Manometers (besonders bei Membranmanometern!).

X. Messung des zentralen Venendruckes

Grundsätzliches

1. Der zentrale Venendruck wird in cm Wassersäule gemessen.
2. Die Messung muß am liegenden Patienten erfolgen.
3. Die Venendruckmessung bei Neugeborenen über die Nabelvene ist durch die Ungewißheit der Katheterlage (Portalvene? Hohlvene?) in ihrem Aussagewert eingeschränkt.

a) Indikation

Kontrolle des „effektiven" Blutvolumens (tatsächliches Blutvolumen im Verhältnis zur Gefäßkapazität) bei Schockzuständen; zur Vermeidung von „Über-Infusionen".

b) Prinzip

Messung der Höhe einer Flüssigkeitssäule, welche mit dem Innenraum einer größeren Vene kommuniziert (Abb. 37).

c) Instrumentarium

1. Infusionsgerät (siehe S. 227, Abb. 285, 286);
2. Wassersäulen-Manometer;

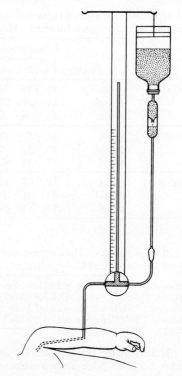

Abb. 37

3. Dreiwegehahn;
4. langer, großkalibriger Venenkatheter;
5. statt Wassersäulen-Manometer Druckwandler und Oscillograph bzw. Schreiber für kontinuierliche optische Kontrolle/Registrierung.
6. Venae-sectio-Besteck (s. S. 133);
7. als Infusionslösung am besten physiologische NaCl-Lösung; jedoch können auch andere, nicht höher viscöse Infusionslösungen gebraucht werden.

d) Methoden

1. Grundsätzlich: Streng steriles Arbeiten notwendig!
2. Katheterisierung der V. brachiocephalica („Subclavia-Katheter"), s. S. 127 ff. oder Venae sectio (am besten V. cubitalis, s. S. 124), oder Nabelvenensondierung (s. S. 134 ff.).

3. Einschieben des Venenkatheters bis in intrathorakale Venenbereiche.

4. Anschluß des Venenkatheters an das Infusionsgerät bzw. Anschluß an elektrooscillographischen Druckwandler (Ziffern 5 und 6 entfallen dann).

5. Auffüllen des Manometerrohres vom Infusionsgerät aus (kommunizierende Röhren) über den Dreiwegehahn bei blokkiertem Abfluß zum Venenkatheter.

6. Abfluß der Infusionslösung aus Manometerrohr über den Dreiwegehahn (rasch, stufenweise) bei blockiertem Zufluß aus dem Infusionsgerät.

Die Flüssigkeitssäule im Manometerrohr fließt nur bis zum Ausgleich des Venendruckes ab.

7. Ablesen des Manometerstandes in cm Wassersäule bzw. der oscillographischen Anzeige in mm Hg (!).

NB.: Die Einstellung des Manometer-Nullpunktes muß auf mittlere Achselhöhe des Patienten erfolgen.

8. Wiederumschalten auf Dauertropfinfusion.

9. Beim Neugeborenen: Einlage eines Nabelkatheters (Kontrolle, daß Katheter nicht in der Portalvene liegt!). Heben der Katheterspitze so hoch über die Bauchdekken, bis bei blutgefülltem Lumen kein Blut mehr abfließt. Die vertikale Distanz zwischen dem äußeren Katheterende und dem Herzen (re. Vorhof) entspricht annähernd dem Venendruck in cm H_2O.

f) Mögliche Komplikationen

1. Thrombosen im Katheterbereich;
2. Septicämie;
3. Luftembolie.

g) Hauptsächliche Fehlerquellen

1. Katheterlumen zu klein;
2. Venenlumen zu eng;
3. Katheterspitze nicht weit genug im zentralen Venenbereich.

XI. Kreislauffunktionsmessungen

Grundsätzliches

Herz und Kreislaufperipherie werden in Ruhe oder bei Arbeitsleistung, aber auch in horizontaler oder vertikaler Körperhaltung unterschiedlich belastet. Als Parameter für die hierbei wirksamen Regulationen und deren Labilität können Änderungen der Pulsfrequenz, der Pulswellenkurve (Hocktest nach Barbey u. Brecht) und der Blutdruckwerte eingesetzt werden.

a) Aktiver Stehtest nach Schellong

1. Messung von systolischem und diastolischem Blutdruck im Liegen nach minde-

e) Richtwerte für zentrale Venendruckbereiche bei verschiedenen „effektiven" Blutvolumina

zentraler Venendruck (cm H_2O)	Effektives Blutvolumen	Therapeutische Konsequenz
0–4	Hypovolämie	Volumennachschub notwendig
5–8	evtl. geringe Hypovolämie	Vorsichtiger Volumennachschub
>12	Herzinsuffizienz oder Übertransfusion	Flüssigkeitszufuhr reduzieren; Cave: Lungenödem!

Druckwert-Umrechnung von cm H_2O zu mm Hg:
  1 cm H_2O = 0,74 mm Hg;
  1 mm Hg = 1,36 cm H_2O

stens 5 min horizontaler, ruhiger Lagerung.

2. Gleiche Messungen 5mal in jeweils Minuten-Abständen bei freiem, möglichst bewegungslosem Stehen.

3. Danach weitere fortlaufende Messungen im Liegen zur Feststellung, in welcher Zeitspanne Blutdruck- und Pulswerte zu den Ausgangsgrößen zurückkehren. Bei Kindern Nachmessungen über 15–20 min angebracht, um „Spätreaktionen" erkennen zu können.

4. Dieser Test kann durch körperliche Belastung (z.B. 10 Kniebeugen oder Treppensteigen) vor den Messungen im Stehen erweitert werden.

b) Passiver Orthostaseversuch

Er wird im wesentlichen wie der Schellong-Test durchgeführt. Die Änderung der Körperhaltung erfolgt jedoch nicht aktiv (Steh-Leistung), sondern durch passiven Lagewechsel auf einem Kipptisch. (Horizontallage; Kopfhochlage bis $+90°$).
Normalwerte im Schellong-Test:
Beim Stehen gleichbleibender oder um ± 5 mm Hg sich ändernder systolischer, und um 5 mm Hg ansteigender diastolischer Blutdruck. Anstieg der Herzfrequenz bis zu 15–17/min über dem Ruhe/Liegewert.
Bei orthostatischer (hypersympathicotoner) Kreislauf-Dysregulation sinkt der systolische Druck im Stehen kontinuierlich bis auf 10–15 mm Hg *unter* dem Ruhe-Liegewert ab; der diastolische Druck steigt kontinuierlich bis auf 15–20 mm Hg *über* den Ruhe/Liegewert an („Amplitudenschrumpfung"). Die Herzfrequenz steigt im Stehen beträchtlich, bisweilen um 60–70/min an.

NB.: Der Stehversuch sollte bei Kindern auf 15–20 min angesetzt werden, um Spätreaktionen zu erfassen.

Eine spontane Normalisierung der Blutdruckveränderungen nach 2–3 min Stehen ist einer normalen Kreislaufregulation zuzuordnen.

c) Hochlagerungstest nach de Marées

Er wird im wesentlichen wie der Schellong-Test durchgeführt. Die Ruhelage wird jedoch nach 10 min Flachlagerung durch Hochlegen der Unterschenkel mit rechtwinklig gebeugten Knie- und Hüftgelenken für eine Minute geändert (Blutvolumen-Verlagerung). Bei orthostatischen Sofort-Regulationsstörungen steigt Pulsfrequenz in der anschließenden Stehbelastung alsbald um mehr als 30/min an. Nach ca. 1 min Stehbelastung sinkt sie um ca. 10/min unter diesen Spitzenwert.

d) Hocktest nach Barbey u. Brecht

Er weist ebenfalls auf Frühregulationsstörungen hin. Tiefe Hockhaltung (3 min) führt zu Dilatation infolge Minderdurchblutung der Unterschenkelgefäße. Bei schnellem Aufstehen wird die orthostatische Belastung durch vermehrten Bluteinstrom in jene Gefäße verstärkt. In der *Pulswellenschreibung* (Einstellung: Temporalis-Pulsamplitude auf ca. 2 cm) wird die dikrote Welle nach Aufstehen deutlicher und tiefer. Bei normalem Kreislauf-Verhalten verschwindet dieses Phänomen; bei Kreislauflabilität ist es ausgeprägter und bleibt länger bestehen. Die Herzfrequenz steigt an.

XII. Einfache Parameter für die Beurteilung der Extremitäten-Durchblutung

Grundsätzlich: Erkennung sichtbarer, tastbarer und hörbarer Hinweise auf die Beschaffenheit peripherer Gefäße und der peripheren Kreislauffunktion. Die Phänomene sind stets an den korrespondierenden Extremitäten miteinander zu vergleichen.

Zu prüfen sind:

1. Farbabweichungen/Unterschiede in Ruhehaltung;
   a) in Ruhehaltung,
   b) bei senkrecht erhobenen Extremitäten (Arme über dem Kopf; Unterschenkel aus Rückenlage),
   c) bei Ab/Auskühlung der Hände und Füße.

2. Unterschiede sichtbarer/tastbarer Pulsationen;
   a) Regelmäßigkeit des Rhythmus;
   b) Gleichmäßigkeit der Pulsation.

3. Temperatur (Abweichungen/Unterschiede);

4. Hautfeuchtigkeit (Hyperhidrose).

5. Auskultationsbefunde (Gefäßgeräusche).

Notizen:

C. Tasten und Bewegen

Die erste Annäherung des Arztes an das Kind soll sich auf ein Betasten und Befühlen beschränken.

I. Bauchbereich

Man beginnt, zumindest beim Säugling und beim Kleinkind, aus praktischen Überlegungen mit der Palpation der Bauchdecken. Zu Beginn einer Untersuchung sind die Voraussetzungen am günstigsten; *die tastbaren Organe und Gewebe dieses Bereiches sind beim schreienden Kind schlechter oder gar nicht mehr zu tasten.*

NB.: Untersuchungshilfe bei Abdomen-Untersuchung von Säuglingen und Kleinkindern: Beiderseits des Rumpfes eine „Handtuch-Rolle" anlegen; die Kinder entspannen dann die Bauchdecken besser.

Palpation in horizontalen Segmentebenen beiderseits von den Rippenbogen abwärts. Die Untersuchungshand wird fast flach auf die Bauchdecken gelegt (Abb. 38) und führt unter sanftem Druck der drei mittleren Finger nach vorwärts/abwärts und dann leicht rückwärts eine halb-elliptische Bewegung aus. Hierdurch Tasten von Größe, Konsistenz, Formbesonderheiten der Bauchorgane und Lokalisation eventueller Druckempfindlichkeiten sowie infiltrativer/indurativer Veränderungen in der Bauchhöhle oder in den Bauchdecken (z. B. strangförmige Verhärtungen bei Nabelarterienphlegmone des Neugeborenen); außerdem kann man häufig Grad und Beschaffenheit der Füllung von Teilen des Verdauungstraktes und der abführenden Harnwege beurteilen.

Turgorprüfung

Am besten an den Bauchdecken. Der Turgor ergibt sich aus vielen Einzelkomponenten, wie z. B. Hautdicke, Verhornungsgrad des Epithels, Fasergehalt und -elastizität des Bindegewebes, Fetteinlagerung, Flüssigkeitsgehalt und Durchblutungsgrad. In der Beurteilung des Turgors ist ein – geradezu animalisches – Empfinden für die normale oder gestörte Beschaffenheit der Gewebe der Körperdecken angesprochen. Einfach prüfbare Phänomene sind Faltenbildung und Elastizität (= Widerstand gegen Verformbarkeit) in einem zwischen den Fingern zusammengeschobenen Hautareal.

1. *Guter Turgor* (Abb. 39): Bildung weniger größerer Falten im Halbrund unmittelbar vor den zusammenschiebenden Fingern; Empfindung einer elastischen Unterlage; sofortiges Ausglätten beim Loslassen.

2. *Herabgesetzter Turgor:* Nebeneinander von größeren Falten und feineren Runzeln vor den zusammenschiebenden Fingern in dem überwiegenden Teil des erfaßten Areals; Empfindung einer etwas schlaffen, weniger elastischen Unterlage; etwas verzögerter Ausgleich der Falten beim Loslassen.

3. *Schlechter Turgor* (Abb. 40): Bildung vieler feinster, parallel nebeneinanderliegender Fältchen und Runzeln über das ganze zusammengeschobene Hautareal; Gefühl eines welken, aber verfestigten Gewebes; langsamer Ausgleich oder sogar „Stehenbleiben" der Fältchen beim Loslassen.

4. *Ödem:* Ausbleiben einer Faltenbildung beim Zusammenschieben oder nur minimale feine Fältelung der obersten Haut-

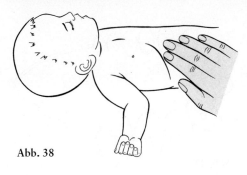

Abb. 38

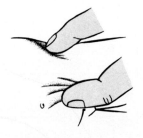

Abb. 39

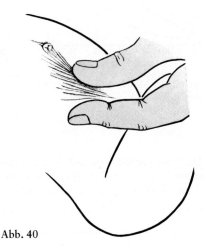

Abb. 40

schicht unmittelbar um die zusammenschiebenden Finger; elastisch-verfestigte
Unterlage; stehenbleibende Eindellung bei
Eindrücken der Haut.
5. *Myxödem:* Ähnlich wie beim Ödem, jedoch teigiger und zäh-weicher. Eindellun-
gen bei Eindrücken geringer.

II. Leisten/Genitalregion

a) Palpation von Lymphknoten in den Leistenfalten

Charakteristische Kriterien für ihre Beurteilung: solitär? vergrößert? druckemp-
findlich oder schmerzhaft? hart? weich?
verschieblich? mit Unterlage oder miteinander verwachsen?

b) Beurteilung der Leistenkanäle

Geschlossen? mit dem Finger eingehbar?
was ist vor dem Finger zu tasten? Vorwölbung in Ruhe oder bei Schreien? Pressen
vor dem äußeren Leistenring?

NB.: Bei Verdacht eines Leistenbruches sollen
längere oder kräftige Palpationen vermieden
werden (s. S. 107/108)!

c) Weibliches Genital

Schleimhautreizung? Fluor oder andersar-
tige Sekretion?

d) Männliches Genital

1. Penislänge?

Penislänge im Verlauf des Kindes- und Jugend-
alters (nach Ucko)

Alter	dorsale Länge des gestreckten Penis in cm
0– 5 Mon.	3,75
6–11 Mon.	4,04
1 J.	4,60
2 J.	5,04
3 J.	5,43
5 J.	6,00
7 J.	6,17
9 J.	6,32
11 J.	6,56
13 J.	8,73
15 J.	11,81
17 J.	13,26

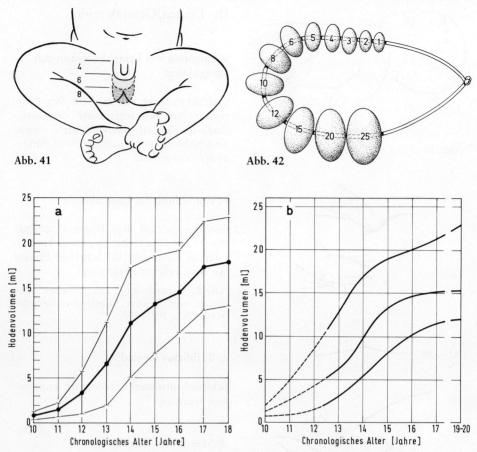

Abb. 41   Abb. 42

Abb. 43. Altersabhängige Hoden-Normalvolumina (in ml); a) Mittelwerte und mittlere Streuung, b) Bereiche 10-, 50- und 90er Percentile (Zachmann u. Mitarb.)

2. Größenunterschiede der Scrotalhälften? Testikel deszendiert? vor oder unter dem Leistenkanal tastbar? verhärtete oder druckschmerzhafte Testikel? ungleich hoher Hodenstand? gleichbleibende oder druckveränderliche Konsistenz? „Druck"-entleerung des Scrotums? Beschaffenheit von Präputium und Urethralmündung?

3. Normale Lage des Hodens (Abb. 41): Beim Säugling ca. 4 cm unterhalb des oberen Symphysenrandes; beim Kleinkind ca. 6 cm unterhalb des oberen Symphysenrandes; beim größeren Knaben ca. 8 cm unterhalb des oberen Symphysenrandes.

4. Die Hodengröße wird mit dem „Orchidometer" nach Prader (Ellipsoide von 1–25 ml Volumen) gemessen (Abb. 42).

Hodenvolumen im Säuglingsalter (nach Cassoria et al.)

Alter	links	rechts
Geburt	$1,10 \pm 0,14$	$1,10 \pm 0,10$
1 Mon.	$1,80 \pm 0,11$	$1,60 \pm 0,10$
2 Mon.	$2,00 \pm 0,12$	$2,05 \pm 0,09$
3 Mon.	$2,05 \pm 0,15$	$1,95 \pm 0,11$
4 Mon.	$1,85 \pm 0,13$	$1,80 \pm 0,13$
5 Mon.	$1,75 \pm 0,11$	$1,70 \pm 0,11$
6 Mon.	$1,55 \pm 0,13$	$1,50 \pm 0,07$

e) Hüfte

Sorgfältige Suche nach Zeichen einer Hüftdysplasie oder -luxation.

1. Ungleiche Adductorenfalten (Abb. 44); nur bei ca. 7% dieses Befundes liegt eine Hüftdysplasie/-luxation vor.
2. Schwächer ausgeprägte Hilgenreiner-Falte (Gluteal-Femoralfalte) der betroffenen Seite in Bauchlage (Abb. 45). Außendrehstellung des betroffenen Beines (rechts).
3. Ungleiche Beinlänge in Rückenlage bei Bein- und Hüftbeugung; wird durch tieferstehendes Kniegelenk sichtbar (Abb. 46). Gleichzeitig unterschiedliche Ausbildung der Gesäßhälften und Verziehung des Genitals nach der betroffenen Seite.
4. Abspreizhemmung des betroffenen Oberschenkels (Abb. 47).
5. Prüfung des Ortolani-Zeichens („Ortolani-Click"): Aus Adduktion/Innenrotation wird kräftig außenrotiert und abduziert (Abb. 48 a–d). Bei Luxation oder Subluxation kann durch Gleiten des Femurkopfes über den verstärkten Gelenkpfannenrand ein Knacken „gefühlt" werden (Phase b/c Abb. 48).

NB.: α) Ortolani-Zeichen ist nur während der ersten 2–3 Lebenswochen zuverlässig nachweisbar.
β) Röntgenologisch ist eine Hüftdysplasie *vor* dem 3. Lebensmonat nicht zuverlässig zu beurteilen.
γ) Bei jedem Verdacht einer angeborenen Hüftgelenks-Dysplasie oder sekundären Fehlstellung ist eine alsbaldige *sonographische Kontrolle* angebracht. Ein negativer Befund sollte bei familiärer Häufung oder bei Gefährdung aus anderer Ursache (z. B. Achondroplasie; Trauma u. a. m.) nach 4–6 Wochen kontrolliert werden.

6. Andere Ursachen von Einschränkungen der Hüft-Beweglichkeit:
α) Bei „Steißgeborenen" (Beckenendlage) ist die Hüftgelenks-Beweglichkeit häufig während der ersten Lebenstage „sperrig" eingeschränkt; die Oberschenkel werden bei gestreckten Unterschenkeln in einer Beuge-Zwangshaltung angewinkelt.

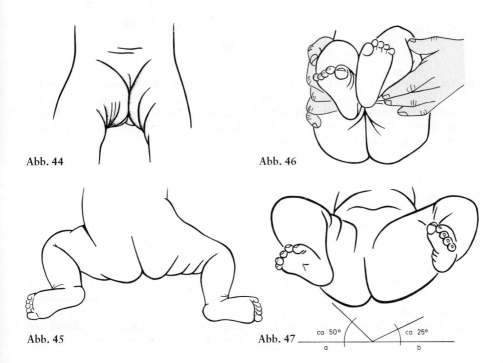

Abb. 44

Abb. 46

Abb. 45

Abb. 47 — ca 50°   ca 25°
a   b

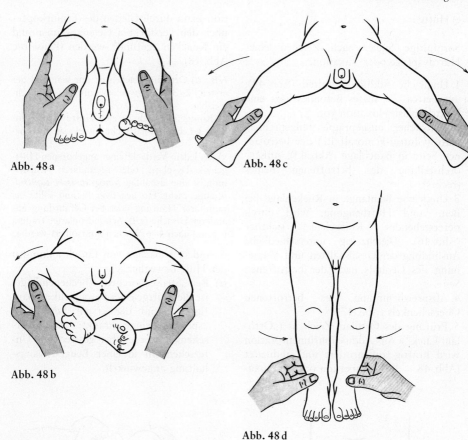

Abb. 48 a

Abb. 48 c

Abb. 48 b

Abb. 48 d

β) Sperrende und schmerzhafte Hüftab-
duktion besteht bei jungen Säuglingen
oft im Frühstadium einer Meningitis;
in dieser Altersstufe vergleichsweise
zuverlässigeres Zeichen als „Meningis-
mus".

III. Brust/Schulterregion

1. Kontrolle des Brustwarzenstandes. Normal: an der seitlich/unteren Begrenzung
des M. pectoralis major und medial der
Grenzlinie von äußerem und mittlerem
Drittel der Clavicula. Höhe: ca. 4. Intercostalraum (s. auch S. 5, Abb. 5).
2. Tasten rachitischer Rippenauftreibungen („Rosenkranz") im Medio-Clavicular-
bereich.

3. Abtasten der Zwischenrippenräume. Ergüsse und andere entzündliche Pleura-Re-
aktionen können sich bisweilen bereits
durch ein tastbares Intercostalödem aus-
weisen!
4. Tasten eines Hautemphysems. In dem
mehr oder weniger aufgetriebenen Unter-
haut-Bindegewebe tasten die sanft ein-
drückenden Finger die Assoziation eines
„Geräusches" kleiner zerplatzender Bläs-
chen.
5. Fühlen des Herzspitzenstoßes durch flaches Auflegen von Zeige- und Mittelfinger
auf den linken Brustwarzenbereich.
6. Tasten eines schwirrenden Fibrierens im
Jugulumbereich oder über der A. carotis
ext. (vorwiegend rechts) synchron mit systolischen Herzgeräuschen (charakteristisch für Aortenklappenstenose).

7. Palpation von Lymphknoten der Achselhöhle (siehe C, II, a).

8. Anheben der Schultern und gleichzeitiger Versuch, sie vor dem Thorax einander zu nähern (gelingt bei Clavicula-Dysplasie bzw. Aplasie).

IV. Hals/Kopfregion

1. Kontrolle der spontanen Kopfhaltung. Bei permanenter Seiten-Verdrehung muß nach Verhärtungen/Schwellungen der Mm. sternocleidomastoidei getastet werden.

2. Tasten von Lymphknoten in den Kieferwinkeln und im Nacken (siehe C, II, a).

3. Tasten von Verhärtungen und Auftreibungen der M. Sternocleidomastoidei (siehe auch Abschnitt D, II, a; „Schiefhals").

4. Tasten eines Hautemphysems (siehe C, III, 4, s. oben).

5. Palpation der Schilddrüse. Hierfür bei Säuglingen und Kleinkindern Anheben des Nackens von unten her und Rückwärtssenken des Kopfes.

NB.: Alle Haltungsänderungen, die Rückwärtsfallen des Kopfes beim Patienten auslösen, werden normalerweise von einer hebenden Gegenbewegung des Kopfes beantwortet. Bei Ausbleiben: Verdacht einer neuromuskulären Störung.

6. Eindrücken des Tragus und des Mastoidbereiches jeder Seite bei gleichzeitiger Beachtung eventueller Schmerzreaktionen.

7. Bei Säuglingen Kontrolle einer Craniotabes durch schalenförmiges Umfassen des Kopfes mit beiden Händen von vorn (Abb. 49); Druck mit Mittelfingern auf Bereich von Hinterhauptschuppe/hinteres Scheitelbein.

8. Beim Neugeborenen Kontrolle der Geburtgeschwulst des Kopfes mit Unterscheidung von:

α) Caput succedaneum;

β) Subperiostale Blutung („Cephalhämatom"); ist auf den Ausdehnungsbereich *eines* Schädeldeckknochens begrenzt;

γ) Subgaleale (subaponeuronale) Blutung; geht über die Deckknochengrenzen hinweg.

9. Bei Säuglingen Fontanellenprüfung durch flaches Abtasten der Scheitelregion mit Zeige/Mittelfinger.

α) Größe, Form und Verschluß-Alter der großen (vorderen) Fontanelle sind individuell sehr variabel.

β) Die Weite der großen Fontanelle kann sowohl im Transversal-Durchmesser als auch im Diagonal-Durchmesser registriert werden.

Altersentsprechende Durchmesserbereiche (10-50-90-Perzentile) der Transversaldurchmesser (Breite) s. Abb. 50 a und Tabelle;

der Diagonaldurchmesser s. Abb. 50 b;

Altersbezogene Größenabnahme der großen Fontanelle bei reifgeborenen Kindern s.Abb. 50 c und Tabelle.

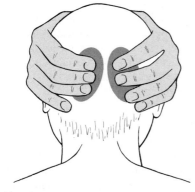

Abb. 49

Altersbezogene prozentuale Verteilung offener großer Fontanelle bei reifgeborenen Kindern (nach I. Brandt u. Mitarb.)

Alter in Monaten	Reifgeborene		Frühgeborene	
	♀	♂	♀	♂
6	100	86	91	96
12	48	41	54	50
15	39	18	33	19
18	16	8	13	12
21	7	3	6	4

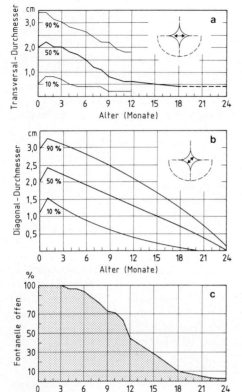

Abb. 50

Breite der großen Fontanelle in cm bei Reifgeborenen (Jungen und Mädchen) mit normaler intrauteriner Entwicklung (nach I. Brandt u. Mitarb.)

Alter in Monaten	Minimum	Perzentilen			Maximum	Prozent offen
		10	50	90		
0	0,2	0,5	2,0	3,4	4,0	100
1	0,5	0,8	2,2	3,4	5,5	100
2	0,5	0,8	2,0	3,1	5,5	100
3	0,3	0,7	2,0	3,0	4,9	100
4	0,3	0,5	1,8	2,8	4,5	97
5	0,3	0,4	1,7	2,7	5,2	96
6	0,2	0,4	1,5	2,6	5,0	93
7	0,2	0,4	1,2	2,4	4,8	87
8	0,2	0,4	1,1	2,2	4,7	81
9	0,2	0,2	0,8	2,2	4,5	76
10	0,2	0,2	0,7	1,9	4,0	71
11	0,2	0,2	0,6	1,8	3,4	63
12	0,2	0,2	0,6	1,8	3,2	44
15	0,2	0,2	0,5	1,6	3,2	27
18	0,2	–	0,4	–	2,2	11

Breite der großen Fontanelle in cm bei Frühgeborenen mit normaler intrauteriner Entwicklung (nach I. Brandt u. Mitarb.)

Alter in postmenstruellen Wochen	Median (50. Perzentile)	Minimum	Maximum
32	1,8	0,4	2,9
34	2,1	0,5	3,5
36	2,5	0,5	4,3
38	2,6	0,4	5,1
40	2,5	0,4	5,4

γ) Typische Fontanellen-Befunde:
Einsinken: verminderter intrakranieller Druck; Exsiccose.
Vorwölbung: vermehrter intrakranieller Druck; Ödem.
Derber Longitudinalstrang: Sinusthrombose.

δ) Bei Verdacht auf erhöhten intracraniellen Druck können einfache nicht-invasive Kontrollen der Fontanelle (bei > 1 cm Transversal/Diagonal-Durchmesser) zu einer überschlägigen Orientierung verhelfen:
– Fontanellen-Druckkontrolle durch Finger-Palpation. Hierbei können Fontanellen-Pulsationen ertastet werden. Bei zusätzlichem Gegendruck von außen in Höhe des intracraniellen Druckes werden sie am stärksten empfunden.
– Beobachtung der Fontanelle bei wechselnder Kopf-Höhenlage zum Rumpf. Der Höhenabstand zur Herzebene, bei welchem die Fontanelle plan ist, entspricht etwa dem intracraniellen Druck (in cm Wassersäule).
– Kontinuierliche Druckmessung mit einem (auf der Fontanelle fixierten) Drucksensor (Abb. 51) und Druckregistrierung über Applanations-Tonometer in cm Wassersäule.

N. B.: Die Anwendung dieser Methode erfordert eine sachkundige klinische Überwachung.

Mittelwerte und 2-s-Standardabweichungen des Fontanellendruckes (cm H_2O) bei normalen Neugeborenen in den ersten 72 Lebensstunden:

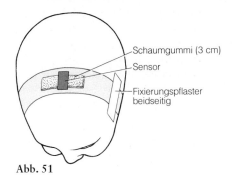

Schaumgummi (3 cm)

Sensor

Fixierungspflaster beidseitig

Abb. 51

1. Lebenstag: 4,01 ± 2,74;
2. Lebenstag: 4,59 ± 2,46;
3. Lebenstag: 5,84 ± 2,66.
(Nach Straßburg u. Mitarb.)

N. B.: Die Druckwerte sind abhängig von Vigilanz- und Aktivitätsgrad der Kinder; bei Unruhe werden Anstiege auf 20 cm H_2O beobachtet.

b) Allgemeines zum Reflexverhalten

1. Die typischen Sehnenreflexe sind vor Ablauf der ersten zwei Lebenswochen nicht zuverlässig auslösbar. Sehnenreflexe beim Säugling und Kleinkind mit entsprechend kleinem Reflexhammer prüfen (Abb. 52).
2. Spinale Eigenreflexe erlöschen in der frühesten Lebenszeit während der aktiven Schlafphase.
3. Die Reflexe der Babinski-Gruppe sind während des ersten Lebenshalbjahres nicht verwertbar.

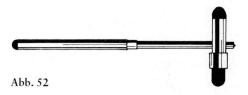

Abb. 52

V. Motorische Koordinationen

a) Wichtigste Reflex- und Bewegungsprüfungen beim Neugeborenen und beim Säugling

(s. S. 52–58 und Schema 1).

c) Kontrolle des motorischen Spontanverhaltens

(s. Schema 2 und Tabelle S. 50/51).

Schema 1: Reflexe (provozierte Reaktionen) in den beiden ersten Lebensjahren (Beschreibung der Auslösung und Reflexcharakteristik s. S. 52–59)

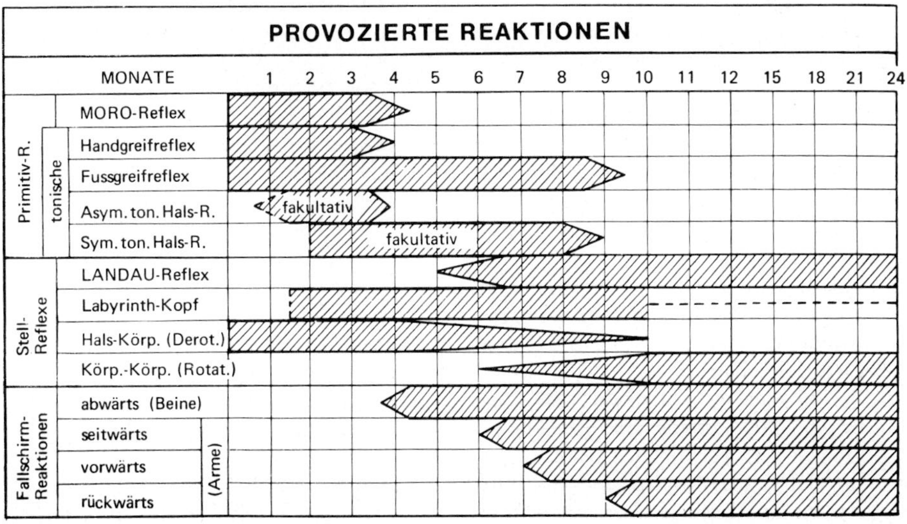

		PROVOZIERTE REAKTIONEN														
		MONATE	1 2 3 4 5 6 7 8 9 10 11 12 15 18 21 24													
Primitiv-R.	tonische	MORO-Reflex														
		Handgreifreflex														
		Fussgreifreflex														
		Asym. ton. Hals-R.	fakultativ													
		Sym. ton. Hals-R.	fakultativ													
Stell-Reflexe		LANDAU-Reflex														
		Labyrinth-Kopf														
		Hals-Körp. (Derot.)														
		Körp.-Körp. (Rotat.)														
Fallschirm-Reaktionen	(Arme)	abwärts (Beine)														
		seitwärts														
		vorwärts														
		rückwärts														

d) Normale Entwicklung des motorischen Verhaltens im Laufe des 1. Lebensjahres (s. auch Schema 1); zeitliche Variationen von ½ Monat liegen im Normbereich

1. Neugeborenes:
   In Bauchlage: Kopfdrehung aus Mittelstellung zur Seite; Extremitäten in Beugehaltung; reflektorisches Kriechen.
   In Rückenlage: Seitliche Kopfhaltung; kurzes Anheben des Kopfes in Sitzhaltung; spontane Strampelbewegungen ohne Seitenbevorzugung; Hände meist geschlossen.
2. Ende 1. Monat:
   In Bauchlage: Kopfheben über mehrere sec auf 20–30 Grad.
   In Rückenlage: Kopfhaltung in Mittellage über ca. 10 sec.
   Hände häufiger leicht geöffnet.
3. Ende 2. Monat:
   In Bauchlage: Kopfheben auf mindestens 45 Grad über mehr als 10 sec.
   In Sitzhaltung: Aufrechte Kopfhaltung 5 sec u. länger.
4. Ende 3. Monat:
   In Bauchlage: Kopfheben auf 45–90 Grad über 1 min u. länger. Abstützen auf bd. Unterarmen; überwiegend mäßige Hüftstreckung.
   In Sitzhaltung: Aufrechte Kopfhaltung mindestens ½ min u. länger.
   Hand wird halbgeöffnet auf bewegte Gegenstände zu bewegt.
5. Ende 4. Monat:
   In Bauchlage: Sicherer Unterarmstütz.
   Aus Rückenlage: Bei Hochziehen der Hände langsames Spontan-Heranziehen des Rumpfes bis 45 Grad, Anheben des Kopfes und der leicht gebeugten Beine.
   Hände halb geöffnet; spielen miteinander; Gegenstände werden in den Mund gesteckt.
6. Ende 5. Monat:
   In Bauchlage: Schaukeln auf dem Bauch ohne Handstütz; Streckbewegungen der angehobenen Beine.
   In Sitzhaltung: Kopfheben beim Aufrichten in Verlängerung der Wirbelsäule; Kopf verbleibt in Sitzhaltung

auch bei seitlicher Rumpfneigung aufrecht.
Handführung zu Gegenständen.
7. Ende 6. Monat:
   In Bauchlage: Abstützen mit gestreckten Armen auf (halb/ganz-) geöffnete Handflächen; beginnende Gleichgewichtsreaktionen der Extremitäten bei seitl. Anheben der Unterlage.
   Aus Rückenlage: Armbeugung im Traktionsversuch; Kopfkontrolle in Sitzhaltung.
   Zugreifen mit ganzer Handfläche und gestrecktem Daumen; Auswechseln von Gegenständen zwischen den Händen.
8. Ende 7. Monat:
   In Bauchlage: Abheben eines abstützenden Armes für wenigstens 3 sec von der Unterlage; aktiver Lagewechsel von Bauch- zur Rückenlage.
   In Rückenlage: Spielt mit seinen Füßen (Hand-Fuß-Koordination). Beginnt gleichzeitig mit beiden Händen verschiedene Gegenstände zu fassen; faßt Gegenstände mit Fingern und gestrecktem Daumen.
9. Ende 8. und 9. Monat:
   In Bauchlage: Vorwärts- und Rückwärts-Robben.
   Aus Rückenlage: Hochziehen an angebotenen Haltegriffen (Finger); kurzfristiges freies Sitzen.
   Aktives Fallenlassen von Gegenständen.
10. Ende 10. Monat:
    Aus Bauchlage: Schaukeln auf Händen/Füßen; unkoordiniertes Krabbeln; aus Bauchlage über Hüftbeugung/Rumpfdrehung in Sitzen.
    Freies Sitzen aus Rückenlage.
    Pinzettengriff mit gestrecktem Daumen/Zeigefinger.
11. Bis Ende 12. Monat:
    Aus Bauchlage: Sicheres Vorwärts/Rückwärtskrabbeln: Beginnender „Bärengang" auf 4 Extremitäten und Aufrichten mit seitlich abgespreizten Armen.
    Sichere Sitzhaltung.
    Zangengriff mit gebeugtem Zeigefinger und opponierten Daumen.

Schema 2. Motorisches Spontanverhalten in den beiden ersten Lebensjahren

	MONATE	1	2	3	4	5	6	7	8	9	10	11	12	15	18	21	24	
KOPFKONTR.	Rückenlage	zur Seite		median		heben												Bis zum 2. M. Kopfhaltung zur Seite, nachher in Medianstellung
	Bauchlage	zur Seite			heben													Bis zur 6. Wo. Kopfhaltung zur Seite.
	Bauchlage schwebend	fällt | horizont		höher als Rücken														Bauchlage schwebend – „ventral suspension".
	zum Sitzen gezogen																	Bis zum 4. M. fällt der Kopf beim Aufziehen nach hinten. Ab 4. M. wird der Kopf in der Körperachse gehalten. Ab 5. M. Mithilfe des Kindes mit Kopfbeugung nach vorn und Armbeugung.
RUMPFKONTR.	Sitzen																	Bis zum 3. M. gleichmäßige Rückenrundung. Ab 4. M. Streckung der Wirbelsäule und nur noch Rundung unterhalb L3.
	Vierfüßler																	
	Stehen	Stütz-Reaktion		Astasie		trägt Gewicht												Stützreaktion: Bei Berührung des Fußballens mit dem Boden wird eine tonische Kontraktion der Beuge- und Streckmuskeln des Beines ausgelöst.
HAND	Greifen	Faust		offen		Palmares Greifen		Scheren-griff			Pinzetten-griff							Handhaltung im Verlauf des 2. M. halbgeöffnet. Palmares Greifen ohne Daumenopposition. Gegenstände werden von der ulnaren Seite her ergriffen. Scherengriff: Grundglied des Daumens wird benützt. Pinzettengriff: Griff zwischen Daumen und Fingerkuppen.
						2händig	1händig				läßt Griff wieder los							Die Greiffunktion ist viel enger mit der geistigen Entwicklung als mit der grob-motorischen korreliert. Griff wieder loslassen entspricht hier einer geistigen Leistung.
LOKOMOTION	Rollen							II		I								Rollen I: vom Bauch auf den Rücken. Rollen II: vom Rücken auf den Bauch.
	Kriechen									I		II						Kriechen I: Rumpf am Boden. Kriechen II: im Vierfüßlerstand.
	Aufsitzen																	
	Aufstehen										m. Hilfe			frei				
	Gehen										m. Hilfe			frei	Arm-mitbew.			Laufen

(Schema des Universitäts-Kinderspitales Zürich)

Wichtigste Reflexprüfungen beim Neugeborenen und beim Säugling

Zweck der Untersuchung: Früherkennung cerebraler Bewegungsstörungen und peripherer Lähmungen. Bei cerebral geschädigten Säuglingen sind außer der Motorik häufig auch Sinneswahrnehmungen gestört. Deshalb müssen in solchen Verdachtsfällen auch ergänzende augen- und ohrenärztliche Untersuchungen durchgeführt werden.

Reflexe des Neugeborenen, die nur im Wachzustande ausgelöst werden (z. B. Saugreflex), werden bisweilen nicht als „Reflexe", sondern als „Reaktionen" bezeichnet.

Stereotypes Auftreten frühkindlicher Reflexe über die physiologische Altersgrenze ist als „Risikosymptom" für eine sich entwickelnde cerebrale Bewegungsstörung zu bewerten.

Die sogenannten „Minimal-Cerebralparalysezeichen" sind in dieser Tabelle jedoch nicht aufgenommen.

Reflexe und Reaktionen können bei Unruhe, Weinen oder Schreien des Säuglings verfälscht sein. Deshalb sollte die Dokumentation durch Notierung des Verhaltenszustandes ergänzt werden. Als Parameter hierfür werden 5 Vigilitätsgrade unterschieden: 1. ruhiger Schlaf; 2. unruhiger Schlaf; 3. ruhiges Wachsein; 4. aktives Wachsein (motorisch tätig); 5. Weinen und Schreien.

Bezeichnung des Reflexes	Ausgelöst durch	Charakteristik des Reflexes	Physiologische Altersspanne des Reflexes	Funktionsstörungen infolge Persistierens des Reflexes
Saug- und Schluckreflex	Anlegen an die Brust oder Darreichen der Flasche bzw. eines Saugers	Sofort einsetzender Saug- und Schluck-Bewegungsablauf	Beim Neugeborenen bereits voll ausgeprägt; bleibt ca. 1/4 Jahr erhalten	—
Suchreflex (rooting reflex; réflexe des points cardinaux) 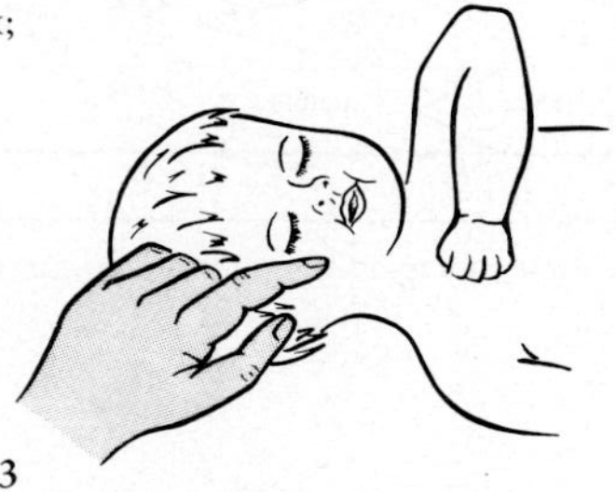	Bestreichen der Wange oder Auflegen des Daumenballens auf die Wange	Verziehen des Mundes und Kopfwendung in Richtung des Reizes. *NB.: Bei Hunger wendet das Kind auch ohne äußeren Reiz den Kopf „suchend" hin und her*	Beim Neugeborenen bereits voll ausgeprägt; bleibt ca. 1/4 Jahr erhalten	—

Abb. 53

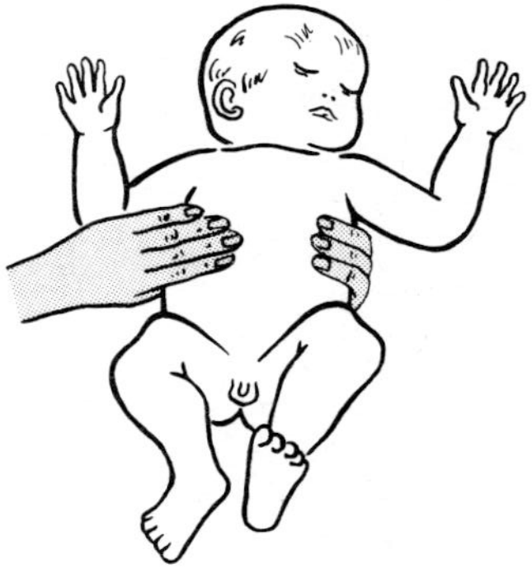 Umklammerungsreflex (Moro-Reflex) Abb. 54	Schnelles Senken von Kopf u. Oberkörper aus Rückenlage oder Erschütterung dieser bzw. der Unterlage des Kindes	Zweiphasig: 1) Schnelle Auswärts-Spreizbewegung der Arme u. leichte fächerförmige Fingerstreckung; leichte Öffnung des Mundes. 2) Schließung des Mundes; langsame, ausholende Beugung und Zusammenführung der Arme vor dem Thorax. *NB.:* Seiten-Asymmetrie des Reflexes bei Mittellage kann Hinweis auf eine Parese geben	Zunehmend von den ersten Lebenstagen; abnehmend nach 2–3 Monaten. Nach ca. 5 Monaten erloschen	Unfähigkeit zum Sitzenlernen, zum Sprechenlernen, zum Mundschließen beim Schlucken
Glabella-Reflex	Fingerdruck auf Stirnmitte	Augenschluß *NB.:* Bei Seiten-Asymmetrie Hinweis auf Facialisparese	Zunehmend von den ersten Lebenstagen; abnehmend nach 1 Monat. Nach ca. 2 Monaten erloschen	—
Greifreflex a) palmar Abb. 55a 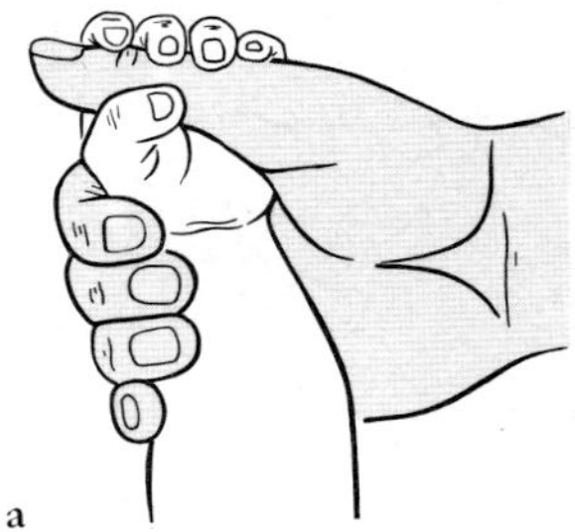	Berührung der Hand-Innenfläche	Beugung der Finger zu kräftigem Handschluß solange der Reiz an der Handfläche besteht	Zunehmend von den ersten Lebenstagen; abnehmend nach 2–3 Monaten. Nach ca. 5 Monaten erloschen.	Abstützen auf die Hand nicht möglich; dadurch keine Gleichgewichtsreaktionen möglich; kein Greifen möglich.

Wichtigste Reflexprüfungen beim Neugeborenen und beim Säugling (Fortsetzung)

Bezeichnung des Reflexes	Ausgelöst durch:	Charakteristik des Reflexes	Physiologische Altersspanne des Reflexes	Funktionsstörungen infolge Persistierens des Reflexes
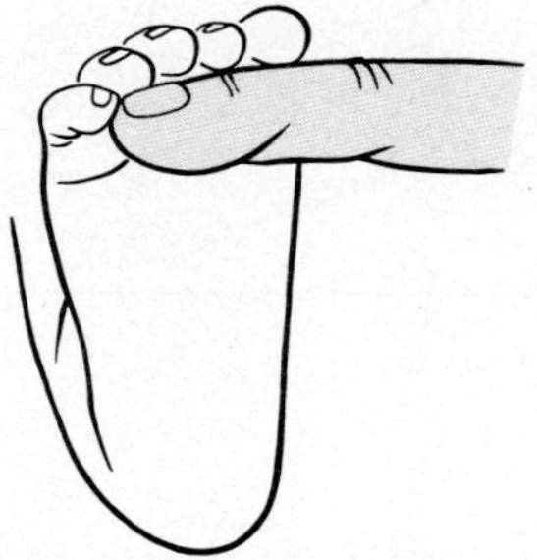 b) plantar	Berührung des Fußballens und der Fußsohle	Zehen krallen sich zusammen; beim Loslassen Zehenspreizung	Zunehmend von den ersten Lebenstagen; abnehmend nach ca. ¾ Jahr. Nach ca. 1 Jahr erloschen	Kein Stehen mit flachem Fuß oder Gehen mit Abrollen der Sohle möglich. Fuß „klebt" am Boden.

Abb. 55 b

| Magnetreflex | In Rückenlage bei gebeugten Hüften und Knien: Fingerdruck auf die Fußsohle und **langsames** Zurückziehen des Fingers | Beine des Kindes werden beim Zurückziehen des Fingers gestreckt; Fuß bleibt am Finger „kleben" | Zunehmend von den ersten Lebenstagen; abnehmend nach 1 Monat. Nach ca. 2 Monaten erloschen. | Kein Gehen mit flachem Fuß möglich |

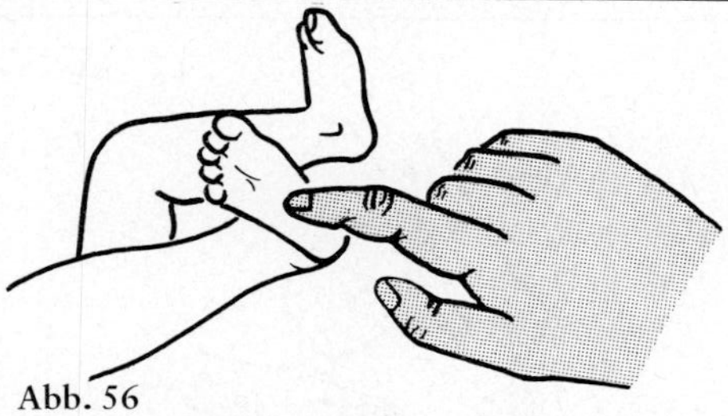

Abb. 56

| 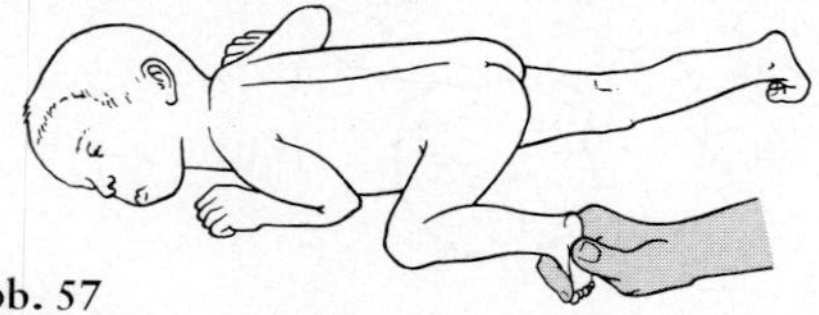 Bauer-Reaktion | Kind in Bauchlage mit gebeugten Hüften und Knien | Alternierendes Vorwärtskriechen *NB.: Bisweilen kriecht das Kind aus der Bauchlage auch ohne taktilen Reiz auf die Fußsohle spontan!* | Zunehmend von den ersten Lebenstagen; abnehmend nach ca. 3 Monaten. Nach ca. 4 Monaten erloschen | Kein Gehen mit flachem Fuß möglich |

Abb. 57

Rückgratreflex (Galant-Reflex) Abb. 58 a Abb. 58 b	a) Paravertebrales Entlangstreichen mit dem Finger oder b) Seitliche Auflage des Rumpfes auf die Hand des Untersuchers *NB.:* Galantreflex „auf Hand" ausführen. Kind darf nicht auf Tisch liegen!	Bogenförmige Rumpfbiegung mit Konkavität auf die Seite des Reizes Streckung des der Konkavität entsprechenden Armes und Beines; Beugung der entgegengesetzten Extremitäten (Vojta-Reflex) *NB.:* Bei konstanter Seiten-Asymmetrie Hinweis auf beginnende Hemiplegie!	Zunehmend von den ersten Lebenstagen; abnehmend nach dem ersten Lebens-monat. Nach ca. 2 Monaten er-loschen	Keine Rumpfkon-trolle möglich
Schreitreflex (marche automatique) 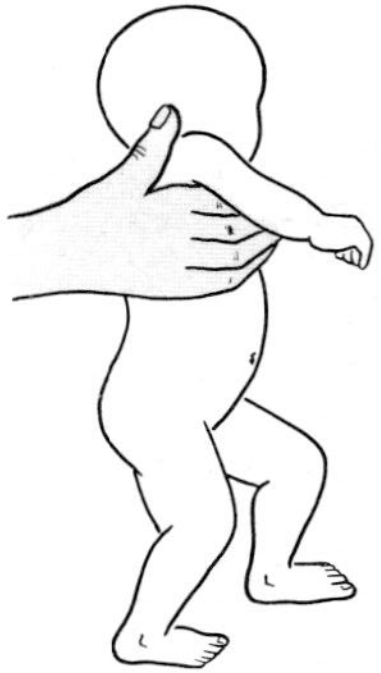 Abb. 58 c	Bei vertikaler Rumpfhaltung und leichter Vorlage des Oberkörpers wird die Fußsohle eines Beines auf eine Un-terlage-Fläche ge-stellt	Beugung des auf-gesetzten Beines u. Streckung des ande-ren Beines mit da-durch bedingtem Aufstellen dieses Fu-ßes auf die Unter-lage. Wiederholung des Reflexablaufes alternierend mit bei-den Beinen zu „Schreit"bewegun-gen	Zunehmend von den ersten Lebenstagen; abnehmend nach dem ersten Lebens-monat. Nach ca. 2 Monaten er-loschen	Kein normales Gehen erlernbar

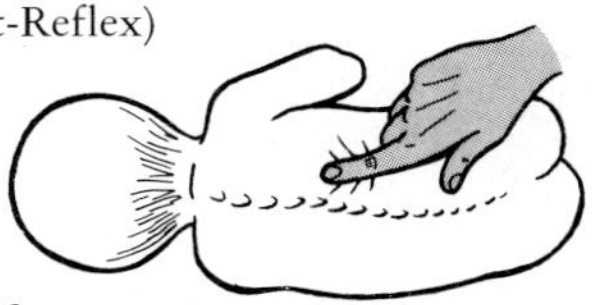

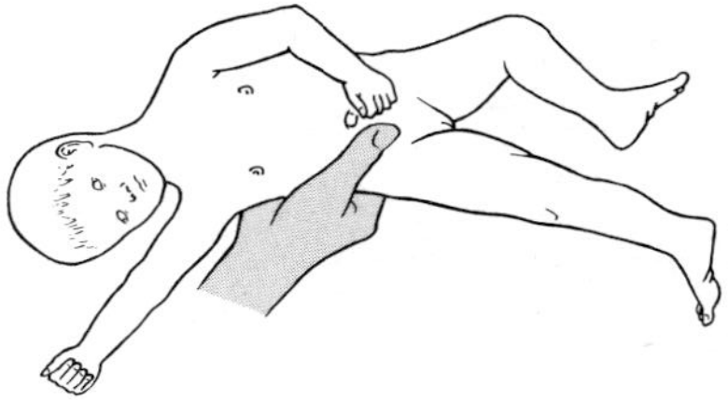

Wichtigste Reflexprüfungen beim Neugeborenen und beim Säugling (Fortsetzung)

Bezeichnung des Reflexes	Ausgelöst durch:	Charakteristik des Reflexes	Physiologische Altersspanne des Reflexes	Funktionsstörungen infolge Persistierens des Reflexes
Landau-Reaktion 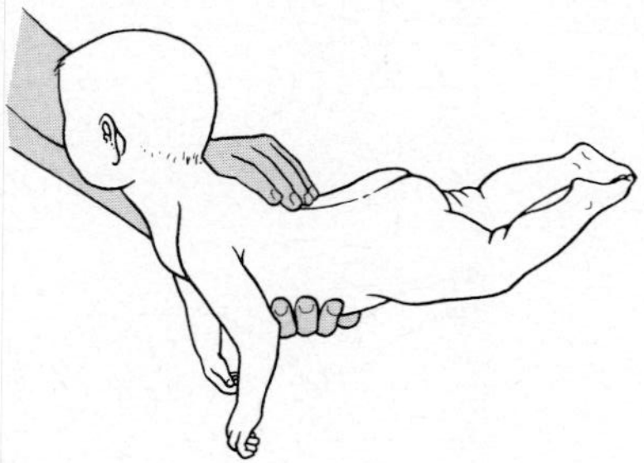 Abb. 59 a	Halten des Kindes unter dem Rumpf in horizontaler Bauch-Schwebelage	Heben des Kopfes bzw. Retroflexion bis zur Vertikalen; Strecken des Körpers incl. der Hüfte, der Beine und der Arme in Abduktion/Außenrotation. Bewegungsablauf in cranio-caudaler Folge. Bei plötzlichem passivem Kopfsenken kommt es zu genereller Beugereaktion des Körpers *N.B.: Landau-Reaktion kann durch Opisthotonus vorgetäuscht werden; dann jedoch Faustschluß.*	Meist nach dem ersten Lebens-Viertel-jahr unterschiedlich lange bis über das erste Lebensjahr hinaus	—
Labyrinth-Stellreflex 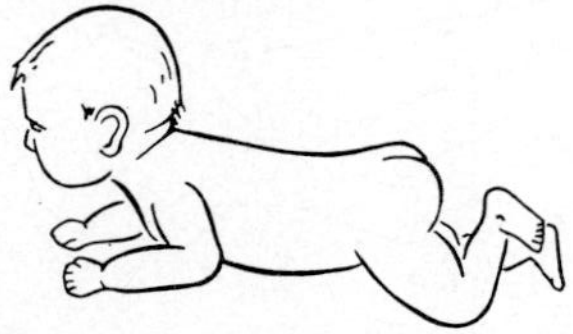 Abb. 59 b	Lagerung des Kindes auf dem Bauch oder Lageänderungen des Kindes im Raum	Strets Korrektur der Kopfhaltung zum Rumpf im Sinne einer erhobenen Kopfstellung im Raum (senkrecht zur Horizontalen)	Entwickelt sich in den ersten beiden Lebensmonaten; bleibt erhalten; nach dem 10. Lebensmonat willkürlich hemmbar	—
Hals-Stellreflex auf den Körper	Kopf- oder Beckenrotation aus Rückenlage	Der ganze Körper (Kopf) folgt aktiv der passiven Rotation von Kopf oder Becken nach („Derotation")	Zunehmend von den ersten Lebenstagen; abnehmend nach dem 4. Lebensmonat	Behinderung beim Aufsitzen aus dem Liegen

Körper-Stellreflex auf den Körper	Kopfrotation aus Rückenlage	Auf passive Kopfrotation folgt nur noch aktive Schulterrotation. Der Körper reagiert nicht mehr als Ganzes	Dieser Reflex löst den Hals-Stellreflex ab; entwickelt sich zunehmend im 2. Lebenshalbjahr	—
„Sprungbereitschaft" („Fallschirmreaktionen") 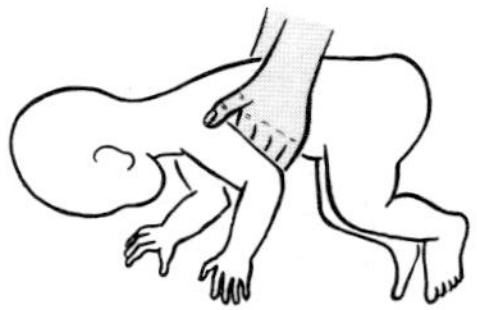	Plötzliche passive Lageänderungen des aufrechten Rumpfes	Sie lösen protektive Extensionsreaktionen der Extremitäten aus. Bewegungsrichtung abwärts: Extension der Beine. Bewegungsrichtung seitwärts: Extension der Arme. Bewegungsrichtung vorwärts: Extension der Arme Bewegungsrichtung rückwärts: Extension der Arme	ab 5. Lebensmonat ab 7. Lebensmonat ab 8. Lebensmonat	—
Asymmetrisch-tonischer Nacken-(Hals-)Reflex 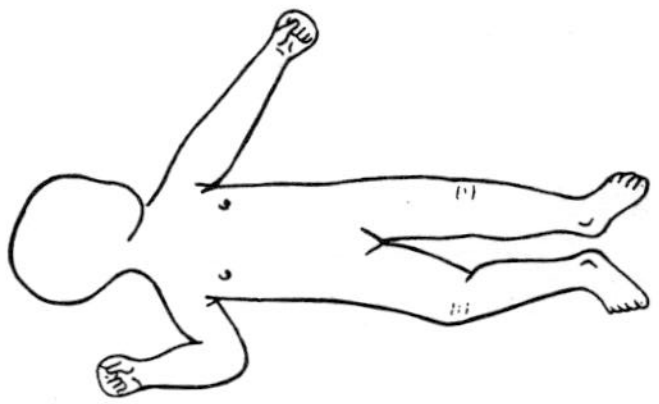	Aus symmetrischer Rückenlage isolierte passive Drehung des Kopfes auf eine Seite unter Vermeidung einer Flexion	Einnahme einer „Fechterstellung" mit Streckung der Extremitäten der „Gesichtsseite" und Beugung der Extremitäten der „Hinterhauptsseite"	Reflexablauf in den Armen von Neugeb. Periode bis gegen Ende des 1. Lebenshalbjahres im Normalbereich, jedoch nicht konstant. Stark ausgeprägter Reflexablauf in den Beinen ist stets pathologisch	Verhinderung von Bewegungen gegen die Schwerkraft (infolge tonisch fixierter Haltung). Verhinderung der Hand:Augen: Mund-Koordination. Gefahr von Rumpfskelett-Deformierungen

Abb. 60

Abb. 61

Wichtigste Reflexprüfungen beim Neugeborenen und beim Säugling (Fortsetzung)

Bezeichnung des Reflexes	Ausgelöst durch:	Charakteristik des Reflexes	Physiologische Altersspanne des Reflexes	Funktionsstörungen infolge Persistierens des Reflexes
Tonische Labyrinth-Reflexe 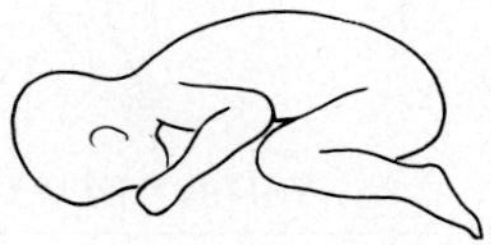	a) Lagerung auf dem Bauch	Verstärkter genereller Beugetonus (Rumpf, Arme, Fäuste, Beine). Kopf wird **nicht** zur Seite gelegt (Atemwege können nicht freigehalten werden)	Bei normalen Säuglingen kann diese Haltung von der Neugeborenen-Periode bis in den 4. Lebensmonat in schwacher Prägung eingenommen werden	Unfähigkeit zum Aufrichten aus Rückenlage (keine „Kopfkontrolle" möglich infolge tonischer Kopf-Fixierung). Unfähigkeit zum Sitzen mit Gleichgewicht, da Hüfte nicht gebeugt werden kann
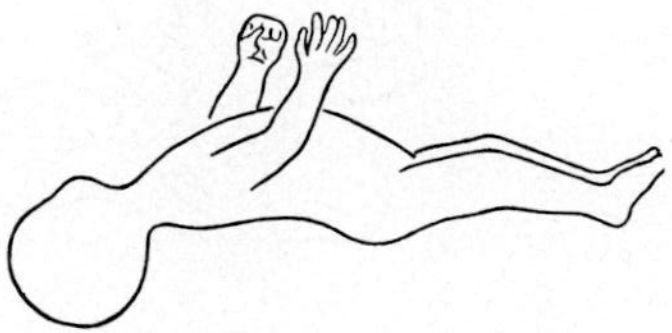	b) Lagerung auf dem Rücken	Verstärkter genereller Strecktonus (Rumpf, Arme, Hüften, Beine). Hände jedoch auch in Fausthaltung mit eingeschlagenen Daumen; Opisthotonushaltung des Kopfes; Retraktion der Schultern	Dieser Reflex ist stets pathologisch	

Abb. 62a

Abb. 62b

Symmetrischer tonischer Nacken-(Hals-)Reflex 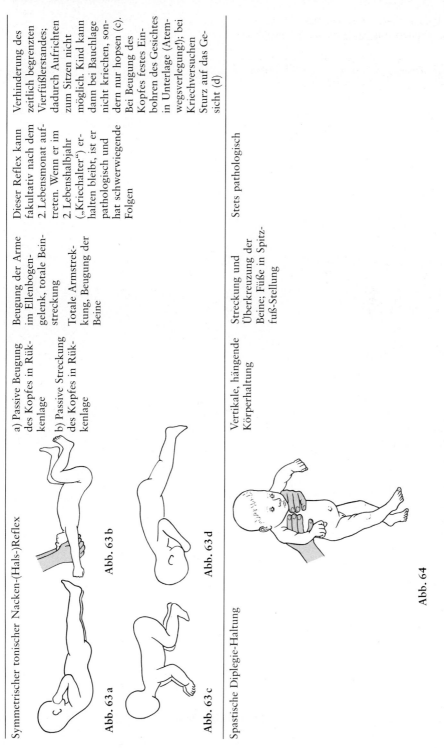	a) Passive Beugung des Kopfes in Rückenlage	Beugung der Arme im Ellenbogengelenk, totale Beinstreckung	Dieser Reflex kann fakultativ nach dem 2. Lebensmonat auftreten. Wenn er im 2. Lebenshalbjahr („Kriechalter") erhalten bleibt, ist er pathologisch und hat schwerwiegende Folgen
	b) Passive Streckung des Kopfes in Rückenlage	Totale Armstreckung, Beugung der Beine	Verhinderung des zeitlich begrenzten Vierfüßlerstandes; dadurch Aufrichten zum Sitzen nicht möglich. Kind kann dann bei Bauchlage nicht kriechen, sondern nur hopsen (c). Bei Beugung des Kopfes festes Einbohren des Gesichtes in Unterlage (Atemwegsverlegung!); bei Kriechversuchen Sturz auf das Gesicht (d)
Spastische Diplegie-Haltung	Vertikale, hängende Körperhaltung	Streckung und Überkreuzung der Beine; Füße in Spitzfuß-Stellung	Stets pathologisch

Abb. 63 a

Abb. 63 b

Abb. 63 c

Abb. 63 d

Abb. 64

e) Approximativ normale Schrittlängen von Kindern bis Ende des 2. Lebensjahres

Körperlänge: (cm)	Alter in Monaten:	Schrittlänge: (cm)
ca. 75	9–11	ca. 22
ca. 80	12–15	ca. 26
ca. 80	16–19	ca. 30
ca. 90	20–24	ca. 34

Notizen:

D. Sehen und Hören

I. Beurteilung der Hautfarbe

Grundsätzlich zu beachten sind:

a) Unterschiede der Pigmentierung

z. B.: 1. genetisch,
2. exogen reaktiv (z. B. Sonnenbräune),
3. stoffwechselbedingt (z. B. Addisonsche Krankheit).

b) Unterschiede der Vasomotorik

z. B.: 1. Dermographismus,
2. thermischer Reiz,
3. Exantheme.

c) Unterschiede des Blutfarbeffektes

z. B.: 1. Anämie,
2. Polycythämie.

d) Kombinationseffekte aus a–c

z. B.: 1. Ikterus,
2. Cyanose,
3. Met-Hb-ämie.

II. Einfache physiognomische Beachtungspunkte

a) Asymmetrien oder Dysharmonien der Kopf- und Gesichtsform (siehe auch D, III) sowie seitliche Zwangshaltungen des Kopfes („Schiefhals"; siehe auch C, IV, 3; S. 47);

b) Höhe des Haaransatzes an Stirn und Nacken;
c) Achse der Augenlidspalten;
d) Form und Ansatzhöhe der Ohrmuscheln;
e) Verlauf der Profil-Verikalebene von Nase/Mund/Kinn (z. B. Retrognathie, „flaches Gesicht" bei Mongolismus);
f) bewegte oder starre Mimik;
g) normaler, seltener, aufgehobener Lidschlag;
h) Spontanbewegungen der Augen (z. B. Nystagmus).

III. Einfache Beachtungspunkte der Körperhaltung

Grundsätzliches

1. Die Körperhaltung wird von strukturellen Faktoren (z. B. Skelett) und vom (Muskel-)Tonus geprägt.
2. Im pubertären Wachstumsschub kommt das natürliche Muskelwachstum bisweilen „mit dem Skelettwachstum nicht mit".

a) Bei Kontrolle der Körperhaltung ist zu beachten

1. Schultergürtelstand (Markierung an den Spinae scapulae) – Symmetrie/Asymmetrie;
2. Thoraxform (siehe D, V);
3. Rücken: flach, rund, hohlrund?
4. Beckenstand (bei Schiefstand Ausgleichsversuch durch Plättchen-Unterlage unter die Fußsohle);
5. Beinlängen, Achsenstellung der Beine, Fußstellung, Form des Fußgewölbes;

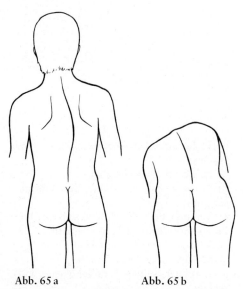

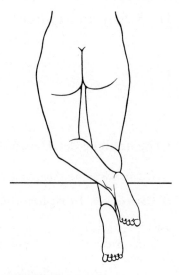

Abb. 65 a   Abb. 65 b   Abb. 66

6. natürliche muskuläre Aktivität beim Laufen (Bein/Fuß/Armbewegungen, Rumpfhaltung, Balance-Fähigkeit, Asymmetrien;
7. Koordination von Bewegungen (z.B. Ball fangen lassen).

b) Hinweise auf Ursachen von Anomalien der Körperhaltung

1. Stärkere Hemmung beim Rumpfbeugen mit hängenden Armen: Verdacht auf Wirbelsäulenschaden (deformativ oder degenerativ);
2. bei kurzfristiger (30 sec) Waagerecht-Streckung der Arme nach vorn spontanes Rückwärtslehnen des Rumpfes: Muskelschwäche im Schultergürtel/Armbereich;
3. in Vierfüßler-Stand (Hände nach vorn) wird thorakale Kyphose nicht gestreckt oder ausgeglichen: Verdacht auf M. Scheuermann;
4. Skoliose-Kontrolle: Rumpfbeugehaltung *ohne* Handstütz. Horizontale Betrachtung der WS von dorsal nach cranial (Abb. 65 a, b);
5. bei Knien mit gestreckten Hüftgelenken spontane Überkreuzung der Unterschenkel übereinander: Verdacht auf juveniles Hüftkopfgleiten (Coxa vara adoles-

cent.) im Hüftgelenk des *über* kreuzenden Beines (Drehmannsches Zeichen) (Abb. 66).

IV. Hinweise auf lagerungsbedingte Strukturanomalien bei Säuglingen

Grundsätzliches

Säuglinge nehmen während der ersten 3–5 Lebensmonate häufig spontan oder infolge einer vorgegebenen Lagerung eine gleichbleibende Kopfhaltung oder Körperlage ein. Durch ein einseitiges schräges Auflegen von Kopf, Thorax und Becken können folgeträchtige Skeletdeformierungen und Kontrakturen (z.B. WS-Skoliosen; Hüftdysplasien) begünstigt werden.

a) Hinweise für unterlassenen Lagewechsel des Kopfes sind Deformierungen der normalen (Abb. 67 a) Schädelform

1. Stirnfront und Jochbein der Auflageseite sind (aus cranio-caudaler Sicht vorgeschoben (Abb. 67 b);

2. die rechtwinkeligen Sagittal/Transversal-Achsen des Schädels sind aus craniocaudaler Sicht in offene Transversalwinkel verschoben (Abb. 67 c);

b) Hinweise an Rücken und Gesäß

1. bei Blick von cranial auf den Rücken ist die Auflageseite abgeflacht und verbreitert (Abb. 67 d);
2. im Sitzen ist bei Rumpf-Seitbeugung in Richtung der Lageseite (li.) eingeschränkt (Abb. 68 a);
3. die Gesäßfalten sind (aus dorsaler Sicht) auf der Lageseite nach kaudal verschoben (Abb. 68 b) und aus kaudaler Sicht verbreitert/abflacht (Abb. 68 c).

c) Hinweise auf Fehlentwicklungen des Hüftgelenkes

1. Einseitige schräge Bauchlage provoziert Streckung des Auflage-Beines (Abb. 69 a); in dieser Haltung wird der Hüftkopf (durch das Lig. iliofemorale) gegen den hinteren Pfannenrand in Luxationsrichtung gepreßt.
2. Einseitige schräge Rückenlage proviziert Adduktion des Auflage-Beines (Abb. 69 b, c) und maximale Adduktion des darüberliegenden Beines (Abb. 69 c); die Adduktion bewirkt ein unphysiologisches Anpressen des Hüftkopfes gegen den Pfannenrand.

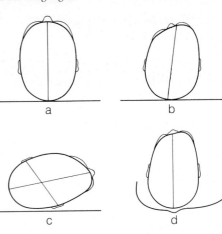

Abb. 67

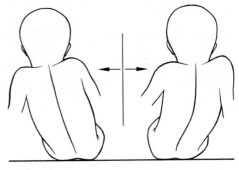

Abb. 68 a

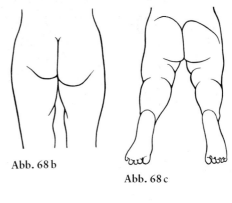

Abb. 68 b

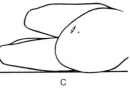

Abb. 68 c

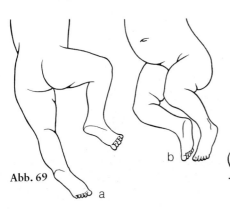

Abb. 69

V. Einfache Beachtungspunkte der Thoraxform

a) Vorwölbung („Hühnerbrust") oder Einsenkung („Trichterbrust") des mittleren, vorderen Thoraxbereiches;
b) außenkonkave Auswölbung der unteren Thoraxöffnung („Hutkrempen"- oder „Glocken"-thorax);
c) breite symmetrische oder asymmetrische Auswölbung des oberen und/oder mittleren, vorderen Thoraxbereiches (z. B. bei Herzfehlern);

d) Umformung des Thorax zur Faßgestalt.

VI. Visuelle Beurteilung der Atmung

a) Beweglicher Thorax; starrer Thorax

b) Atmungstypen: siehe Abschnitt B, VII, a (S. 26)

c) Einfache Beachtungspunkte bei seitengleicher Atmung

1. Charakteristik der Atmungsrhythmik:

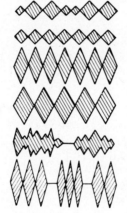

α) *normal:*
(nach Ende der Neugeborenen-Periode)

gleichmäßig; Inspirationsdauer deutlich kürzer als Exspirationsdauer (Relation: 2:3 bis 1:2)

β) *normal:*
(bei Früh/Neugeborenenatmung

Rhythmus unregelmäßig; wechselnd zwischen flach und tief

γ) *beschleunigt*

gleichmäßig; flacher; Inspiration und Exspiration etwa gleich lang (z. B. Herzinsuffizienz oder Ausfall von Lungengewebsbereichen)

δ) *vertiefte Atmung*

Frequenz etwa normal; vertieft; Rhythmus gleichmäßig; Inspiration und Exspiration etwa gleich lang (z. B. O_2-Mangelatmung)

ε) *vertiefte und verlangsamte Atmung*
(„Kußmaulatmung")

Frequenz verlangsamt; Rhythmus gleichmäßig; deutlich vertieft: Inspiration und Exspiration etwa gleich lang (z. B. bei Acidose)

ζ) *periodische Atmungen:*
Typ Cheyne-Stoke

steigend und fallend in Frequenz und Tiefe; dazwischen Atempausen (z. B. bei kardialer Dekompensation; bisweilen auch bei Gesunden im Schlaf in unterschiedlicher Ausprägung)
Cave: auch bei Schlaf-Apnoen „Gesunder" ist eine fatale Steigerung: Apnoe→Hypoxie→Anoxie→Tod möglich)

η) Typ Biot („Schnappatmung"
„Singultusatmung")

Atemperioden mit nicht einheitlichem Rhythmus und Frequenz aber etwa gleicher Atemtiefe mit dazwischen liegenden Apnoeperioden (z. B. unreifen Frühgeborenen, bei Encephalitis, bei Säuglingstoxikosen)
NB: Werden im Laufe des ersten (und zweiten) Lebensjahres „periodische Atmungen" und/oder BIOT-Atmungs-Phasen beobachtet, dann muß die Möglichkeit einer „plötzlichen Kindestod"-Gefährdung („SIDS" = *s*udden *i*nfant *d*eath *s*yndrome) bedacht werden.

2. Atmungsabhängige (inspiratorische Einziehungen im Bereich der

α) oberen Thoraxöffnung (jugulär);

β) Zwischenrippenräume;

γ) unteren Thoraxöffnung (Rippenwinkel).

3. Muskuläre Aktionen bei der Atmung

α) auf Thoraxwand und Bauchdecken beschränkt;

β) zusätzlicher Einsatz der Halsmuskulatur;

γ) zusätzlicher Einsatz der Mundboden/Pharynxmuskeln oder der mimischen Muskulatur (z. B. Froschmaul- oder Schnappatmung).

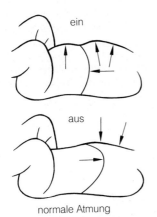

ein

aus

normale Atmung

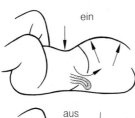

ein

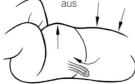

aus

Abb. 70 paradoxe Atmung bei Zwerchfellhernie

d) Einfache Beachtungspunkte bei seitenungleicher Atmung

1. Seitenunterschiedlich weite Atemexkursionen bei seitensymmetrischen Bewegungsrichtungen (z. B. bei einseitigen Intercostal-Nervenlähmungen, bei entzündungsbedingter „Schon"-haltung, bei seitenverschiedenem intrathorakalem Druck).

2. Seitenunsymmetrische Bewegungsrichtungen („Schaukel"-atmung, „paradoxe" Atmung – z. B. bei einseitiger Zwerchfell-Lähmung oder -Hernie (Abb. 70).

VII. Akustische Beurteilung der Atmung

a) Vokale Atemgeräusche

1. Husten

α) einzelne Hustenstöße; Hustenstoß-Salven; paroxysmale Hustenanfälle. Gleichmäßige Verteilung über den Tag; tages/nacht-zeitliche Häufigkeitsunterschiede;

β) flach-räuspernd; stoßend; bellend; keuchend; stimmhaft; stimmlos;

γ) ohne Sekretförderung; mit Sekretförderung („produktiv").

2. Stöhnende, stoßende, pressende Atmung

Ausgelöst durch Erschwerung oder Forcierung der Exspiration (z. B. „grunting" beim Atemnotsyndrom der Neugeborenen).

3. Stridor

Hochfrequentes, hartes, scharfes, überlautes Atemgeräusch. Zu unterscheiden:

α) inspiratorisch: durch Luftpassagebehinderung im Larynx-, Subglottis- und Tracheabereich;

β) exspiratorisch: durch Luftpassagebehinderung im Bronchialbereich.

b) Thorakale Atemgeräusche
(durch Auskultation wahrnehmbar)

1. Eigenschaften pädiatrischer Stethoskope

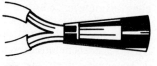

Abb. 71   **Abb. 72**

	Schmaler Trichter aus Kunststoff (Abb. 71)	Breiter Trichter aus Metall mit oder ohne Membran (Abb. 72)
Vorteile:	Kleinere Schallfelder besser abgrenzbar. Beim Säugling entfällt das Erschrecken durch Auflage eines kalten Metallringes auf die Haut.	Bessere manuelle Handhabung. Durch größeres Eigengewicht festere Auflage sowie klare, stärkere Schallübermittlung vor allem in niedrigen Frequenzbereichen und bei geringer Tonstärke.
Nachteile:	Infolge geringen Eigengewichtes schlechtere akustische Qualität; stärkere Übertragung von Störgeräuschen durch die haltenden Finger.	Beim Säugling übergroßes Schallerfassungsfeld und stellenweise ungenügend flachschließende Auflage des Trichters infolge starker Thoraxwandkrümmung des Säuglings.

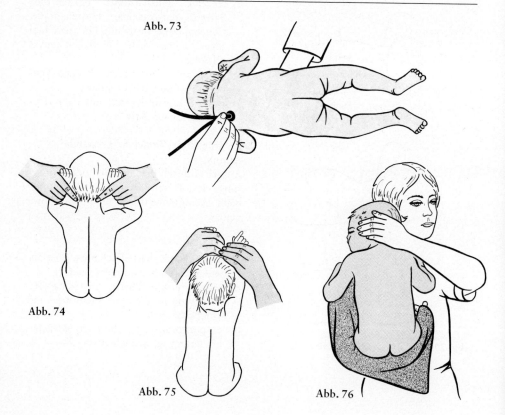

Abb. 73

Abb. 74

Abb. 75   Abb. 76

2. Haltung des Säuglings und Kleinkindes bei der Thoraxauskultation

α) Im Liegen: Auf fester und glatter Unterlage oder bei jungen Säuglingen – auf flacher Hand des Untersuchers – von der Unterlage leicht angehoben (Abb. 73).

β) Im Sitzen: Hilfsperson hält jungen Säugling unter gleichzeitiger Kopfstütze an den Händen und an den gebeugten Unterarmen (Abb. 74); ältere Säuglinge werden an den gestreckten Unterarmen gehalten (Abb. 75). Kleinkinder sitzen – den Kopf stützend angelegt – auf dem Unterarm der Hilfsperson (Abb. 76).

NB.: 1. Auskultation an der Thoraxhinterwand beginnen. Damit können Abwehr- und Schreckverhalten des Kindes vermieden werden.
2. Die Auskultation kann beim Säugling wie folgt erleichtert werden: Die Begleitperson bläst dem Kind kurz in das Gesicht; darauf erfolgt ein tiefer Atemzug.

3. Charakteristik auskultierter Atemgeräusche

	Geräuschqualität	Wahrnehmungsbereich und Entstehungsweise
Normal		
Kleinkinder und Ältere Vesiculäratmen	gehauchter „V"-Laut während Inspiration Tonlage: F-c	über lufthaltigen Alveolarbezirken
Bronchialatmen	gehauchter „Ch"-Laut während Inspiration und Exspiration Tonlage: D_1-d_3	über luftleeren Bereichen zwischen Thoraxwand und Bronchialbaum
Säuglingsalter „Pueriles" Atmen	liegt in allen Qualitäten zwischen Vesiculär- und Bronchialatmen	über lufthaltigen Alveolarbezirken mit naheliegenden großen Bronchien
Anormal		
Atemabschwächung	alle Geräusche sind leiser	verminderte Belüftung mit gleichzeitiger Substanzvermehrung (z. B. Erguß) bzw. bei Abdrängung der Lunge von Thoraxwand (z. B. Pneumothorax)
Atemverschärfung	auffallend lautes vesiculäres oder pueriles Atmen	durch Wirbelbildung bei überventilierten oder überblähten Lungen (z. B. Emphysem)
Bronchialatmen	„Ch"-Laut während Inspiration und Exspiration Tonlage: D_1-d_3	über Bereichen, wo normalerweise vesiculäres oder pueriles Atmen gehört werden soll (z. B. über infiltrativen Prozessen)
Amphorisches Atmen	lautes, auffallend dumpfes Bronchialatmen mit hochfrequenten Obertönen Vergleich: seitliches Anblasen über Öffnung einer leeren Flasche	über größeren intrapulmonalen lufthaltigen Hohlraumbildungen
Rasselgeräusche	*NB.:* Alle Rasselgeräusche sind vorwiegend exspiratorisch hörbar; sie sind durch Husten provozierbar.	
	klingend	bei vermindertem Luftgehalt des Lungengewebes

	Geräuschqualität	Wahrnehmungsbereich und Entstehungsweise
Rasselgeräusche	nicht klingend	bei weitgehend erhaltenem Luftgehalt des Lungengewebes
	feinblasig	über intraalveolaren oder -bronchialen Flüssigkeitsansammlungen (bisweilen als „Knisterrasseln")
	mittelblasig	bei Flüssigkeitsansammlungen in den Bronchus-Endausbreitungen
	grobblasig	bei Flüssigkeitsansammlungen in den größeren Bronchien
	feucht	bei gut fließbarem Sekret
	trocken	bei eingedicktem, zähem Sekret
	je nach Schwingungen der Sekretfäden oder -blasen: giemend, brummend, pfeifend, schnurrend	
Pleurareiben	nahe an das auskultierende Ohr tretende, trocken knirschende/knarrende Geräusche im Atemrhythmus; inspiratorisch und exspiratorisch gleichartig	bei Reibung fibrinöser Pleuraauflagerungen
Bronchophonie	deutliche Fortleitung der Sprache auf die Thoraxwand, besonders hochfrequente Töne und Zischlaute (sprich flüsternd: „66")	wie bei Bronchialatmen
Stimmfremitus	niederfrequente Töne (bis ca. 200 Hz) werden auf der Thoraxwand von der aufgelegten Hand deutlich palpiert (sprich mit tiefer Stimme: „99")	abgeschwächt: wie bei allgemeiner Atemabschwächung verstärkt: über infiltrativen Lungengewebsprozessen
Fortgeleitete Geräusche	siehe unter Abdomenauskultation (D, XIII, S. 58, 59)	bei Hochsteigen von Magen/Darmanteilen in den Thoraxbereich (z. B. Zwerchfellhernie)

VIII. Diaphanoskopie des Thorax von Neugeborenen

Bei Einstrahlen einer randständig gut abgedeckten Lichtquelle durch die dünne Brustwand des Neugeborenen leuchtet (im abgedunkelten Raum) über Hohlräumen (Pneumothorax oder Pneumopericard) der entsprechende Thoraxwandbezirk rötlich auf; über normal entfalteten Lungen oder kompaktem Mediastinum ist dieses Phänomen nicht zu beobachten (Abb. 77).

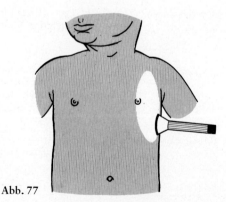

Abb. 77

IX. Perkussorische Beurteilung des Thorax

Grundsätzliches

1. Bei der Perkussion werden sowohl taktile als auch akustische Empfindungen verwertet; deshalb: stets mit gebeugtem „Hammerfinger" auf flach aufgelegtem „Plessimeterfinger" perkutieren. Instrumentelle Hilfen wie Plessimeter-Spatel und Plessimeter-Hammer verhindern die wichtige Tastempfindung bei der Perkussion.
2. Perkussionsflächen sind die Intercostalräume; eine Perkussion auf den Rippen erschwert die Befundlokalisation wegen der Verbreitung des Resonanzfeldes.
3. Die Perkussion soll symmetrisch vergleichend über beiden Thoraxseiten vorgenommen werden.

4. Haltungsanomalien oder Zwangshaltungen (asymmetrische Muskelanspannungen) verfälschen den Klopfschallbefund.
5. Je kleiner die Thoraxflächen/Volumina sind, desto schlechter gelingt die Lokalisation eines Klopfschallphänomens; am Säuglingsthorax können deshalb nur massive Veränderungen perkussorisch nachgewiesen werden.

a) Körperhaltung bei der Thoraxperkussion

1. Beim Säugling und Kleinkind: siehe Abschnitt D, V, b (S. 48);
2. darüberliegende Altersklassen: Im Sitzen oder Stehen; Oberkörper angedeutet nach vorn geneigt, frei hängende Arme.

b) Charakteristik der Klopfschall-Qualitäten

1. Schallamplitude α) laut		bei starkem Aufschlag. Über lufthaltigem Gewebe („Lungenschall")
β) leise		bei schwachem Aufschlag. Über luftfreiem oder luftarmem Gewebe („Dämpfung")
2. Schalldauer α) lang		über lufthaltigem Gewebe („sonor"); über Hohlräumen und überblähtem Lungengewebe („Schachtelschall")
β) kurz		über dichtem, kompaktem oder flüssigkeitshaltigem Gewebe („Schenkelschall")
3. Schallfolge α) hochfrequent		über lufthaltigem, gut mitschwingendem, breitem Resonanzfeld, z. B. Lunge („sonor")
β) niederfrequent		über verdichteten, wenig lufthaltigen bzw. luftfreien Bereichen („dumpf")
4. Schwingungsrhythmik α) regelmäßig		tonähnlich. Über großen Hohlräumen („tympanitisch")
β) unregelmäßig		nicht tonähnlich. Über wechselnd dichten Gewebsbezirken

X. Visuelle und taktile Beurteilung der Herz/Kreislauffunktion

a) Einfache Beurteilungsmerkmale der Gefäßfüllung

1. Capillare periphere Durchblutung: Hautfarbe.
2. Grad der allgemeinen Venenfüllung: am besten an Venen des Halses, der Unterarme/Handrücken und der Unterschenkel/Fußrücken.
3. Lokale Venenfüllung: verstärkte Zeichnung (z. B. Abdomen-Vorderwand).
4. Verstärkte Arterienfüllung: sichtbare Pulsation großer Arterien (z. B. Carotis).

b) Herzspitzenstoß

Meist nicht sichtbar, aber zu tasten; kann manchmal durch aufgesetzten Bleistift (stumpfes Ende aufsetzen!) sichtbar gemacht werden.
1. Normale Lokalisation: nahe unterhalb und wenig nach der Mitte zur linken Brustwarze.
2. Ausdehnung: je nach Alter verschieden.
α) Verbreiterung: bei Hypertrophie des spitzenstoßerzeugenden Herzanteiles.
β) Lageveränderung: bei Formveränderungen oder Verlagerungen des Herzens.
3. Charakter:
α) kurzes Pochen: normal;
β) schlagend: z. B. bei Fieber; Hyperthyreose.
γ) hebend: bei Herzhypertrophie.

c) Puls

1. Optische Pulskontrolle: gelegentlich am Hals und an der offenen großen Fontanelle möglich; normalerweise unergiebig.
2. Typische Lokalisationen des gefühlten Pulses siehe Abschnitt B, VIII, c, 1–5 (S. 23/24).

3. Qualitätsmerkmale:
weich – hart
kräftig gefüllt – wenig gefüllt
träge – schnell – schnellend
einschlägig – zweischlägig.

d) „Jugulumschwirren"; „Carotisschwirren"; „VSD-Schwirren"

Bei Aortenklappenstenosen während Systole tastbares hochfrequentes Fibrieren
1. über dem Jugulum,
2. über der A. carotis ext.; rechts stärker als links.
Bei Ventrikelseptumdefekten während der Systole tastbares Schwirren im Bereich des 3./4. ICR, links parasternal.

XI. Akustische Beurteilung der Herz/Kreislauffunktion

a) Eigenschaften pädiatrischer Stethoskope

siehe Abschnitt D, VII, b, 1 (S. 66).

b) Auskultation peripherer Gefäße

Für Palpation und Auskultation peripherer arterieller Gefäße sind die in Abb. 78 markierten Punkte am besten geeignet.
1. Funktionelle systolisch-diastolische Halsvenengeräusche („Nonnensausen");
2. Zu den Halsvenen fortgeleitete Herzgeräusche;
3. „Schädelgeräusche" bei Neugeborenen.

NB.: Sie können fortgeleitete Herzgeräusche (z. B. bei offenem Ductus arteriosus Botalli) sein oder Strömungsgeräusche bei cerebralen arteriovenösen Fisteln (meist verbunden mit Zeichen einer shunt-bedingten Herzinsuffizienz).
Akzidentelle arterielle Geräusche im Nabelbereich sind bei Kindern (fortgeleitet von der unteren Bauchaorta) besonders nach körperlicher Anstrengung, bei Aufregung, Fieber und überdies durch dünne Bauchdecken zu hören.

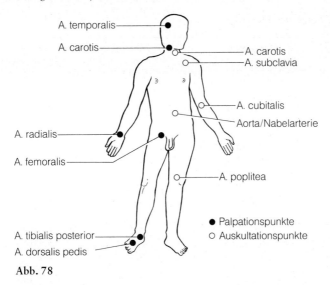

Abb. 78

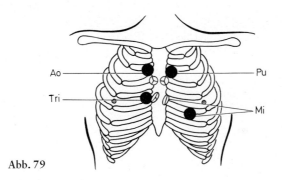

Abb. 79

Nicht-akzidentelle Gefäßgeräusche im Nabel-bereich werden u.a. bei Nabelvenen-Peristenz, angeborener Nierenarterienstenose, angeborener Leberzirrhose mit Pfortaderhochdruck und bei Aortenkompression durch raumfordernde intraabdominale Prozesse gehört.

c) Vergleich des auskultierten Herzrhythmus in dem palpierten Pulsrhythmus

Macht Phasenverschiebungen und hämo-dynamische Defizite zwischen Herzaktion und Kreislauffunktion erkennbar.

d) Auskultation des Herzens

1. Auskultationspunkte der Herzklappen (Abb. 79)

Links vom Sternum:
II. ICR parasternal = Aortentöne u. Pul-monaltöne (Spaltung des 2. Herztones);
V. ICR median der Brustwarze = Mitral-töne.
Rechts vom Sternum:
II. ICR parasternal = Aortentöne;
ICR parasternal = Tricuspidaltöne.

2. Normale Folge der Herztöne

	Ursache	Punctum maximum	Akustische Charakteristik
normal			
I. Herzton	kombiniert aus Spannungsschwingungen der Ventrikelmuskulatur, AV-Klappenschluß, Schwingungen der Taschenklappen und Gefäßwandungen	(3).–4 ICR. li	tiefer, dumpfer, länger als der II. Ton
II. Herzton	Verschluß der Taschenklappen	Basisbereich (II. ICR li u. re.)	heller, klappender, kürzer als der I. Ton. Bei Spaltung des II. Tones kommt die erste Komponente (über dem 2. ICR li.) durch den Aortenklappenschluß zustande; der Pulmonalschluß ist meist als zweite, leisere Komponente zu hören.
III. Herzton (auskultatorisch selten differenzierbar)	verstärkter Ventrikel-Einstrom (beim Jugendlichen überwiegend physiologisch)	je nach spezieller Ursache verschieden	
IV. Herzton (auskultatorisch sehr selten differenzierbar)	verstärkte Vorhofaktion (beim Jugendlichen physiologisch)	Basisbereich	

3. Herzgeräusche

α) Beispiele der akustischen Charakteristik

allgemeiner Geräuschcharakter: laut – leise;

weich – hart – rauh.

	Qualität	Wahrnehmungsbereich und Entstehungsweise
hochfrequent	„giemend", „fauchend", „Preßstrahl"	über Entstehungsbereich oder fortgeleitet (z. B. Strömungsgeräusch bei Klappeninsuffizienzen oder Septumdefekten)
gemischte Frequenzen	„schwirrend"	in nächster Umgebung des Entstehungsbereiches (z. B. bei Ventrikelseptumdefekt über unterer Sternumhälfte)
	„reibend", „knarrend"	über allen Herzbereichen möglich (z. B. bei Perikardauflagerungen)
niederfrequent	„rumpelnd", „rollend"	über Entstehungsbereich oder fortgeleitet (z. B. AV-Stenosen über der Basis)

NB.: Manche Herzgeräusche können durch verschiedene Hilfsmanöver des Untersuchten deutlicher werden. Zu ihnen gehören (während Auskulation)
1. Einatmung,
2. Valsalva-Preßversuch (Exspiration gegen Widerstand von ca. 40 mm Hg),

3. schnelles Hocken aus dem Stand,
4. „isometrischer Handgriff" (Zusammenpressen eines elastischen Gegenstandes – z. B. aufgeblasene Blutdruck-Manschette – mit beiden Händen).

β) Rhythmusphasen-Charakteristik

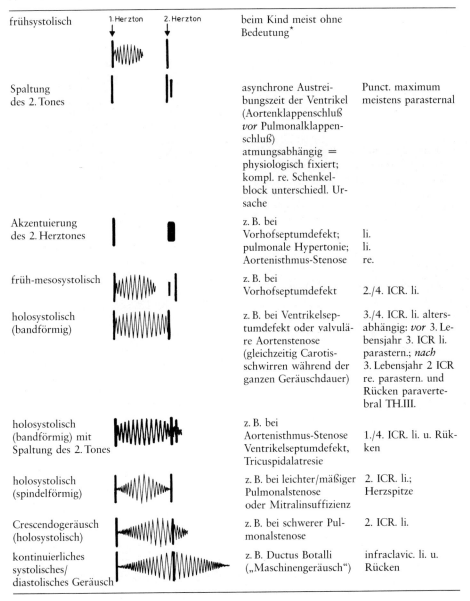

frühsystolisch	1.Herzton　　2.Herzton	beim Kind meist ohne Bedeutung[*]	
Spaltung des 2. Tones		asynchrone Austreibungszeit der Ventrikel (Aortenklappenschluß *vor* Pulmonalklappenschluß) atmungsabhängig = physiologisch fixiert; kompl. re. Schenkelblock unterschiedl. Ursache	Punct. maximum meistens parasternal
Akzentuierung des 2. Herztones		z. B. bei Vorhofseptumdefekt; pulmonale Hypertonie; Aortenisthmus-Stenose	li. li. re.
früh-mesosystolisch		z. B. bei Vorhofseptumdefekt	2./4. ICR. li.
holosystolisch (bandförmig)		z. B. bei Ventrikelseptumdefekt oder valvuläre Aortenstenose (gleichzeitig Carotisschwirren während der ganzen Geräuschdauer)	3./4. ICR. li. altersabhängig: *vor* 3. Lebensjahr 3. ICR li. parastern.; *nach* 3. Lebensjahr 2 ICR re. parastern. und Rücken paravertebral TH.III.
holosystolisch (bandförmig) mit Spaltung des 2. Tones		z. B. bei Aortenisthmus-Stenose Ventrikelseptumdefekt, Tricuspidalatresie	1./4. ICR. li. u. Rücken
holosystolisch (spindelförmig)		z. B. bei leichter/mäßiger Pulmonalstenose oder Mitralinsuffizienz	2. ICR. li.; Herzspitze
Crescendogeräusch (holosystolisch)		z. B. bei schwerer Pulmonalstenose	2. ICR. li.
kontinuierliches systolisches/ diastolisches Geräusch		z. B. Ductus Botalli („Maschinengeräusch")	infraclavic. li. u. Rücken

Decrescendogeräusch (meso/spätsystolisch)		bei „Sub"-Aortenstenose	altersabhängig: *vor* 3. Lebensjahr 3. ICR li. parastern.; *nach* 3. Lebensjahr 2 ICR re. parastern. und Rücken paravertebral TH.III.
Decrescendogeräusch (holodiastolisch)		z. B. bei Aorteninsuffizienz	2. ICR. re. u. 4. ICR. li.

* *NB.:* Lokalisationshäufigkeit frühsystolischer akzidenter Herzgeräusche beim Kind (Abb. 80)

a = 8% der Fälle
b = 50% der Fälle
c = 34% der Fälle
d = 8% der Fälle

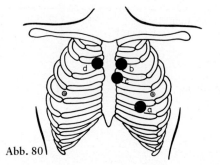

Abb. 80

γ) Lautstärke und Lokalisation von Herzgeräuschen sowie Zyanose bei Herz/Gefäßfehlern der Kinder

Diagnose	Geräusch	Zentrale Zyanose (Mischung)
Ventrikelseptumdef.	systol. laut	sehr selten
persist. Ductus art. *Botalli*	systol od. kontin.	keine
Vorhofseptumdefekt	systol., leise	selten, ganz leicht
Aortenisthmusstenose	sehr leise, Rücken	keine
Aortenstenose	laut, rechts	keine
Pulmonal stenose	laut, links	selten, minimal
Fallot	laut	leicht bis hochgradig
Transpos. d. großen Arterien	meist fehld.	früh, deutlich
Pulmon. Atresie	fehld. od. syst.	früh, deutlich
Tric. Atresie	systol. laut	früh, deutlich

XII. Kombinierte visuelle und akustische Schnelldiagnostik beim Neugeborenen

a) Zweck der Untersuchung

Schnelle Orientierung über vitale Funktionen beim Neugeborenen. Die Lokalisation einer Störung bleibt dabei meist außer Betracht (z. B. Atemwegsobstruktion oder cerebrale Schädigung). Lediglich das Silverman-Schema beschränkt sich auf die Beurteilung der Atmungsfunktion.

b) Prinzip

Bestimmung von Funktions-Wertziffern für vitale Leistungen (z. B. Apgar-Schema) oder für anomale Phänomene solcher Funktionen (z. B. Silverman-Schema). Die Summe der Wertpunkte ergibt das Gesamturteil über einen guten, hinreichenden oder schlechten Zustand des Neugeborenen.

c) Heute gebräuchliche Schemata

1. Zeitliche Grenzwerte

für vitale Funktionen beim gesunden Neugeborenen:

für das Einsetzen des 1. Atemzuges

= 20 sec post partum

für das Einsetzen des ersten Schreies

= 75 sec post partum

für das Einsetzen einer regelmäßigen Spontanatmung = 90 sec post partum

für das Eintreten einer Gesichtshaut-Rötung

= 5¼ min post partum

2. Apgar-Schema (modifiziert)

Zeitbereich der Anwendung: Erste Lebensstunden

	Punkte			Minuten nach der Geburt			
	0	1	2	1	3	5	10
Herzfrequenz	fehlt	unter 100	über 100				
Atmung	fehlt	langsam oder unregelmäßig	regelmäßig, schreiend				
Reaktion auf Nasenkatheter	fehlt	Grimassen	Husten, Niesen, Schrei				
Hautfarbe	blaß-blau	Stamm rosig, Extremitäten blau	völlig rosig				
Muskeltonus	schlaff	spärliche Arm- u. Beinbewegungen	aktive Bewegungen				
	Summe						

Bewertung:
(Bezeichnung von Apgar)

8–10 Punkte „nicht asphyktisch"   (Zone   I)
5– 7 Punkte „mäßig asphyktisch"   (Zone II)
0– 4 Punkte „schwer asphyktisch"   (Zone III)

3. Silverman-Schema

Zeitbereich der Anwendung: Gesamte Neugeborenenperiode

	Punkte			Alter des Kindes				
	0	1	2					
Schaukelatmung	keine	Thorakales Inspirium verzögert	„Schaukelatmung"	Schaukelatmung				
Intercostale Einziehungen	keine	eben sichtbar	deutlich	Intercostale Einziehungen				
Sternale Einziehungen	keine	eben sichtbar	deutliche	Sternale Einziehungen				
„Nasenflügeln"	nicht	geringfügig	deutlich	„Nasenflügeln"				
Exspiratorisches Stöhnen	nicht	nur mit Stethoskop hörbar	mit dem Ohr hörbar	Exspiratorisches Stöhnen				
				Summe				

Bewertung: 0– 2 Punkte = Kein Anhalt für pulmonale Insuffizienz   (Zone   I)
3– 7 Punkte = leichte bis mittelgradige Insuffizienz   (Zone II)
8–10 Punkte = schwere pulmonale Insuffizienz; Verdacht
auf Atemnotsyndrom   (Zone III)

4. Saling-Schema
Zeitbereich der Anwendung: Neugeborenes bis zur erfolgten Abnabelung

Punkte:	3	2	1	0
Nabelschnur	prall	–	mittelgradig gefüllt	schlaff
Hautfarbe am Stamm	rosig	blau	blaßblau	blaß
Tonus und Bewegungen	sehr kräftig	gut	herabgesetzt	fehlen
Atmung bis zu 1½ min p. p.	Schreiatmung	ungestört (einzelne oder keine Schreie)	gestört	fehlt

Bewertung: 9–12 Punkte = optimaler Zustand   (Zone   I)
          5– 8 Punkte = noch guter bzw. leichter Depressionszustand   (Zone II)
          0– 4 Punkte = mittelgradiger bis schwerer Depressionszustand   (Zone III)

5. Wulf-Schema
Zeitbereich der Anwendung: Neugeborenes bis zur erfolgten Abnabelung

Punkte:	0	1	2
Puls (Nabelschnurgefäße)	fehlt	schwach	kräftig
Atmung (untere Thoraxapertur)	fehlt	schnappend	rhythmisch
Tonus (Extremitäten)	fehlt	schlaff	kräftig
Farbe (vordere Rumpfwand)	blaß	blau	rosig

Bewertung: 6–8 Punkte = guter Zustand   (Zone   I)
          3–5 Punkte = ausreichender Zustand   (Zone II)
          0–2 Punkte = schlechter Zustand   (Zone III)

6. Aus den getroffenen Einstufungen ergeben sich folgende praktische Konsequenzen

Zone I = guter Zustand; keine alsbaldigen Maßnahmen notwendig;

Zone II = möglicher Gefährdungsbereich; Beobachtung erforderlich. Weitere Diagnostik und Therapie je nach Tendenz der weiteren Entwicklung;

Zone III = sofortige Intensivbehandlung notwendig.

XIII. Einfache Beachtungspunkte der Form des Abdomens

a) Symmetrische Wölbung im Rumpfniveau: normal

b) Vorwölbung

1. Insgesamt
α) prall, kugelig (z. B. bei Darmüberfüllung unterschiedlichster Ursachen oder bei Ascites);
β) ausladend, schlaff (z. B. bei muskulärer Hypotonie).

2. Partiell-median
(z. B. medianer Längswulst bei Rectusdiastase; knopfförmig bei Nabelbruch).

3. Partiell-seitenasymmetrisch
(z. B. bei einseitigen Bauchdeckenlähmungen, bei Tumoren oder Organvergrößerungen).

4. Partiell-höhenasymmetrisch
(z. B. bei Überfüllung/Erweiterung von Magen, von Duodenum, von Rectum oder von Blase; bei Tumoren im Ober- oder Unterbauch).

5. Partiell-höhen/seitenasymmetrisch
(z. B. bei großen Leistenbrüchen, bei Tumoren, bei Bauchdeckenblutungen).

c) Einsenkung

1. Insgesamt
α) flach oder muldenförmig (bei „leerem Bauch" – Nahrungskarenz; schwere Exsikkation; Hypoplasie intraabdomineller Organe);
β) „Kahnförmig" (z. B. bei Meningitis).

2. Partiell-höhenasymmetrisch
(z. B. Keilform bei Duodenalatresie).

3. Partiell-seitenasymmetrisch
(sehr selten, z. B. Narbenzug auf Bauchdecken nach innen).

XIV. Beurteilung der Bauchdecken-Bewegungen

a) Gut beweglich oder immobil

b) Atmungsabhängige Bewegungen

1. Gleichläufig mit Thoraxatmung
(„Bauchatmung", siehe Abschnitt B, VII, a. S. 26).

2. Gegenläufig zur Thoraxatmung
(„Paradox-Atmungen" siehe Abb. 70, S. 65)
α) Einseitig gegenläufig zur anderen Abdomenseite und zur Thoraxatmung (z. B. bei einseitiger Zwerchfell-Lähmung).
β) Beidseits gegenläufig zur Thoraxatmung mit Einziehen des Abdomens beim Inspirium („Schaukelatmung" siehe Abschnitt D, XII, 3 (S. 75).

XV. Visuelle Beurteilung intraabdomineller Vorgänge

Je dünner die Bauchdecken, desto deutlicher zeichnen sich intraabdomielle Vorgänge auf ihnen ab. Diskrete Bewegungsabläufe können durch schattenverstärkende tangentiale Beleuchtung der Bauchdecken besser sichtbar werden.

1. Peristaltik:
α) Verstärkte Magenperistaltik; vom linken Rippenbogen lateral ausgehend, diagonal nach medial-distal verlaufend (z. B. bei hypertrophischer Pylorusstenose).
β) Dünndarmperistaltik; tritt besonders bei verstärkter Darmfüllung hervor (entzündlich, vegetativ).

2. Auffällige Auswölbung abhängiger Bauchdeckenanteile bei Lagewechsel
(z. B. bei Ascites).

3. Sichtbare Anpassung der Bauchdecken-Muskulatur:
α) Generell („Pressen"): bei intraabdominellen Schmerzen. Häufig mit spontaner Beugehaltung der Oberschenkel verbunden.
β) Lokal: z. B. rechter Mittel/Unterbauch (bei Appendicitis); Unterbauch (bei Schmerzzuständen im Beckenbereich oder in der Scrotalregion).

XVI. Akustische Beurteilung intraabdomineller Vorgänge

Grundsätzliches

Abdominalgeräusche werden oft erst nach sorgfältigem, längerem Horchen vernommen. Sie sind schwerer einprägsam als Thoraxgeräusche. Sie sind arrhythmisch. Sie geben jedoch in akut bedrohlichen Situationen häufig entscheidende Aufschlüsse.

a) Beispiele der akustischen Charakteristik

	Qualität	Wahrnehmungsbereich und Entstehungsweise
Absolute Darmruhe	–	Gesamtes Abdomen; charakteristisch für Peritonitis
Hochfrequent	„Schwirrtöne" im Atemrhythmus oder bei leichten Rumpfbewegungen	Gesamtes Abdomen; bei akuter Darmblähung, bisweilen auch bei paralytischem Ileus
	Hohe „Klingeltöne"	Ganzes Abdomen, jedoch mit langen Ruhe-Intervallen; charakteristisch für paralytischen Ileus
Gemischte Frequenzen	Leises „Sprudeln", „Gießen", „Klikken", „Gurren"	Gesamtes Abdomen; Peristaltische Mischgeräusche; pathognomisch nur bei konstanter lokaler Verstärkung (z. B. im rechten unteren Quadranten durch verstärkte Peristaltik bei akuter Appendicitis)
	Während Inspirium „Zischen" und „Sprudeln"	Epigastrium; bei Darmperforation durch Gas/Flüssigkeitsaustritt
	Plätschergeräusch bei Erschütterung des Abdomens	Über linkem Oberbauch; kurze Zeit nach Flüssigkeitsaufnahme ohne Bedeutung; 3–4 Std. nach der Nahrungsaufnahme: Hinweis für stark verzögerte Magenentleerung (z. B. hypertrophische Pylorusstenose)
	Fortgeleitete Herzgeräusche	Bis in den Unterbauch bei diffuser Peritonitis
	Im Atmungsrhythmus reibend, knarrend (re.)	Im rechten Oberbauch bei Peritonitis (durch Fibrinauflagerungen auf der Leber)
	Im Atmungsrhythmus reibend, knarrend (li.)	Im linken Oberbauch; bei Milzinfarkt („perisplenitische Reibgeräusche")
	„Summendes Rauschen", im Inspirium lauter werdend	Über der Leber; gelegentlich bei hepatolienalem Syndrom durch Milzvenenverlegung und atmungsbedingter Milzkompression
	Atmungsunabhängig	Über der Leber oder darunter; Gefäßgeräusche bei atrophischer Lebercirrhose oder bei großen Leberhämangiomen
Niederfrequent	Gurren oder Knurren in tiefer Tonlage	Gesamtes Abdomen bei dilatiertem, aber nicht gespanntem Darm; z. B. bei länger bestehendem Ileus

b) Perkussorische Charakteristik des Abdomens

1. Wechselt nach Luftgehalt des Darmes oder einzelner Darmabschnitte und nach Darmfüllung zwischen laut-tympanitisch und leise-dumpf; über der Leber, einer gefüllten Harnblase oder einem Tumorbereich kurz-kumpfer Klopfschall.

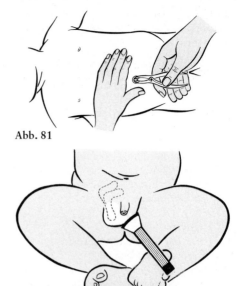

Abb. 81

Abb. 82

XVII. Spezielle visuelle Beurteilung des Nabel/Leisten/Genitalbereiches

a) Nabelgrundinspektion

1. Indikationen
α) Entzündliche Reaktionen im Nabelbereich oder Verdacht einer Infektion der Nabelvene/Arterie (siehe Abschnitt C, I, S. 42);
β) Nabelblutungen;
γ) „schmieriger" Nabel.

2. Instrumentarium
Kleines Nasenspeculum (siehe S. 230, Abb. 299) oder Otoskop mit Spreizspeculum (siehe S. 230, Abb. 301 b).

3. Technik
Nabelrand bis zum Grund spreizen und gut ausgeleuchtet betrachten (Abb. 81).
Bei Verdacht einer Nabelarterienphlegmone: Vorsichtiges Ausstreichen der in den Bauchdecken liegenden Gefäße (bei Phlegmone oft verhärtet tastbar!) unter Sichtkontrolle des Nabelgrundes (Eiteraustritt). Strichrichtung: Von Leistenbeuge konzentrisch zum Nabel.

b) Nabelvenensondierung
(siehe S. 134–136).

c) Visuelle Beurteilungsmerkmale der Leistenregion und des Scrotums
(siehe auch Abschnitt C, II, S. 44).

1. Seitensymmetrisch oder asymmetrisch?
Vorwölbung der Leistenregion? Größendifferenzen der Scrotalhälften und Seitenunterschiede der Scrotalfaltentiefe? Seitenunterschiedliche Hautdurchblutung oder -färbung im Leisten- bis Scrotalbereich? Cremasterreflex? Symmetrische Scrotumspaltung?
Hoden bds. hoch stehend oder einseitiger Hodenhochstand (siehe S. 44)? Hängen Hoden gerade? Einseitige oder bds. Hochschräglage? (Hinweise auf Hodentorsion!).

2. Bei Scrotumverformung oder -vergrößerung
Diaphanoskopie (Abb. 82) mit kleiner Lampe. Dabei muß die Leuchtfläche vollständig dem Scrotum anliegen.
Bei Vermehrung dichten Gewebes (z. B. Testikelschwellung aus unterschiedlichen Ursachen): verminderte Diaphanoskopie.
Bei Vermehrung lockeren oder flüssigkeitsreichen Gewebes (z. B. Hydrocele): verstärkte Diaphanoskopie.

NB.: In fraglichen Fällen liefert die Sonographie zusätzliche Aufschlüsse (z. B. Verbindung einer Hydrocele mit der Bauchhöhle; cystische oder kompakte Gewebsveränderungen der Testikel).

d) **Einfache visuelle Beurteilungsmerkmale von Penis, Vagina und Anus**

1. **Penis**

α) Glans von Präputium bedeckt/nicht bedeckt?

β) Präputium zurückstreifbar? Enges Präputium? Urethalmündung kann nicht freigelegt werden?

γ) Urethralmündung rund? median? seitlich? geschlitzt?

δ) Anormale Form und Größe von Penis und Scrotum?

2. **Vagina**

α) Form und Größe der Clitoris?

β) Labienform und -größe?

γ) Verbindung der Vagina mit den übrigen Beckenorganen (Zeichen von Fisteln?).

3. **Anus**

α) Besteht Durchgängigkeit? *Beim Neugeborenen stets prüfen (am leichtesten mit Hilfe eines Fieberthermometers bei ohnedies angebrachter rectaler Temperaturmessung).*

β) Perianale Grübchen oder „Porus"bildung (Steißgrübchen oder Dermalsinus?). Bei Dermalsinus mögliche Fixierung mit dem unteren Pol des Medulla/Duralsackes; dadurch progrediente neurologische Ausfälle durch Druck/Zug auf die Cauda equina.

γ) Analregion straff oder schlaff? Atonischer Beckenboden (z. B. bei lumbalen Rückenmarksmißbildungen/-läsionen).

δ) Farbe und Umfang perianaler Hauptpigmentierung (z. B. bei Peutz-Jeghers-Syndrom).

ε) Blutungen? Fissuren? Gewebswucherungen? Analprolaps?

e) **Pubertätsverlauf. Mittelwert ± 2 Standardabweichungen**

Beim Knaben

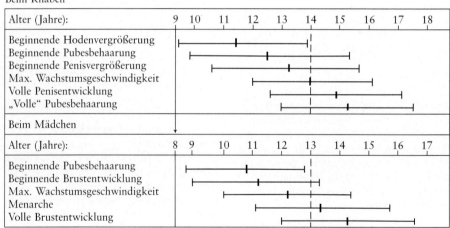

(longitudinale Studie Zürich)

Notizen:

E. Sichern, Lagern und Pflegen

I. Sichern
des bettlägerigen Kindes

Grundsätzliches

Die diagnostische und therapeutische Betreuung muß eine Sicherung des kranken Kindes vor voraussehbaren Gefährdungen einbeziehen, wie sie für die erzwungene Bettruhe typisch sind. Vorbeugende Maßnahmen hiergegen sind stets ein Kompromiß zwischen der Eingrenzung gefährlicher Aktionsmöglichkeiten des Kindes einerseits und bestmöglicher Erhaltung seiner Bewegungsfreiheit.

a) Indikationen

Bei Säuglingen muß stets die Möglichkeit einer Erstickung bedacht werden, wenn sich das Kind bei altersentsprechenden Kriechbewegungen unter den Hülldecken des Bettes verfängt; ungesicherte Kleinkinder stürzen gelegentlich aus dem Krankenbett. Schlechte und unsachgemäß angebrachte Fixierungen gegen Stürze bringen jedoch zusätzliche Gefahren.

b) Prinzip

1. Die Fixierung im Krankenbett durch *Leder- und Textilgurte haben sich nicht bewährt.* Sie legen das Kind einerseits „an die Leine". Andererseits erlauben sie aber erstaunlich vielfältige Lage- und Ortsveränderungen, die erfahrungsgemäß zu Verstrickungen des Kinderkörpers in diesen Bandagen führen; die schlimme Erfahrung lehrt, daß bettlägerige Kinder hierdurch gelegentlich tödliche Strangulationen erleiden.

2. Notwendige Bewegungseinschränkungen und Lagefixierungen der älteren Säuglinge und Kleinkinder sollen deshalb entweder auf die Fixierung einer Extremität oder auf breitflächige Fixierung des Rumpfes reduziert bleiben.

3. Die Fixierungspunkte dürfen nie oberhalb der Lagerungsebene des Kindes liegen; sie müssen deshalb obligat in oder unter die Matratzenhöhe gelegt werden.

NB.: Bester Schutz des bettlägerigen Kindes ist die fortwährende Beobachtung. Durch sie können gefahrdrohende Aktionen des Kindes verhindert oder beherrscht werden; durch sie können aber auch gelegentliche Fehler in der Pflege schnell erkannt und beseitigt werden! Die Fixierung von Extremitäten oder Rumpf sollte nur auf Ausnahmesituationen beschränkt bleiben.

c) Methoden

1. Fixierung eines Beines (Abb. 83)
Läßt am meisten Bewegungsfreiheit, erlaubt Lagewendungen im Liegen, ermöglicht Sitzen und Aufstehen; sie sichert gut gegen Sturz aus dem Bett.
Die Anschlingung der Extremität erfolgt stets mit einem breiten Tuch (Windel, Handtuch) im Sprunggelenkbereich.
Die Bemessung der Schlingenweite muß ein Herausrutschen des Fußes verhindern, darf aber keinesfalls zu einer Strangulation führen. Die Schlinge muß fest sein; sie darf sich durch Bewegungen des Kindes weder zuziehen noch lösen. Der Fixationspunkt darf das Matratzenniveau nicht überschreiten; vor allem darf die Fixierung nicht höhen- oder seitenver-

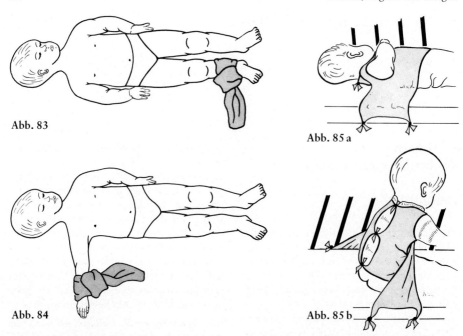

Abb. 83

Abb. 85 a

Abb. 84

Abb. 85 b

schieblich sein (z. B. an den Wandstäben eines Gitterbettes).

2. Fixierung eines Armes (Abb. 84)
Schränkt die Bewegungsfreiheit des Kindes stärker ein; sie erlaubt nur eingeschränkte Lagewendungen im Liegen, ermöglicht Sitzen; der Sicherungseffekt ist geringer als bei Fixierung des Beines. Eignet sich dort, wo überdies eine lockere Ruhigstellung des Armes erwünscht ist.
Die Anschlingung der Extremität erfolgt nach gleichen Gesichtspunkten wie bei der Fixierung eines Beines.

3. Fixierung des Rumpfes bei freier Liege-/Sitzbeweglichkeit
Kinder-Rumpfleibchen aus breiten Stoffbahnen (Düsseldorfer Modell), die beiderseits unter der Matratze mit Bändern straff fixiert sind (Abb. 85 a, b). Schulterträger verhindern ein Abgleiten vom Rumpf; der Rückenteil wird durch Bänder fest geschlossen. Sind die Seitenfixierungen straff angezogen, dann wird das Kind zum Liegen gezwungen (Abb. 85 a); sind

sie gelockert, dann kann das Kind sowohl liegen, als sich auch in Sitzlage aufrichten (Abb. 85 b). Die Fixierung darf das Matratzenniveau nicht überragen.
In einer Weiterentwicklung dieses Fixierungssystemes (mit Möglichkeit zur Seitenlage) ist das „Rumpf-Leibchen" in ein „Bauchleibchen" modifiziert. Ein Verrutschen nach unten wird durch zwei (längenverstellbare) Schulterbänder und nach oben durch einen zwischen den Oberschenkeln hindurchgeführten (längenverstellbaren) Gurt verhindert (Hersteller: Fa. Breuer/Wuppertal).

4. Verhinderung der Armbeugung durch „Armmanschetten" (Abb. 86)
Starre, perforierte, randgepolsterte Kunststoffrohre, welche die distalen Oberarm- und die proximalen Unterarmhälften umhüllen. Sie sind zur Sicherung ihrer Lage am Rücken durch Stoffbänder miteinander verbunden. Die Arme werden durch sie in eine Streckstellung gezwungen, bleiben im übrigen aber, ebenso wie die Hände, beweglich. Hierdurch wird ein Zugriff

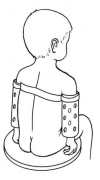

Abb. 86

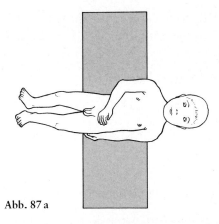

Abb. 87 a

des Kindes zu seinem Kopf, Hals und Rumpf (z. B. bei juckenden Dermatosen oder nach Anlegen von Drainage-Systemen in diesen Bereichen) verhindert.

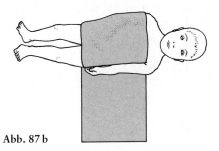

Abb. 87 b

II. Fixierung unruhiger Kinder für diagnostische und therapeutische Manipulationen

a) Indikationen

Alle Situationen, in denen abwehrende Arm/Hand/Rumpfbewegungen des Kindes die exakte, schonende Durchführung eines Untersuchungsganges (z. B. Racheninspektion; Venenpunktion) in Frage stellen.

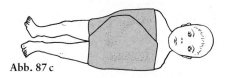

Abb. 87 c

b) Prinzip

Fixierung einer oder beider Extremitäten an den Rumpf unter bewegungseinschränkender, fester Umhüllung mit einem großen Tuch. Schulteransätze müssen freibleiben, um jegliche (das Kind besonders beängstigende) Einengung des Halsbereiches zu vermeiden.

c) Methoden

1. Einfache Umhüllung des Rumpfes mit gestreckt angelegten Armen (Abb. 87 a, b, c)
Vorteil: schnelle Durchführung;

Nachteil: nur mäßig zuverlässige Fixierung der Arme; Möglichkeit einer Armverschiebung unter dem Tuch und dadurch erschwerte Ruhehaltung.

2. Doppelte Umhüllung von Armen und Rumpf.
Hierbei werden zunächst die Arme in Streckhaltung in die Tuchbahn eingehüllt; in einer zusätzlichen Umhüllung werden dann die Arme mit dem Rumpf zusammen fixiert.
Vorteil: auch bei unruhigen Kindern sichere Ruhehaltung gewährleistet;
Nachteil: umständliche Manipulation.

III. Sicherungsmaßnahmen beim Bad des Säuglings und Kleinkindes

a) Wassereinfüllmenge

Die Badewasserhöhe darf beim sitzenden Kind den Nabelbereich nicht überschreiten; beim Säugling entsprechende Wassermenge einfüllen.

b) Prüfung der Wassertemperatur

Das Kind darf erst nach sorgfältiger *Prüfung der Wassertemperatur* in das Bad eingebracht werden. Temperatur des Reinigungsbades: 35–37 °C.

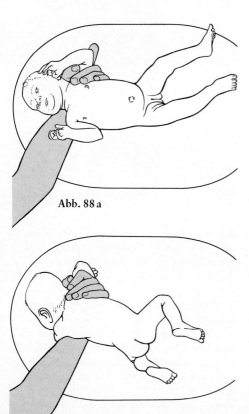

Abb. 88 a

Abb. 88 b

c) Haltung des Säuglings in der Badewanne (Abb. 88 a, b)

1. Bei Rückenlage wird der Säugling in Nacken/Schulterhöhe auf den Unterarm der Pflegeperson gelegt. Die Finger umschließen den Schulter/Achselbereich und Oberarmansatz mit dem Daumen von hinten/oben; die übrigen Finger liegen in der Achselhöhle und an der Thorax-Seitenwand (Abb. 88 a). Bei Bauchlage wird der Säugling mit beiden Achselhöhlen und dem oberen Thoraxbereich auf den Unterarm der Pflegeperson gelegt (Abb. 88 b). Die haltende Hand fixiert Schulter, Achsel und obere Thoraxseite wie bei Rückenlage.

Cave: Nicht am Oberarm halten! Bei jungen Säuglingen dadurch Gefahr einer Humerusfraktur!

2. Die freie Hand wäscht das Kind. Während des Badens stets den oberen Rumpfbereich und den Kopf des Kindes nach oben halten.

d) Anwendungsmöglichkeiten von Bädern

1. Tägliches Reinigungsbad

α) Unmittelbar nach der Geburt ist umstritten, da dem Hautüberzug mit der Vernix caseosa ein Schutzeffekt zugesprochen wird; daher wird nur ein Abwischen gröberer Vernixauflagen mit einem Öllappen empfohlen.

β) Baden des Neugeborenen erst nach Nabelabfall. Diese Forderung ist nicht zwingend; die Mumifikation des Nabelstumpfes wird durch ein tägliches Bad nicht verzögert. Jedoch geht jedes Bad mit mechanischer Irritation des Nabelstumpfes einher, was zu Komplikationen führen kann.

γ) Nach Nabelabfall soll das tägliche Bad des Säuglings ein fester Bestandteil der Pflege sein.

2. Abgußbad

α) Normales Reinigungsbad.

β) Abschließend Übergießen des Thorax mit jeweils einem Wasserschwall über die Vorderseite und die Hinterseite;

Wassertemperatur dieser Abgüsse: 18–20 °C; Mund/Nase des Kindes schützen!

Das Kind inspiriert nach jedem Überguß sehr kräftig und schreit danach mit langem Exspirium.

γ) Anschließend kräftiges Abreiben des Thorax mit rauhem, saugfähigem Badetuch.

Ist bei Bronchitis/Bronchiolitis indiziert, zur Förderung der Lungendurchblutung (Viscero-Cutanreflex) und zur besseren Durchlüftung der Bronchial-Endbereiche (durch das tiefe schreckhafte Inspirium und anschließendes Schreien).

3. Medikamentöse Bäder bei verschiedenen Dermatosen

α) Vorbereitung eines normalen Reinigungsbades mit Zusätzen von Kleie, Eichenrinde, Kamillen, „Heublumen", ungesättigten Fettsäuren, Kaliumpermanganat u. a. m.

β) Badedauer nicht länger als 10 min.

γ) Conjunctiven und Mund/Nase unbedingt freihalten.

δ) Nach Beendigung des Bades stets Kind in reinem Badewasser abspülen.

ε) Vorsicht vor zu hohen Konzentrationen der Zusätze (z. B. ungelöste Kaliumpermanganat-Kristalle im Badewasser sind gefährlich wegen Verätzungsgefahr); Vorsicht vor beschleunigter Resorption der Zusatzstoffe, wenn Hautdecken nicht intakt sind!

4. Abkühlungsbad bei Hyperpyrexie

α) Vorbereitung eines normalen Reinigungsbades.

β) Während der Einbringung des Kindes in das Wasser durch Zufluß von Kaltwasser in ca. 3 min Senken der Wassertemperatur von 36–38 °C auf ca. 30 °C.

γ) Sorgfältiges, vorsichtiges Abfrottieren des Kindes.

NB.: Ein Abkühlungsbad ist eine drastische Maßnahme zur Senkung stark überhöhter Körpertemperaturen, es geht mit einer erheblichen Kreislaufbelastung einher; es sollte im Schock nie angewandt werden!

5. „Erwärmungsbäder" und „Reizbäder"

Sie wurden früher oft im Schock bzw. bei Kreislaufzentralisation („blasse Asphyxie") angewandt. *Sie sind ein gefährlicher pflegerischer Anachronismus.* Die Kreislaufzentralisation ist in solchen Fällen ein notwendiger Schutz zur Erhaltung vitaler Funktionen. Das Bad durchbricht sinnwidrig diesen Schutz und gefährdet das Kind zusätzlich.

Erwärmungsbäder sind nur nach Unterkühlungen diskutabel.

IV. Anwendung von Wickeln und Kataplasmen

a) Wickel

1. Einfacher Wärmeentzug durch *Wadenwickel oder Brustwickel*. Leinentuch wird mit Wasser von Raumtemperatur getränkt und locker ausgedrückt. Die Unterschenkel des Kindes (jeweils *ein* Wickel für jede Extremität) oder der Thorax werden mit diesen Tüchern umhüllt; zusätzliche, trockene Schutzhülle. Lagezeit dieser Wickel: 20 min. Kontraindiziert bei Kreislaufzentralisation (z. B. hohe Rectaltemperaturen, kalte Haut).

2. *Erwärmungswickel* in Form von „Schwitzpackungen" sind bei Kindern heute nicht mehr indiziert.

Zur Erzeugung eines leichten lokalen, tiefenwirksamen Wärmestaues ist jedoch der *Ölwickel* eine therapeutische Hilfe. Hierzu wird ein mit angewärmtem Speiseöl getränkter Stofflappen auf den Anwendungsbereich (Hals, Brust) gelegt und mit weiteren Hüll/Schutzschichten abgedeckt. Lagezeit: mehrere Stunden, z. B. über Nacht.

b) Kataplasmen

Lokale Wärmestauung durch feuchte Packungen oder breiartige, wärmespeichernde Substanzen.

1. Feuchtes Tuch mit aufgelegter Wärmflasche

Abdeckung durch Wolltuch. Beim Säugling maximal 40 °C Wärmflaschentemperatur, sonst Gefahr thermischer Hautschäden! Beim Säugling nie elektrische Heizkissen als Wärmequelle verwenden; strahlen in allen Schaltstufen zwischen 50 und 55 °C ab, was unausweichlich zu Wärmeschäden der Haut führt!

2. Breipackungen

Kartoffelbrei, Lehmbrei, Bolus-alba-Brei u. a. aufwärmen (maximal 45 °C) und auf Tuch ausstreichen; auf den Anwendungsbereich auflegen, Schutzhülle darüber decken. Lagedauer: ca. 1 Std. Löst über Viscero-Cutanreflex erhebliche vasomotorische Reaktionen in zugeordneten Tiefe-Geweben aus (z. B. Brust-Kataplasma bei Pleuritis). Bei Säuglingen 40 °C-Temperatur nicht überschreiten.

3. Wärmespeichernde Auflegsäckchen

Leinsamen, Kirchkerne, Kamillenbeutel u. a. m. Beutel von zweckentsprechender Größe und Inhalt in trockener Hitze (z. B. Backofen) auf über 50 °C aufwärmen und nach Abkühlen auf ca. 45 °C auf den Anwendungsbereich auflegen. Lagedauer: ca. 1 Std. Geeignet zur Einschmelzungsförderung entzündlicher Infiltrate. Bei Säuglingen 40 °C-Temperatur nicht überschreiben.

c) Lokaler Wärmeentzug

1. Als antiphlogistischer Lokaleffekt wirksam in Form des „Alkohol-Dunstumschlages"; 70%iger Spiritus medicinalis wird 1:1 mit Wasser verdünnt; Durchtränken eines Tuchlappens; lockeres Ausdrücken des Lappens und Auflage bis zur merklichen Austrocknung des Lappens auf den entzündlichen Lokalbereich.

NB.: Nicht bei Hautwunden oder -defekten und nicht bei Säuglingen anwenden, da hier durch die beschleunigte percutane Resorption toxische Alkoholwirkungen eintreten können.

2. Eisbeutel, Eiskrawatte bei akut-entzündlichen Reaktionen des Hals/Rachen-bereiches (z. B. Retrotonsillarabsceß). Zerkleinerte Eisstückchen werden in zweckentsprechende Gummi- oder Plastiksäckchen gefüllt; fester, wasserdichter Verschluß notwendig. Auflage auf den Anwendungsbezirk unter Zwischenlagerung einer Stoffauflage. Lagedauer: ca. 1 Std. Kann mehrfach wiederholt werden.

d) Grundsätze bei der Warmhaltung von Säuglingen mittels Wärmflaschen

1. Wärmflaschentemperatur darf 40 °C nur überschreiten, wenn ausreichende Isolierschichten eingelegt sind; bei höheren Temperaturen Gefahr einer lokalen thermischen Schädigung des Kindes. Bei sorgfältiger Isolierung (siehe 2) ist eine Maximaltemperatur von 55–60 °C angängig.
2. Wärmflasche muß Textilhülle haben, sie darf dem Kind nie direkt angelegt werden. Zwischen dem Körper des Säuglings und der Wärmflasche sollen bei Wärmflaschentemperaturen über 40 °C zusätzliche Abdeckschichten liegen (Windeln, Bettdecke), um die Möglichkeit einer feuchten Kontakt-Wärmeübertragung zu vermindern. Wärmflaschen müssen sorgfältig verschlossen sein.
3. Wärmflaschen müssen stets seitlich von dem Säugling gelegt werden. Niemals das Kind auf eine Wärmflasche legen.

V. Anwendungsmöglichkeiten der Inhalation

a) Voraussetzung für eine Inhalation

ist die Durchgängigkeit der Atemwege.

b) Grundlage einer Inhalationsbehandlung

ist eine Wasseranreicherung der Luft mit oder ohne Zusatz von Arzneimitteln. Die relative Luftfeuchtigkeit liegt bei üblichen Pflege-Raumbedingungen meist bei 70% (entspricht einer absoluten Luftfeuchtigkeit von ca. 15 mg Wasser/Liter Raumluft). Unter diesen Bedingungen werden ca. 30 mg Wasser/Liter Raumluft bei der Exspiration aus dem Körper abgeführt. Eine Erhöhung der Raumluft-Feuchtigkeit auf 100% gleicht den exspiratorischen Flüssigkeitsverlust bei üblichen Pflegeraum-Temperaturen nicht aus. Der Verlust kann durch Erhöhung der Raumtemperatur oder/und durch Aufwärmung des Aerosol-Wassers auf ca. 37 °C vermindert werden.

c) Technische Möglichkeiten

zur Feuchtigkeits-Anreicherung der Luft (z. B. zur Befeuchtung ausgetrockneter Atemwegschleimhäute, zur Lösung eingetrockneten Bronchialsekretes oder bei Croup-Situationen):
1. *Versprayen von Wassertröpfchen* durch Zerstäuberdüse (Abb. 89), notfalls auch durch Dusche; in größeren Räumen durch Ultraschall-Vernebler oder durch Wasservernebler-Turbine (Abb. 90).
2. durch *Wasserverdampfung* (z. B. durch Auflegen von feuchten Tüchern auf Heizkörper).

d) Möglichkeiten einer Arzneimittel-Inhalation

1. *Auftragung von flüchtigen Stoffen in* Salbengrundlage auf die Haut des Kindes.

Durch die Körperwärme verdampfen die Wirksubstanzen und werden inhaliert.

NB.: Die Verwendung von Bronchitiskesseln ist obsolet. Die Masse des Wasserdampfes schlägt sich im Raum (und dem Bett oder auf dem Gesicht des Patienten) nieder. Die Menge der darin verdampften Wirkstoffe ist – im Hinblick auf den damit erzielten Effekt – unangemessen hoch.

2. *Anwendung eines Aerosols:* Hierbei werden *wasserlösliche Arzneimittel* im Kaltluft- oder im Wasserdampfstrom vernebelt (Abb. 88) und dadurch in eine inhalierbare Phase gebracht. Die Arzneimittel (Salze, Antibiotica, Antiasthmatica) ändern dabei ihren Aggregatzustand nicht, sondern bleiben feinstverteilte wäßrige Lösungen.

VI. Einfache Methode der Thorax-Vibrationsmassage bei Säuglingen

Zweck: Additiv-Effekt zu der Inhalationsbehandlung von Säuglingen.
Durchführung: Abwechselnd flächenverteilendes Bestreichen und lokales Auflegen einer elektrischen Zahnbürste auf Thoraxwandbereiche.

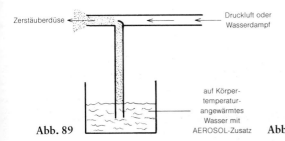

Schema eines AEROSOL-Gerätes
(Prinzip: Wasserstrahlpumpe)

Zerstäuberdüse

Druckluft oder Wasserdampf

auf Körpertemperaturangewärmtes Wasser mit AEROSOL-Zusatz

Abb. 89

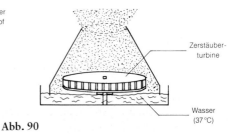

Schema eines Wasser-Kaltverneblers
(Zerstäuberturbine)

Zerstäuberturbine

Wasser (37 °C)

Abb. 90

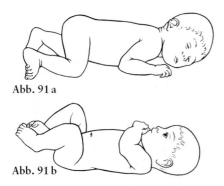

Abb. 91 a

Abb. 91 b

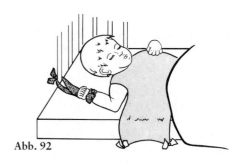

Abb. 92

VII. Therapeutische Lagerung kranker Kinder

Grundsätzliches

Die Lagerung des Kindes ist mehr als eine Pflegemaßnahme; sie ist häufig wesentlicher Teil der Therapie. Es ist daher Aufgabe des Arztes, sie anzuordnen und sie zu kontrollieren.

a) Natürliche *Ruhe*lagerung des gesunden Säuglings von der Neugeborenen-Periode an: wechselnd Bauch- und Rückenlage (Abb. 91 a, b) mit leicht angezogenen und wenig abduzierten Oberschenkeln; Abwinkelung und Abduktion der Arme mit Auflage der ulnaren Unterarmkanten; Kopf in leichter Seitenlage, Nase und Mund frei.

NB.: Ausschließliche Bauchlage kann skeletale Fehlhaltungen (Hüftgelenke) fördern; deshalb ist in Wachperioden eine ausgleichende Rückenlagerung angebracht.
Bei einigen organischen (z. B. Herzfehler) oder neurologischen Funktionsstörungen der frühen Lebenszeit ist eine Bauchlagerung nicht ratsam. Dauernde Bauchlagerung ist angebracht bei Wirbelsäulen-Fehlhaltungen, bei Rectus-Diastase und bei Nabel/Leistenhernien (Bauchmuskelstärkung; Hernientamponade).

b) Hinweise auf mögliche Ursachen auffälliger Spontanlagerungen:
1. Rückenlage mit leicht angezogenen beiden Beinen: akuter abdominaler Prozeß (z. B. Perforation; Peritonitis).

2. Rückenlage mit angezogenem re. Bein: akute Appendicitis und Perityphlitis.
3. Seitenlage mit starker Beugung von Kopf und Hals: Angina/Tonsillitis; Cervicalsyndrom/Hals-WS-Trauma.
4. Seitenlage mit starker Beugung von Gelenken und Hals bei schmerzhaftem Lagewechsel: Arthritis rheumatica.
5. Opisthotonus mit gestreckten Beinen: Tetanus (mit angezogenen Beinen: Meningitis).
6. Spontane Bauchlage: bei Magen/Darm-Koliken und bei starken Cephalgien.

c) Lagerung bei oberer Armplexuslähmung (Erb-Lähmung) (Abb. 92): Rückenlagerung: rechtwinklige Abduktion des Oberarmes, Beugung und Pronation des Unterarmes (Handfläche nach oben). Für diese Lagerung genügt meist eine entsprechende Anschlingung des Armes im Handgelenk bei Rumpffixierung mit Leibchen (siehe S. 82).

d) Lagerung bei unterer und oberer Armplexuslähmung (Erb/Klumpke-Lähmung): Rückenlagerung (wacher und schlafender Säugling): abnehmbare Abduktionsschale für den Oberarm in mäßiger Außenrotation und rechtwinkliger Unterarmbeugung bei Stützauflage der Handfläche. (Abb. 93 a).
Bauchlagerung (wacher Säugling): Höherlagerung des Körpers mit seitlicher Abwärtsstufe an der gelähmten Seite: hierdurch werden Stützversuche der betroffenen Seite gefördert (Abb. 93 b).

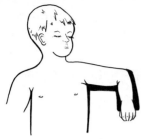

Abb. 93 a

Abb. 93 b

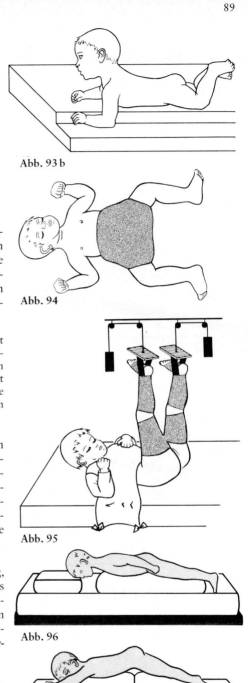

e) „Spreizhose" bei leichter Hüftgelenks-
dysplasie (Abb. 94): Ist für die ersten
Lebensmonate geeignet. Prinzip: Flächige
Versteifung im Bodenanteil einer Säug-
lingshose oder Einlage einer querliegenden
Windel zwischen die Beine zwingt zur Abduktionshaltung der Oberschenkel.

Abb. 94

NB.: Spreizlagerungen sollen nur durchgeführt
werden, wenn objektive Zeichen einer Hüft-
gelenksdysplasie nachgewiesen sind; sie dürfen
nicht als „Präventivmaßnahme" angewendet
werden. Der Lagerungseffekt einer Spreizhose
wird in beschränktem Umfang bereits in
Bauchlage des Säuglings erreicht.

f) Lagerung in „overhead"-Extension
(Abb. 95): Bei schweren Hüftgelenksdys-
plasien. Prinzip: Rechtwinklige Hüftbeugung mit variabler Oberschenkel-Abduk-
tionseinstellung durch verstellbare Höhen-
und Seitenfixierung der Extension-Zugrol-
len. Rumpffixierung durch Leibchen (siehe
S. 82).

Abb. 95

g) Lagerung bei Mundbodenlähmung,
ferner bei Blutungen und Verletzungen des
Gesichtsschädels (Abb. 96): Bauchlagerung, Gesicht in unverletzten Bereichen
der Stirn auf Polster aufliegend, im übrigen auflagefrei; *Rumpf und Stirnauflage-
bereich gepolstert aufgelegt.*

Abb. 96

h) Lagerung bei Schlucklähmung (Abb.
97): Bauchlage; winkelförmige Rumpf-Ex-
tremitäten/Kopflagerung durch zwei gegeneinander geschobene Keilpolster.
Höchster Punkt im Beckenbereich; untere

Abb. 97

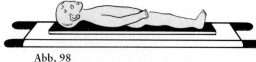

Abb. 98

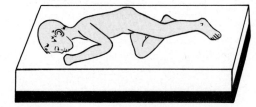

Abb. 99

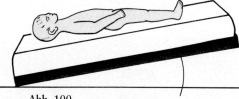

Abb. 100

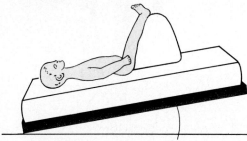

Abb. 101

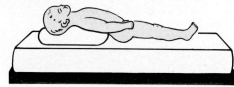

Abb. 102

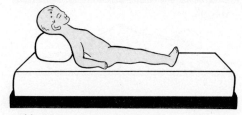

Abb. 103

Extremitäten und Rumpf / gestreckte obere Extremitäten / Kopf gegenläufig abhängig gelegt; Gesichtslage nach der Seite.

i) Transportlagerung Wirbelverletzter (Querschnittsgelähmter) und Beckenverletzter (Abb. 98): Gerade Rückenlagerung auf unverschieblicher, fester Unterlage; nur Seitenpolsterung. Gute Körperfixierung während des Transportes.

k) Stabile Seitenlagerung Bewußtloser vor und während des Transportes in klinische Behandlung (Abb. 99): Seitenlage mit Abwinkelung des *oben* liegenden *Armes* und des *unten* liegenden *Beines;* Kopf liegt zur Seite, von der Schulter leicht gesenkt.

NB.: Tieflage des Kopfes verhindert Eindringen von Fremdkörpern (z. B. Erbrochenem) in die Luftwege.
Cave: Niemals die beiden unten liegenden Extremitäten oder die beiden oben liegenden Extremitäten beugen; hierbei ist die Seitenlage keinesfalls stabilisiert.

l) Lagerung schockgefährdeter Patienten (Abb. 100): Gestreckte Rückenschräglage, Kopf tief, Beine hoch; Lagewinkel nicht mehr als 10–15°.

m) Lagerung bei schweren Schockzuständen (Abb. 101): Wie unter l) angegeben; zusätzlich die Beine in Taschenmesser-Position abstützen.

n) Pneumonie-Lagerung (Abb. 102): Thorax-Nacken-Kopfbereich durchgewölbt höher lagern, wobei der Kopf die Thoraxhöhe nicht überragt.

o) Lagerung bei schwerer Dyspnoe (z. B. Asthma-Anfall) (Abb. 103): Durchgewölbte Höherlagerung des Thorax mit Unterlegung unter dem Schulter/Nackenbereich; Kopf über dem Thoraxniveau; Arme in Ellenbogen-Stützhaltung aufliegend, um Thoraxatmung zu unterstützen.

p) Kardiale Lagerung (Abb. 104): Gerade Thoraxanhebung bei flachgelagertem Abdomen; Kopf über dem Thoraxniveau; Anhebungswinkel des Thorax soll ca. 15° nicht überschreiten.

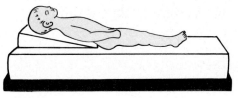

Abb. 104

q) Refluxlagerung (Abb. 105 a): Bei recidivierendem Überlauferbrechen des Säuglings (z. B. Kardiainsuffizienz).
1) Gestreckte Rückenschräglage, Abdomen tief, Thorax und Kopf hoch; Lagewinkel nicht mehr als ca. 15° (Abb. 105 a).

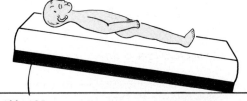

Abb. 105 a

2) Lagerung in Sitz/Liegeschale (z. B. „Baby-Set") (105 b); Oberkörper und Abdomen mäßig angewinkelt hochgelagert; Oberschenkel horizontal, Unterschenkel leicht abhängend (Abb. 105 b).

NB: Sollte nicht als Dauerlagerung verwendet werden.

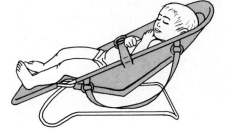

Abb. 105 b

r) Abdominelle Lagerung (Abb. 106): Horizontale Rückenlage; Rumpf gestreckt; Oberschenkel mäßig angezogen, Knie gebeugt; feste Unterlegung der Ober- und Unterschenkel, damit Patient diese Lage ohne Kraftaufwand passiv beibehält.

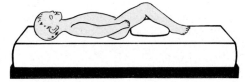

Abb. 106

Notizen:

F. Verbände und Bandagen

I. Bindenverbände

Grundsätzliches

Die Bindenbreite soll (bei Extremitäten-
verbänden) dem Durchmesser des Gliedes
(Finger, Arm) entsprechen.
Die Binde soll stets von distal nach proximal („zum Herzen hin") angelegt werden.
Zu locker angelegte Verbände halten
nicht; zu fest angelegte Verbände bewirken Stauungen und Schmerzen.
Die bindenführende Hand soll den Binde-
kopf mit Bindenöffnung in der Hohlhand
halten; die Fingerspitzen 2–5 (je nach Bindenbreite) liegen in der Rinne zwischen
dem Bindenkopf und dem abgerollten
Bindenstück. Die bindenführende Hand
soll beim Wickeln höchstens handbreit
vom Verbandsbereich entfernt sein.

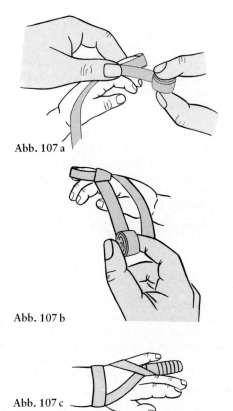

Abb. 107 a

Abb. 107 b

Einige Verbandstechniken

1. Kreis-Zirkeltouren
Circuläre Gänge, jeweils um ca. $\frac{1}{4}$–$\frac{1}{3}$ der
Bindenbreite nach oben/unten versetzt,
abwickeln; erste Tour bereits schräg anlegen und mit der nächsten Tour absichern.

Abb. 107 c

2. Umschlagstouren
Sind an konisch geformten Körperpartien
angebracht. Kreis-Zirkeltouren mit Um-
schlag des Bindenkopfes um 180 ° beim
Wickeln; nicht zu straff anziehen!

3. Fingerverband (Abb. 107 a–c)
Legen einer langen Schlaufe über die Fingerspitze (a); anschließend um Finger Zir-
keltouren, gelegentlich eine Umschlags-
tour einschalten (b); freie Bindenenden

über Handrücken zum Handgelenk führen und dort circulär verknüpfen (c).

4. Kreuztourenverband (Abb. 108 a–c)
Diagonale Kreuztour über das Verbands-
feld mit anschließendem Kreisgang (a)
und gegenläufiger Kreuztour der Gegenseite (b); Weiterführung in Achtertouren.
Die so entstehende „Kornähre" kann auf-
und absteigend angelegt werden. Ver-
bandsabschluß durch einen Kreuzgang.

5. Fächer/Schildkrötenverband
(Abb. 109 a–c; 110)
Kreuztouren, die sich im Gelenk-Beugebereich kreuzen. Ausgang des Verbandes entweder vom distalen Verbandsbereich (Abb. 109) oder – bei Knie- bzw. Ellenbeugeverbänden – von der Gelenkmitte ausgehend (Abb. 110).

6. Einfacher Ruhigstellungsverband für Schulter/Oberarmbereich (Abb. 111)
Achselhöhle und Thoraxseitenwand durch Tuch/Mull-Lagen abpolstern; Kreis-Zirkeltouren um Thorax unter Einbeziehung des Oberarmes; Schulter selbst freilassen.

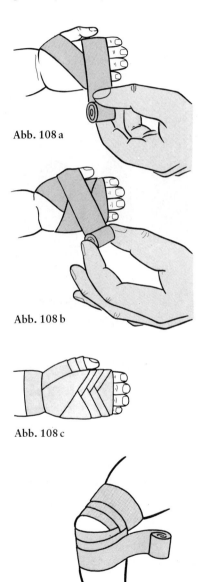

Abb. 108 a

Abb. 108 b

Abb. 108 c

Abb. 110

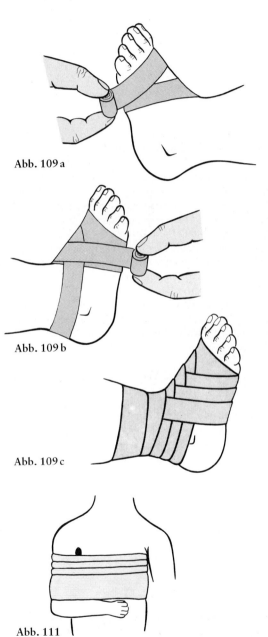

Abb. 109 a

Abb. 109 b

Abb. 109 c

Abb. 111

7. Desault-Verband (Abb. 112)

Bei Verletzungen von Oberarm und Schul-
tergelenk. Reichliches Bindenmaterial erforderlich; Zusammenfügen der Binden
durch Sicherheitsnadeln oder Pflasterbrük-
ken. Beginn wie bei unter 6.; danach Tou-
ren von der Achsel (A) der gesunden Seite
über die Schulter der verletzten Seite
(SCH) um den Ellenbogen der verletzten
Seite (E) und wieder hinauf zur verletzten
Schulter; von hier zur gesunden Achsel;
Wiederholung des Bindenweges: Achsel-
Schulter-Ellenbogen (Merkwort: Asche).

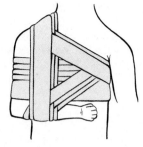

Abb. 112

II. Schlauchverbände

Grundsätzliches

Sie werden aus elastisch gewirkten Bin-
denschläuchen verschiedener Durchmesser
hergestellt;
sie ermöglichen leichte und sicher haltende Anlegung von vielartigen Verbänden in
allen Körperbereichen;
sie haben, die unter I, Abb. 107–110, angegebenen Verbandstechniken – vor allem
bei gelenkeinbeziehenden Extremitäten-
verbänden – heute weitgehend ersetzt.

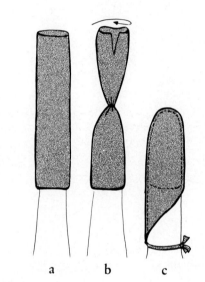

a   b   c

Beispielhafte Verbandstechniken

Abb. 113

1. Schlauchbinden-Fingerverband
(Abb. 113 a–c)
Überstülpen des Schlauches über Verbandsbereich (a); 1–2maliges Abdrehen in
Schlauch-Längsachse um 360 ° (b); Überstülpen des an der Fingerspitze überstehenden Schlauchstückes; seitliches Auf-
schneiden und Zusammenknüpfen der
Streifenstücke am Finger (c) oder Handgelenk.

2. Schlauchbinden-Kopfverband
(Abb. 114 a, b)
Überstülpen des Schlauches über den
Kopf (a); 1–2maliges Abdrehen in
Schlauch-Längsachse um 360 °; Überstül-
pen des über den Kopf überstehenden

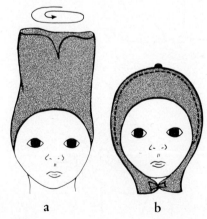

a   b

Abb. 114

Schlauchtrichters über den liegenden Verbandsteil; vorderes und hinteres Einschneiden des heruntergezogenen Schlauchstükkes und Verknüpfung der entstehenden Haltebänder unter dem Kinn (b).

Hinweis:
Die konservierende Behandlung von Nabelhernien mit Pflasterverband hat sich als obsolet erwiesen. Die in den Auflagen 1–3 beschriebene Anlegung eines Nabelpflasters ist deshalb gestrichen.

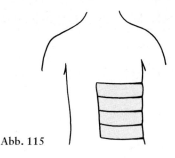

Abb. 115

III. Einseitige Pflasterbandage des Thorax (Abb. 115)

Ist als Stützbandage zur einseitigen Bewegungseinschränkung des Thorax (z. B. bei Rippenfrakturen) geeignet.

Dachziegelartiges Aufkleben von Pflasterstreifen von der hinteren zur vorderen Thoraxmittellinie; Beginn vom unteren Verbandsrand ansteigend.

Hinweis:
Die Verwendung von Nabelverbänden bei Neugeborenen hat sich als obsolet erwiesen. Die in den Auflagen 1–3 beschriebene Anlegung des Nabelverbandes ist deshalb gestrichen.

Notizen:

G. Eingriffe am Verdauungstrakt und Urogenitalbereich

I. Sondierung der oberen Verdauungswege

a) Indikationen

1. Diagnostisch zum Nachweis und zur Lokalisation von Passagehindernissen und Mißbildungen.
Zur Gewinnung von Magen/Duodenalsekret für chemische Untersuchungen.
Zur mikrobiologischen Diagnostik z. B.: Lamblien im Duodenalsekret und Tuberkelbakterien bei Säuglingen und Kleinkindern aus verschlucktem Sputum.
2. Therapeutisch zur Sondenernährung bei Frühgeborenen, Säuglingen und Schwerkranken, insbesondere bei Schluckhindernissen (z. B. Mundbodenphlegmone).
Zur Spülung atonischer Mägen (z. B. bei hypertrophischer Pylorusstenose des Säuglings). Zur Magenspülung und zur Instillation von Medikamenten (z. B. bei Vergiftungen).

b) Prinzip

Bei Verwendung dünner Sonden (bei Säuglingen sowie Ernährungssonden bei größeren Kindern) Einlage einer Hohlsonde durch die Nase über Gaumensegel →Rachenhinterwand→Magen.
Bei Verwendung dickerer Sonden (diagnostische Sonden; Magenspülschläuche) Einlage über die Mundhöhle.

c) Benötigte Geräte

1. Sonden (s. Kapitel W, S. 232):
α) Ernährungssonden: Dünne Polyvinylsonden mit Spritzenconus-Ansatz; Länge von 30 cm aufwärts (Abb. 116a).

β) Diagnostische Magen/Darmsonden: Längenmarkierte, röntgen-kontrastdichte Polyethylensonden.
γ) Magenspülschlauch: Mit mindestens 3 mm Lumenweite (je nach Alter möglichst weites Lumen) und seitlichen Spitzenöffnungen; Glas-Spültrichter und evtl. zwischengeschaltete Sichtglas-Ampulle (Abb. 116 b).
2. 20 ml-Spritze zur Aspiration von Magen/Duodenalinhalt oder für die Instillation von Flüssignahrung.
3. pH-Indicatorpapier.
4. Zur Provokation von Blasengalle 10–20 ml Olivenöl oder langsame i. v. Infusion von 0,05 µg/kg KG Fakus® (Ceruletid).

d) Überschlägige Schätzung benötigter Sondenlängen

Die Entfernung zwischen Zahnleiste und Kardia beträgt
im 1. Lebensjahr ca. 10–20 cm; Sondenlänge: 30–40 cm;
im 2. Lebensjahr ca. 25 cm; Sondenlänge: 40–50 cm;
im 3./4. Lebensjahr ca. 30 cm; Sondenlänge: 60 cm und länger.

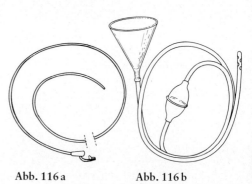

Abb. 116a   Abb. 116 b

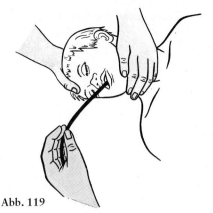

Abb. 119

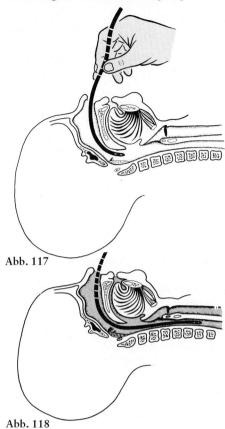

Abb. 117

Abb. 118

e) Einführung und Kontrolle von Sonden

Grundsätzlich: Jede Sonde soll vor Einführung gut befeuchtet werden, damit sie besser gleitet und damit der Patient weniger die lästige Fremdkörperwirkung empfindet.

1. Über die Nase (Abb. 117/118): Rückenlagerung, Gesicht nach oben; Sichtkontrolle während der Sondierung (Rachenhinterwand) nicht unbedingt erforderlich. Beim Säugling und Frühgeborenen meist nur geringe Abwehrreaktionen; bei älteren Kindern Nies-Würg-Reaktionen.

2. Über den Mund (Abb. 119): Rückenoder rechte Seitenlage; Kopf zur Seite gelegt; Sichtkontrolle der Rachenhinterwand beim Einführen (Spatel; Laryngoskop). Während des Einführens Aufforderung zu Schluckbewegungen und zum tiefen Luftholen.

3. Zur Magenspülung (im allgemeinen nur bei erhaltenem Bewußtsein des Patienten und nur in ganz besonders indizierten Fällen bei Bewußtlosen erlaubt) muß der Kopf in rechter Seitenhaltung in leichte Hängelage gebracht werden (Abb. 119).

4. Kontrolle der Sondenlage:

α) Bei einmaliger Sondierung Sondenlage durch Aspiration von Sekret prüfen: Lage im Magen: saure Reaktion mit Indicatorpapier; Lage im Duodenum: alkalische Reaktion mit Indicatorpapier.

β) Bei Dauersonde vor jeder Instillation von Nahrung erneute pH-Prüfung. *Unterlassung ist Kunstfehler!*

γ) Vor jeder Instillation Sichtprüfung, ob Sonde an der Rachenhinterwand glatt in den Pharynx einmündet.

NB.: Durch Würgbewegungen können liegende Sonden, ohne daß dies äußerlich sichtbar wird, aus Magen/Ösophagus heraufgebracht werden und im Schlund aufgeringelt liegen.

5. Sonde soll locker, aber nicht gestaucht in Nase/Pharynx liegen; bei gestauchter Lagerung treten atemrhythmische Scheuerbewegungen ein; Gefahr von Schleimhautreizungen.

6. Extracorporales Sondenende muß fixiert werden (erschwertes Hochwürgen der Sonde; Ausbleiben störender Wischbewegungen durch Sonde im Gesicht des Patienten).

7. Peripheres Dauersondenende muß verschlossen werden, da sonst fortlaufend Mageninhalt zurückfließt.

8. Bei Dauersondierung täglicher Sonden-
wechsel, sonst Gefahr mikrobieller Verunreinigung zu groß (Mycetenbesiedlung!).

Abb. 120

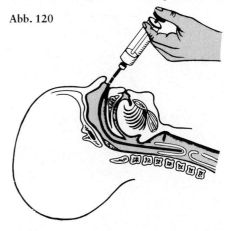

f) Entfernung einer Sonde

Die Sonde soll in einem Zug, ohne Unterbrechung, schnell herausgezogen werden.
Dabei muß das äußere Ende luftdicht ab-
gekniffen oder verstopft werden, damit
sich die Flüssigkeitssäule im Sondenvolu-
men bei Passage des Pharynx nicht in den
Kehlkopfeingang entleert (erhebliche
Aspirationsgefahr!).

g) Besondere Hinweise zur Magenspülung

1. Zur Spülung nur notfalls Wasser, besser
physiologische NaCl-Lösung oder Ringerlösung verwenden; Zusätze nach Wahl
und Fall.
2. Die Spülflüssigkeit soll nach Möglichkeit leicht angewärmt sein.
3. Die Einzelvolumina der Spülflüssigkeit
richten sich nach der körperlichen Entwicklung (Magenkapazität) des Kindes; sie
liegen zwischen 50 ml (Säuglinge) und
500 ml (größere Kinder).
4. In Vergiftungsfällen ablaufende Spülflüssigkeit nie weggießen! Muß für toxi-
kologische Analysen aufbewahrt werden.

h) Einfacher Nachweis einer Ösophagusatresie beim Neugeborenen mit Hilfe der Sondierung (Abb. 120)

Einführung einer Sonde (etwas weiteres
Lumen: 10–12 Charrière) in Sitzhaltung
in den Ösophagus bis zum fraglichen
Stopp (meist um 10 cm von der Zahnleiste). Ansetzen einer luftgefüllten 20 ml-
Spritze an die Sonde und rasche Luftinjek-
tion. Bei Vorliegen einer Atresie wird ein
zischend-gurgelndes Geräusch gehört, sofern keine obere Trachealfistel vorliegt.
Bei gesunden Kindern gelangt die Luft ge-
räuschlos (oder nur durch Stethoskop zu
hören) in den Magen.

i) Komplikationen bei Sondierungen

1. Fehlsondierung in die Luftwege (bei
jungen Säuglingen dann bisweilen *kein*
Hustenreflex!).
2. Scheuerulcera bei langer Liegezeit und
falscher Lagerung.
3. Mikrobielle Besiedlung bei ungenügender Sondenpflege.

k) Häufigste Fehlerquellen

1. Keine pH-Proben des Sondeninhaltes.
2. Keine Lagekontrolle im Pharynx.
3. Verstopfung durch größere Partikel.

II. Gewinnung von Harn; Katheterisierung der Harnblase

Vorbemerkung

Bei männlichen Neugeborenen und jungen
Säuglingen muß darauf geachtet werden,
ob man während der Pflegemaßnahmen
gelegentlich einen Harnstrahl zu sehen be-
kommt. Wird dies weder von der Schwester noch von dem Arzt während der unter klinischer Kontrolle stehenden ersten
Lebenstagen oder im Verlauf einer klinischen Behandlung gesehen, dann sollte an
die Möglichkeit eines Passage-Hindernis-

ses im Urethralbereich (Hydronephrose-Gefahr!) gedacht werden. Die Mutter muß in solchen Fällen bei Übernahme der Kindspflege zu erhöhter Aufmerksamkeit in diesem Sinne angewiesen werden.

a) Auffangen von Spontanharn bei Säuglingen und Kleinkindern

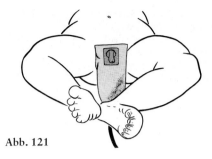

Abb. 121

1. Indikationen
Für chemische, cytologische und mikrobiologische (?) Analysen.

2. Prinzipien
α) Anbringung von Auffanggefäßen vor dem Genital unter Vermeidung von Faecesbeimengungen.
β) Provokativ ausgelöste Urinentleerung.

3. Techniken
Genitalbereich gründlich (evtl. mit Hautdesinfektionsmitteln) reinigen; sterilisierte Auffanggefäße verwenden.

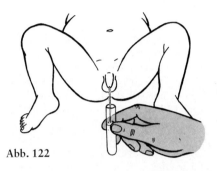

Abb. 122

α) Bei Knaben und Mädchen: Plastik-Klebebeutel mit/ohne Abflußschlauch wird vor das Genital aufgeklebt (Abb. 121); auf sichere Dichtung gegen den Analbereich achten.

β) Bei Knaben und Mädchen: „clean-catch-Urin". Benötigte Geräte: außer Blasenkatheter und Gleitsalbe wie bei Katheterisierung der Harnblase (II, c, 3). Urethralbereich mit Hautdesinfektionsmittel reinigen; bei Einsetzen von Spontanmiktion wird nach kurzem Abfließen einer ersten Harnmenge der „Mittelstrahlurin" in sterilem Gefäß aufgefangen (Abb. 122).

NB.: Mittelstrahlurin „auf Wunsch" gelingt bei Knaben erst ab 3. bis 4. Lebensjahr, bei Mädchen in etwa gleichem Alter (4. bis 5. Lebensjahr).
Wenn möglich, Urinuntersuchungen bei älteren Kindern aus einem Morgenurin.
Bei jeder allgemeinen gründlichen Säuglings-Untersuchung sollte der Untersucher ein steriles Urin-Auffanggefäß griffbereit zur Hand haben. Da Säuglinge durch den taktilen Reiz einer Bauch-Palpation häufig zur Miktion angeregt werden, kann dann ein „clean-catch-Urin" leicht gewonnen werden.

Durch einige Tropfen kalten Wassers auf den Bauch oder durch Entlangstreichen links und rechts der unteren BWS und LWS (*Perez*-Reflex) kann der Miktionsreflex bei jungen Säuglingen und Neugeborenen provoziert werden.
Bei vielen Kleinkindern tritt häufig bei der Reinigung des Genitals spontane Urinentleerung ein.
Bei Vorschulkindern kann „steriler Nachttopf-Einsatz" zur Sauber-Uringewinnung verwandt werden.

b) Katheterisierung der Harnblase

1. Indikationen
Gewinnung von Harn für mikrobiologische Harnwegsdiagnostik; Blasenfüllung aus diagnostischen und therapeutischen Gründen; Refluxpyelographie.

NB.: Die Harnblasen-Katheterisierung ist bei Mädchen einfacher und weniger risikobehaftet als bei Knaben; iatrogene Läsionen (Perforationen, Mucosa-Verletzungen u. a. m.) sind umso mehr zu fürchten, je jünger das Kind und je enger das Lumen der Harnröhre. Dies muß bei der Alternativ-Entscheidung suprapubische Punktion : Katheterisierung beachtet werden.

Die Einlage eines Blasenkatheters kann jedoch bei schockgefährdeten Kindern zur Erkennung des „cardio-cardinalen" Schocksymptomes *Anurie* notwendig werden.

2. Prinzip
Hohlsondeneinlage durch die Harnröhre in die Harnblase.

3. Benötigte Geräte
α) Sterile Tupfer;
β) Schleimhaut/Hautdesinfektionsmittel (darf keine Schleimhautreizung verursachen!), Polyvidon-Jod (z. B. Beta-Isodonal), bzw. milde Seife und Wasser;
γ) sterile Pinzette;
δ) Blasenkatheter; bei Mädchen Glaskatheter mit seitlichem Auslaß; bei Knaben Kunststoffkatheter zwischen 5 und 15 Char (je nach körperlicher Entwicklung des Kindes);
ε) sterilisierte Auffanggefäße (Reagensgläser, Standzylinder);
ζ) Gleitsalbe, evtl. mit Zusatz eines Lokalanaestheticums.

4. Techniken
α) Lagerung: Flache Rückenlage; Oberschenkel weit abduziert, Unterschenkel gebeugt; Fixierung der Unterschenkel/ Oberschenkel durch Hilfsperson (Abb. 123);
β) Reinigung der äußeren Genitalien bei Mädchen: von der Symphyse zum Anus;
Reinigung der äußeren Genitalien bei Knaben: Vorhaut so weit wie gewaltlos möglich zurückschieben;
Reinigung von Harnröhrenmündung zum Körper hin.

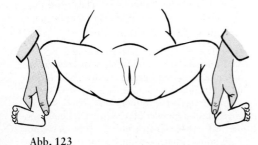

Abb. 123

γ) bei Knaben evtl. Instillation von Gleitmittel mit Anaestheticumzusatz in die Urethralmündung; anschließend mehrminütiger Harnröhrenverschluß durch Fingerklemme;
δ) Katheterisierung beim Mädchen: Spreizen der Labien mit Daumen und Zeigefinger einer Hand; vorsichtiges mehrfaches Auswaschen des äußeren Genitales mit desinfektionsmittelgetränkten Tupfern in frontal-dorsaler Wischbewegung; Aufsuchen der Harnröhrenmündung mit Katheterspitze über den Vaginaleingang; Katheterrichtung von proximal-frontal nach distal-dorsal.

NB.: Die Harnröhrenmündung ist bei Säuglingen und Kleinkindern oft nicht verläßlich erkennbar. Bei behutsamem Aufsetzen der Katheterspitze zwischen vorderem Vaginalpol und vorderer Labien-Kommissur „fällt" die Katheterspitze bei geringstem Schub in die zunächst nicht sichtbar gewesene Harnröhrenmündung.

Sowie die Katheterspitze in die Harnröhrenmündung eingetreten ist, sofortiges Senken des peripheren Katheterendes und weiteres Einführen des Katheters (Abb. 124 a); unter druckfreier Weiterführung des Katheters senkt man das periphere Katheterende wenig unter die Horizontalebene bis Urin ausfließt (Abb. 124 b); Auffangen des Harnes.

ε) Katheterisierung beim Knaben: Penis wird gestreckt, Präputium zurückstreifen und Glans/Urethralmündungsbereich mehrfach mit Desinfektionslösung abwaschen. Aufträufeln von Gleitsalbe auf die Harnröhrenmündung; Penis rechtwinklig vom Rumpf abhalten und Kunststoffkatheter (mit abgerundeter Spitze) in dieser Haltung einführen (Abb. 125 a, b); Finger tastend unter den Penis legen; wenn Katheterlauf im Bereich des Scrotalansatzes getastet wird, langsames Senken des Penis mit Katheter in Richtung Körperachse zwischen den Oberschenkeln unter weiterem vorsichtigen Einschieben des Katheters; hierbei nur ge-

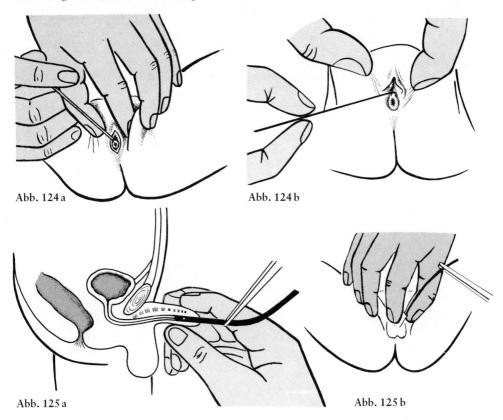

Abb. 124 a

Abb. 124 b

Abb. 125 a

Abb. 125 b

ringer Druckaufwand, der erst ein wenig verstärkt wird, wenn der Widerstand der Blasenhals-Passage überwunden werden muß; hierbei evtl. taktile Kontrolle des Katheterlaufes durch den in das Rectum eingeführten Zeigefinger der freien Untersucherhand; bei weiterem Hinaufschieben des Katheters fließt Urin ab; Auffangen des Harnes.

c) „Kipp-Test" bei Harninkontinenz

Lagewechsel des Körpers aus liegender in aufrechte Haltung führt bei Inkontinenz zu spontanem Harnträufeln.

d) Suprapubische Blasenpunktion

Grundsätzlich: Nur bei gut gefüllter Blase erlaubt!

Vor jeder Blasenpunktion (bzw. begleitend mit ihr) soll der Füllungszustand/Fundusstand sonographisch kontrolliert werden.

1. Prinzip
Transcutane Hohlnadelsondierung der Harnblase über der Symphyse.

2. Indikationen
α) Diagnostisch: In besonderen Einzelfällen zur Gewinnung von sterilem Harn für mikrobiologische Untersuchungen;

β) therapeutisch: Notfallmaßnahme bei akuter Harnsperre mit Blasenüberfüllung;

γ) bei operativen Eingriffen an Blase und Harnröhre.

δ) zum Dauerkatheterismus aus unterschiedlichen Indikationen (in Verbindung mit Urinauffangbeutel: geschlossenes Ableitungssystem mit vergleichsweise – Transurethralkatheter – ge-

ringster exogener Infektionsgefähr-
dung).

3. Instrumentarium

α) Für sterile Arbeitsbedingungen sind er-
forderlich: Handschuhe, Abdecktuch,
Tuchklemmen, sterile Arbeitskleidung,
Tupfer und Hautdesinfektionsmittel;

β) Skalpell oder Hämostilette zur Hautincision;

γ) für Lokalanästhesie: 1% Novocainlösung, 2 ml-Spritze, Kanülen Nr. 12;

δ) für Kurzzeit-Punktion: 4–5 Char.
Punktionskanüle, 10 cm lang, mehrere
20 ml-Spritzen;

ε) für suprapubische Blasen-Dauerdraina-
ge Trokar/Katheter-Einmalsystem (z. B.
„Cystofix"-Katheter   – Abb. 288,
S. 228);

ζ) Stieltupfer, Mastixlösung bzw. Silikonkleber, Verbandsmaterial;

η) sterilisierte Auffanggefäße (Reagensgläser, Standzylinder).

4. Methode

α) Lagerung: Flache Rückenlage, Oberschenkel gering angezogen mit Unterlage unter den Kniekehlen;

β) wenn altersgemäß erforderlich, Rasur
der Schamhaare; Lokalanästhesie
(nicht unbedingt erforderlich) des
Hautfeldes über der Symphyse; Hautdesinfektion;

γ) Hautdurchtrennung mit Skalpell oder
Hämostilette; Einstichstelle (Abb. 126a):
in Linea alba, ca. 1 Qf. über dem oberen Symphysenrand (altersvariabel);

δ) Einstichrichtung (Abb. 126 b): rechtwinklig zur Monspubis-Ebene oder
von leicht caudal-frontal nach cranial-
dorsal (=90–110 ° zum Niveau der
Unterbauchdecken);

ε) bei Kurzzeit-Punktion mit aufgesetzter
Spritze unter geringer Aspiration; sobald Urin in die Spritze tritt, wird Kanüle noch ca. 1 cm tiefer eingeführt;
danach Harn nach Bedarf u. Notwendigkeit ablaufen lassen;

ζ) bei Anlegen eines Dauerkatheters: Einstich des Trokars mit eingelegtem einrollbarem Blasenkatheter wie unter

Abb. 126 a, b. Nach ausreichend tiefem
Einführen (Stichlänge des Trokars:
5 cm) Zurückziehen (Abb. 126 c) des
spaltbaren Trokars („Splitkanüle")
über den liegenden Katheter und Ablösen durch seitliches Aufreißen vom
Flügelgriff bis zur Spitze (Abb. 126 d);

η) nach Kurzzeitpunktion: Herausziehen
der Kanüle; Abdecken des Areales um
den Hauteinstich mit (Mastix-)Tupfer;

ϑ) bei Dauerkatheter: Fixierung des Katheters mit Silikonkleber an der Haut;
Abdecken mit Tupfer.

5. Nachsorgemaßnahmen

Einige Stunden Bettruhe; Kontrolle des
Spontanharnes (Hämaturie?).

6. Komplikationen

α) Anstechen eines Blasenwandgefäßes
oder Nichtbeachtung einer erhöhten
Blutungsbereitschaft mit nachfolgender Blutung;

β) Inoculation einer Infektion;

γ) Urinfistel bei Überdruckblase durch
urethrale Harnsperre.

7. Häufigste Fehlerquellen

α) Punktionsversuch bei zu gering gefüllter Blase (Punktion der Peritonealhöh-
le);

β) zu steiler Einstich von oben (Punktion
des retropubischen Raumes);

γ) Punktionsversuch bei Vorliegen von
Narbenadhäsionen im Punktionsbereich, bei einer Schrumpfblase oder bei
einem Blasentumor.

e) Uroflowmetrie

1. Prinzip

Nichtinvasive Harnflußmessung als Funktion der Miktions(Zeit-)dauer. Die compu-
tergestützte Verrechnung der Flußkurve
ermöglicht die Ermittlung von maximaler/
mittlerer/partieller Flußrate, Entleerungs-
zeit/Volumen u. a. m.

2. Indikationen

Erfassung und Differenzierung strukturell
bedingter, myogener, psychogener/neuro-
gener Entleerungsstörungen der Harnblase.

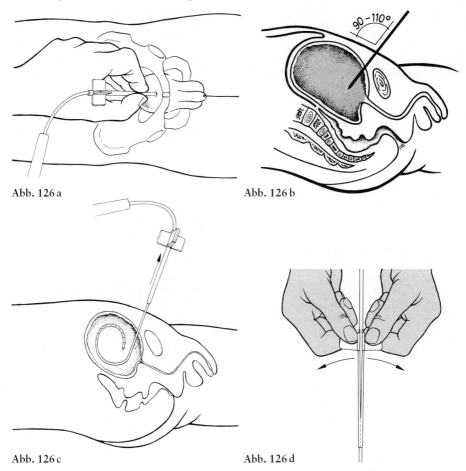

Abb. 126 a   Abb. 126 b

Abb. 126 c   Abb. 126 d

3. Benötigte Geräte
α) Toiletten-ähnliches spezielles Urin-Auffanggerät;
β) Meßwertgeber mit Zubehör; integrierendes Meßsystem (Meß/Registrier/Anzeige/Schreibgerät).

4. Methode
Die Miktion erfolgt zwanglos in das toiletten-ähnliche Auffanggerät über welches Start und Stop der Fluß-Registrierung automatisch gesteuert wird. Die Zeit/Volumen-Werte werden im Rechner und Schreiber in Diagramme umgesetzt. Aus ihnen werden die Parameter abgelesen für: maximale Flußrate („Qmax"), Zeitdauer der vollständigen Blasenentleerung

(„T100"), Zeitspanne von Harnfluß-Beginn bis maximaler Flußrate („TQmax"), gesamtes Entleerungsvolumen („Vcomp"), Zeitspanne bis zur Entleerung von 90% der Gesamtmiktion („T90"), mittlere Flußrate während der Entleerung 90%-Entleerung („QM90") u. a. m.
Sonographische Endkontrolle der restharn-freien Blasenentleerung.

5. Komplikationen
Nicht zu erwarten.

6. Häufigste Fehlerquellen
α) Mangelnde Mitarbeit des Kindes,
β) falsche Verarbeitung der Meßwerte infolge Gerätefehlers.

f) Blasenmanometrie

1. Prinzip
Elektromanometrische Registrierung von intraabdominellem und intravesikalem Druck mit gleichzeitiger elektromyographischer Sphinkterkontrolle während Ruhe und Miktion zur Ermittlung von Blasentonus, Blasenauslaß-Widerstand, Kontraktilität und Sphinkterverhalten.

2. Indikationen
Erfassung und Differenzierung strukturell bedingter, myogener und neurogener Entleerungsstörungen der Harnblase.

3. Benötigte Geräte
α) Polyäthylen-Nélaton-Katheter (Ch 3–5) mit 2 seitlichen Öffnungen für Blasensondierung;

β) Polyethylen-Nélaton-Katheter (Ch 8–10) mit mehreren seitlichen Öffnungen für Rektumsondierung;

γ) konzentrische Nadelelektrode (Platinoberfläche = 0,075 mm²; Durchmesser = 0,45 mm Länge = 3 cm);

δ) elektronisches Druckmeßgerät (Statham-Transducer);

ε) integrierendes Meß-System (Meß/Registrier/Anzeigegerät mit Papierschreiber).

4. Methode (Abb. 127)
α) Voruntersuchung des Patienten: Kontrolle und Bewertung der spontanen Harnentleerung incl. Bestimmung des Resturins;
bakteriologische Urinuntersuchung;
i. v. Pyelogramm und Miktions-Cysto/Uretrogramm.

β) Vorbereitung des Patienten: Darmentleerung durch Einlauf;
vor und während der Untersuchung reichliche Flüssigkeitsgabe.

γ) Lagerung des Patienten: Sitzend oder liegend.

δ) Durchführung der Manometrie: Aseptische Einführung des Katheters in die Blase bis Katheterspitzenlage 2–4 cm proximal des inneren Harnröhrenabganges. Anschluß des Katheters an das Druck-Registriergerät (Statham-Element). Einführung des Rektumkatheters bis in Höhe von 5–15 cm je nach Körpergröße des Kindes. Anschluß des Katheters an das Druckregistriergerät (Statham-Element).

NB.: Die Bezugspunkte für die Messungen des intravesikalen und intraabdominellen Druckes sind der untere Rand der Symphyse bzw. bei Säuglingen der geschätzte Mittelpunkt der Harnblase.

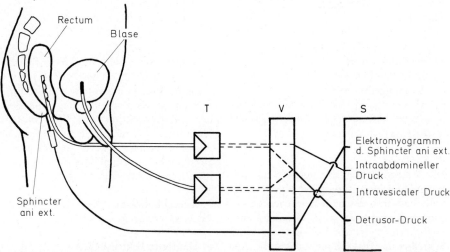

Abb. 127. Schematische Darstellung der elektromanometrischen und elektromyographischen Meßeinheit.

T = Transducer, V = Verstärker u. Elektrozystomonometer bzw. EMG, S = Schreiber u. Oscilloscop

Luftblasenfreie Füllung der Katheter und des Druckregistrierelementes. Richtige Funktion wird durch den Hustenstoß oder (bei Kleinkindern) mit Credé'schen Handgriff durch zeitsynchrone steile Druckzacken der intravesikalen und intraabdominellen Druckkurve angezeigt.

Einlage der Nadelelektrode in sphincter ani; Fixierung mit Pflaster. Lagekontrolle durch Registrierung einer elektromyographischen Aktivität bei Husten, willkürlicher Anal-Sphinkterkontraktion, Bulbocavernosus-Reflex bzw. durch passiven Druck auf unteres Abdomen. Zusätzliche Kontrolle des EMG bei Ruhe und bei Miktion.

NB.: Die elektromyographische Funktion des M. sphincter ani repräsentiert die Funktion des M. sphincter urethr. ext.

Gleichzeitige Registrierung von intraabdominellem und intravesikalem Druck bei Ruhe und bei Miktion sowie Registrierung des Detrusor-Druckes und Kontrolle des EMG von M. sphincter ani ext.

5. Nachversorgung
Urinkontrolle.

6. Komplikationen
Nicht zu erwarten.

7. Häufigste Fehlerquellen:
α) Mangelnde Mitarbeit der Kinder;
β) unzulängliche Eichung des Registriergerätes; falsche Anzeige;
γ) störende elektromyographische Impulse;
δ) Luftblasen im System.

III. Kinderärztliche Techniken im Präputium-Bereich

a) Lösung des Präputiums

1. Indikation
Bei recidivierenden entzündlichen Lokalreaktionen (z. B. Retentions-Balanitis) mit erschwerter Möglichkeit einer Säuberung

und Lokalbehandlung des Bereiches bis zur Präputium-Umschlagfalte.

2. Erforderliche Geräte
α) Knopfsonde;
β) Salbe.

3. Technik der Präputiumlösung
(Abb. 128 a, b)
α) Penis proximal des Glans/Präputiumbereiches mit Daumen und Zeigefinger seitlich fixieren; Präputium durch Zug an der Penishaut circulär anspannen (a);
β) Auftragen von Salbe auf Penisspitze;
γ) mit Knopfsonde durch die Salbenlage hindurch zwischen Glans und innerem Präputialblatt einfahren; unter kreisender Bewegung nach beiden Seiten Präputium bis zur Umschlagfalte von der Glans ablösen; gleichzeitig mit Daumen und Zeigefinger Präputium über die Glans zurückziehen (b); inneres Präputialblatt reinigen, Salbe auftragen, Präputium wieder vorschieben.

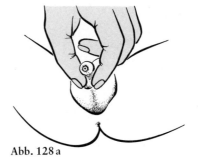

Abb. 128 a

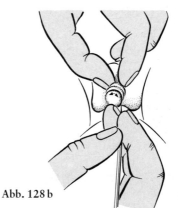

Abb. 128 b

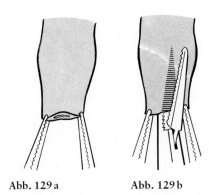

Abb. 129 a   Abb. 129 b

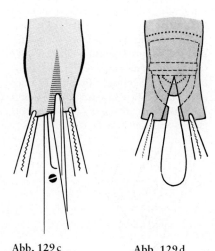

Abb. 129 c   Abb. 129 d

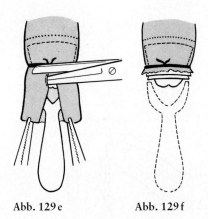

Abb. 129 e   Abb. 129 f

b) Circumcision beim Neugeborenen mit dem „Plastibell-Ring" (Abb. 129 a–f)

1. Indikation

Bei stark verlängertem, engem Präputium des Neugeborenen (Faustregel: bei Miktion bläht sich das Präputium „ballonförmig" auf; bei energischem Versuch, das Präputium über die Glans penis zurückzustreifen, kann Urethralmündung *nicht* freigelegt werden).

Aus rituellen Gründen.

2. Instrumentarium

α) Zwei Moskitoklemmen;
β) eine mittlere Péan-Klemme;
γ) eine Mayo-Schere (gerade, mit abgestumpften Branchen);
δ) Plastibell-Ring mit Schnürfaden;
ε) Tupfer, Hautdesinfektionsmittel.

3. Methode

α) Gründliche Desinfektion des Präputiums; Abdecken des Analbereiches mit Tupfer;
β) Moskitoklemmen gegenüberliegend am Präputiumrand anklemmen (a);
γ) Dorsal-Mittellinie des Präputiums ca. 1 cm mit Péan-Klemme für ca. ½ min abklemmen (b);
δ) nach Entfernung der Péan-Klemme wird der gequetschte Präputiumstreifen durch Scherenschlag gespalten (c);
ε) Einführen des Plastibell-Ringes unter das aufgespreizte Präputium über die Glans penis (d);
ζ) circuläre Ligatur des Präputiums zentral des Schnitt-Wundrandes um die Haltefurche des Plastibell-Ringes, sehr festes Anziehen des Schnürringes;
η) circuläres Abschneiden des über der Ligatur nach peripher überstehenden Präputiumstückes (e);
ϑ) Abknicken der Haltegabel des Plastibells von dem nun fest unter dem Rest-Präputium liegenden Ring (f);
ι) nochmalige Desinfektion und Reinigung des Wundgebietes.

4. Nachsorge

Nicht erforderlich. Die Miktion kann durch den Ring ohne Schwierigkeit erfolgen; unter der Ligatur verheilen die Präputialblätter miteinander; nach wenigen Tagen wird Ring mit Ligaturfaden und überstehendem macerierten Präputiumring abgestoßen.

5. Komplikationen

α) Nachblutung, wenn dorsale Spaltungswunde zentral über die Ligatur hinüber reicht;

β) Blutung und schlechte Verheilung, wenn inneres Präputialblatt nicht von der Ligatur mit erfaßt ist (unsorgfältiges Anklemmen des Präputiumrandes mit den Moskitoklemmen).

6. Häufigste Fehlerquellen

α) Inadäquate Ringgröße zum Durchmesser der Glans penis;

β) Ligatur zu locker angelegt.

c) Reposition einer Paraphimose
(Abb. 130 a–c)

1. Indikation

Ausbildung einer Glans-Strangulation durch ödematös gestautes, zurückgeschobenes Präputium (Abb. 130 a).

2. Methode

α) Vorsichtiges Auspressen des zwischen Daumen und Zeigefinger gehaltenen Präputiums; Ödemflüssigkeit und Blut müssen – eventuell nach vorangegangener intrapräputialer Injektion von Hyaluronidase-Lösung – aus der Glans und aus dem Wulst des inneren Präputiumblattes in den Penisschaft zurückmassiert werden (Abb. 130 b);

β) ausgepreßtes Präputium zwischen die Zeige- und Mittelfinger beider Hände nehmen und – bei Druck der Daumen auf die Glans penis – vorsichtig über die Glans vorschieben (Abb. 130 c).

3. Nachsorge

α) Auflegen feuchter Umschläge in häufigerem Wechsel auf den Penis;

β) Verabreichung von einem (oder in Abständen mehreren) Diclofenac-Na-Suppositorien (Voltaren®) für Kleinkinder.

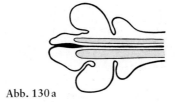

Abb. 130 a

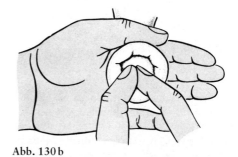

Abb. 130 b

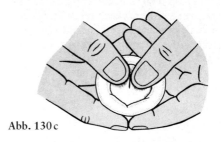

Abb. 130 c

NB.: Da sowohl die Paraphimose als auch ihre Reposition sehr schmerzhaft sein kann, ist bisweilen eine Kurznarkose erforderlich.

IV. Reposition eines Leistenbruches beim Säugling

Grundsätzliches

1. Der Leistenbruch des Säuglings ist angeboren und damit fast immer fixiert.

2. Die Sonographie kann bisweilen für therapeutische Entschlüsse wichtige topographische Aufschlüsse liefern.

3. Ein fixierter Leistenbruch kann nicht auf die Dauer manuell reponiert werden. Er muß deshalb in angemessener Zeit operativ beseitigt werden.

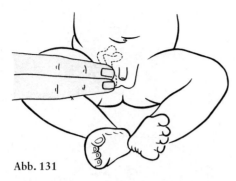

Abb. 131

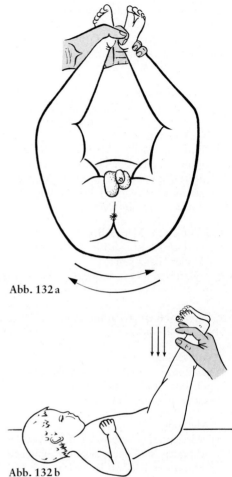

Abb. 132 a

Abb. 132 b

4. Wenn beim Säugling durch eine einmalige manuelle Zurückbringung eines Leistenbruches dessen Reponibilität erwiesen ist, dann sollen weitere manuelle Maßnahmen sich auf die vergleichende Palpation (Abb. 131) ohne erneute Versuche der Reponierung beschränken; durch Eindrücken in den Hernienbereich können Ödeme entstehen, die eine Incarceration bewirken können.

5. „Über einem eingeklemmten Bruch lasse man die Sonne nicht auf- oder untergehen!"

a) Einfache Methode zur schonenden, wiederholbaren Reposition eines Leistenbruches beim Säugling
(Abb. 132 a, b)

α) Klammerartiges Erfassen beider Beine des Säuglings im Knöchelbereich mit einer Hand (ein Bein zwischen Daumen und Zeigefinger; das andere Bein zwischen Mittel- und Ringfinger); bei schweren Kindern werden beide Hände zu Hilfe genommen;

β) Anheben der Beine; Gesäß wird hierbei von der Unterlage abgehoben, Schultern bleiben jedoch auf der Unterlage liegen;

γ) Ausführung von kurzen schwingenden (Abb. 132 a) und rüttelnd-schüttelnden (Abb. 132 b) Bewegungen mit Beinen und Unterleib des Kindes;

δ) im allgemeinen tritt der Bruch bei diesen Bewegungen schnell zurück.

b) Nachsorge

Konsequente Bauchlagerung des Kindes ist eine naturgemäße „Hernientamponade".

V. Einfache Methode zum Schutz und zur Lagerung einer Omphalocele des Neugeborenen

1. Prinzip
Überstülpen eines Schaumstoffringes unter gleichzeitigem Abrollen einer Schlauchbinde über die Omphalocele.

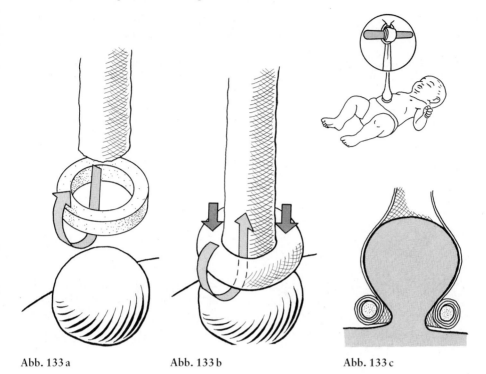

Abb. 133 a   Abb. 133 b   Abb. 133 c

2. Benötigtes Material

α) Schlauchbinde mit Dehnungsfähigkeit über den Umfang der Omphalocele;

β) Schaumstoffring mit ausreichender Innenweite.

3. Methode

α) Aufrollen der Schlauchbinde über die Innenlichtung des Schaumstoffringes (Abb. 133 a);

β) Abrollen der Schlauchbinde über die Omphalocele durch abrollendes Überstülpen des Ringes über die Cele. Der Ring soll danach konzentrisch stützend um die Basis der Omphalocele liegen (Abb. 133 b).

γ) Aufhängen der über den freien Celen-Pol überstehenden Schlauchbinde (Abb. 133 c).

NB.: Der Verband kann leicht gewechselt werden; Medikamente können auf den liegenden Verband aufgetragen werden.

VI. Kinderärztliche Manipulationen im Vaginalbereich

a) Äußere Inspektion des Vaginalbereiches

1. Indikation

Erkennung von Mißbildungen/Fehlentwicklungen, genitalen Infektionen/Entzündungen (Fluor), intravaginalen Fremdkörpern, Traumatisierungen, Tumoren.

2. Benötigtes Material

Säuberungstupfer.

3. Lagerung von Säuglingen und Kleinkindern

Rückenlage (siehe Abb. 123, S. 100).

4. Durchführung

Leichtes Abziehen der großen Labien durch Hilfsperson in Richtung Körperachse der Patientin nach dorsal (in Richtung

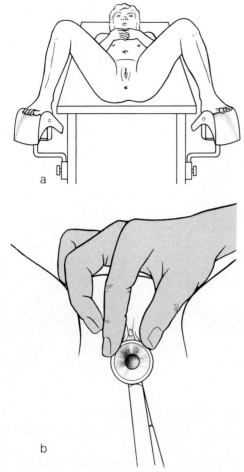

a

b

Abb. 134 a b. Bei Säuglingen kann ein Nasenspekulum mit mindestens 4 cm langen Spreizlippen zur Vaginoskopie verwendet werden (Abb. 304 a, S. 231).

auf den Untersucher zu). Dadurch deutliche Darstellung von Nischen, Falten, Öffnungen einschließlich des Hymens (wenn keine Atresie/Pseudoatresie vorliegt).

b) Vaginoskopie

Grundsätzliches

Die Vaginoskopie ist eine invasive Untersuchungsmethode in einer besonders sensi-

blen Körperregion. Auf sie sollte grundsätzlich nur dann zurückgegriffen werden, wenn die bei der äußeren Vaginalinspektion genannten (siehe VI, a, 1) dringlichen Verdachtsmomente bestehen. Die Vaginoskopie sollte bei Kindern überdies auf solche Fälle beschränkt werden, in denen eine äußere Vaginalinspektion und die Sonographie keine Klärung bringen.

1. Lagerung bei älteren Mädchen
Rückenlage mit stark abduzierten Oberschenkeln und aufgesetzten Unterschenkeln in Kniebeugung (Abb. 134 a).

2. Benötigte Geräte
α) Vaginoskop mit Zubehör (Abb. 304, S. 231);

β) Absauggerät mit Zubehör;

γ) 20 ml Spritze mit angesetzter weicher Spülsonde; physiolog. NaCl-Lösung;

δ) Winkelpinzette zur evtl. Fremdkörper-Entfernung;

ε) sterile Abstrichtupfer; sterile Abstrichröhrchen;

ζ) Abstrichösen für Cytologie; Objektträger;

η) weiche Säuberungstupfer; nicht-reizende Desinfektionslösung.

3. Methode
α) Leichtes Auseinanderziehen der großen Labien (siehe bei „Inspektion des Vaginalbereiches", Ziffer 4);

β) vorsichtiges Auswaschen des Introitus mit befeuchtetem Tupfer in frontodorsaler Wischbewegung;

γ) Einführen des vorgewärmten Vaginoskopes (Abb. 134 b); ggf. Absaugen von Fluor/Sekret; Entnahme zur mikrobiologischen Untersuchung;

δ) weitere Manipulationen (z. B. Fremdkörper-Extraktion; lokale Blutstillung, Medikamenten-Einlage) nach Bedarf.

4. Nachsorge
Nur bei Verletzungen (z. B. nach Sexualdelikten) erforderlich.

5. Mögliche Fehlerquellen
Benutzung eines Vaginoskopes inadäquater Größe.

VII. Kinderärztliche Manipulationen im Recto-Analbereich

Grundsätzliches

Vor jeder Manipulation im Analbereich soll zur Vermeidung von Schleimhautläsionen und von Zug/Reibungsschmerzen der Analeingang des Kindes mit Öl benetzt werden.

Bei dystrophen, lebensschwachen Neugeborenen muß jegliche Indikation einer Sondierung des Recto-Analbereiches besonders eng gefaßt und jede derartige Manipulation besonders behutsam und schonend durchgeführt werden; bei solchen Kindern kommt es erfahrungsgemäß gelegentlich zu Darmperforationen mit nachfolgender Peritonitis.

a) Indikationen

1. Diagnostisch

Prüfung von Durchgängigkeit des Anus beim Neugeborenen und jungen Säugling (besonders in Fällen von permanenten Defäkationsbeschwerden); zur Gewinnung von Stuhlproben oder Schleimhautpartikeln; bei Ausscheidung von frischem Blut aus dem Anus; bei Formanomalien des Anus incl. Fistelbildungen; zur Palpation des Douglas-Raumes; Erkennung von Innervationsstörungen im Anus/Beckenbodenbereich.

2. Therapeutisch

Darmspülung; rectale Zufuhr von Arzneimitteln; Reponierung eines Analprolapses.

b) Arten der Verrichtungen

1. Inspektion der Analregion

Besonders zu beachten: Siehe S. 80.

2. Kontrolle von peri(retro-)analen Grübchen/Porusbildungen

α) *Lagerung* des Patienten in Bauchlage; leichtes Spreizen der Hinterbacken.

β) *Benötigte Geräte:* dünne Knopfsonde; 10 ml-Spritze; stumpfgeschliffene Kanüle Nr. 1–2; evtl. geringe Menge wasserlösl. Rö-Kontrastmittel; sterile Auffangröhrchen für aspiriertes Material aus dem Porus für mikrobiol./cytolog. Untersuchung; Tupfer; reizloses Desinfektionsmittel.

γ) *Vorgehen:* Desinfektion des Grübchenbereiches; Abtasten des Grübchengrundes mit Knopfsonde. Wenn eine Porusöffnung sondiert wird, erneute Desinfektion des Porusbereiches.

Danach vorsichtiges Einführen der stumpf abgeschliffenen Kanüle; Aspirationsversuch aus dem Porusgang mit leerer Spritze.

Evtl. vorsichtige Instillation von wasserlöslichem Kontrastmittel und Rö-Darstellung von Form, Länge, Verlauf des Fistelganges.

Cave: Infektiöse Kontamination des Fistelganges mit nachfolgender Infektion des Duralsakkes ist nicht auszuschließen; deshalb ist kontinuierliche Folge-Beobachtung des Patienten und baldmögliche operative Behebung der Fehlbildung angebracht.

3. Digitale Austastung des Darmausganges und des Rectums

α) *Lagerung:* Linke Seitenlage mit leicht angezogenen Oberschenkeln; beim Säugling und Kleinkind werden beide Beine von einer Hand des Untersuchers im Zwingengriff fixiert und leicht von der Unterlage abgehoben (Abb. 135).

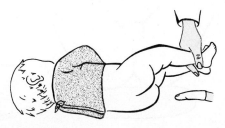

Abb. 135

β) Altersentsprechende Längen der Enddarmabschnitte in der ersten Lebenszeit:

	Länge des Analkanales	Rectumlänge	Beschwerdelose Durchgängigkeit
1. Trimenon	< 2 cm	ca. 7 cm	ca. 1,5 cm ∅
Ende 1. Jahr	ca. 2,5 cm	ca. 10 cm	ca. 1,5 cm ∅
3. Lebensjahr	ca. 2,5 cm	ca. 12 cm	ca. 2 cm ∅

γ) *Benötigtes Gerät:* Gummifingerling, Gleitsalbe.

δ) Die Austastung soll „rund um die Uhr" unter exzentrischem Druck erfolgen. Besonders im oberen/vorderen Wandbereich des Rectums soll auf die Gewebsbeschaffenheit im benachbarten kleinen Becken geachtet werden (Douglas-Raum); hierbei kann ein Gegendruck der anderen Untersucherhand (Füße des Kindes loslassen!) einen besseren Tastbefund vermitteln.
Beachtung, ob der Analkanal besonders lang und eng erscheint (Stenose; evtl. agangionäres Segment).

ε) Nach Herausziehen des untersuchenden Fingers Betrachtung des Fingerlings (Blut-, Stuhlspuren) und des Anus nach gleichen Spuren (z. B. bei Invaginationsverdacht). Kontrolle, ob aus dem Anus Flüssigkeit nachläuft (Verdacht einer Rectovesicalfistel).

4. Verwendung des Darmrohres

α) Beschaffenheit: Starkkalibriges Gummirohr (je nach Alter des Kindes Lumenweiten zwischen 7 und 12 mm angebracht; stumpf abgerundete geschlossene Spitze, Lumenauslaß seitlich).

β) Einführung des Darmrohres beim liegenden Kind mit hochgeschlagenen, mäßig abduzierten Oberschenkeln (Abb. 136, 137); durch Hochheben der Beine mit einer Hand im Zwingengriff kann die andere Hand das Rohr übersichtlich einführen; Hilfsperson ist nicht erforderlich (Abb. 137).

γ) Zur Entnahme von Stuhlproben wird das mit Gleitsalbe versehene Rohr schraubenförmig vorsichtig in das Rectum eingedreht. Nach alsbaldigem Herausziehen werden die im seitlichen Lumenauslaß liegenden Stuhlbröckel in das Versandröhrchen umgelegt.

δ) Zur Förderung des Abganges von Gasansammlungen und von flüssigem Darminhalt bei Meteorismus oder bei Subileus-Situationen: dieser Anwendungsbereich erweist sich häufig als fragwürdig, da das Darmrohr schnell verstopft und damit einen zusätzlichen Obstruktionseffekt ausübt.

ε) Zu Einläufen:
Lagerung: li. Seitenlage; bei Schwerkranken und Säuglingen/Kleinkindern Rückenlage. Langsames Einlaufen der Spülflüssigkeit; dann in Rückenlage 6–8 min Spülflüssigkeit halten (evtl.

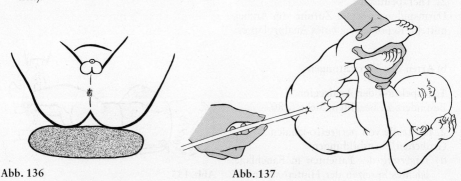

Abb. 136   Abb. 137

Ballonsonden-Verschluß des Rektum).
Benötigt werden Einlaufschlauch mit
Olive und Sperrhahn oder Schlauch-
quetschhahn, Irrigator und evtl. Irriga-
torständer. Reinigungseinläufe mit gering hypertoner NaCl-Lösung oder
mit folgender Spülflüssigkeit (auf
40 °C angewärmt) instillieren: ½ l
Wasser, ¼ Kaffeelöffel Karlsbader
Salz, 1 Eßlöffel Glycerin. Umrühren;
ergibt weißgraue Emulsion.
Hoher Einlauf mit Einschieben des
(überlangen) Schlauches bis auf 20 cm
Tiefe. Berechtigt bei stark eingedickten
großen Kotmassen (z. B. Megacolon)
oder bei Darmatonie in Vergiftungsfällen; Spülung mit auf 40 °C ange-
wärmter 10–40%iger Sorbitlösung
oder (weniger stark wirksam) mit
Glycerin : Wassermischung (1 : 1) bewirken nachhaltige Entleerungen.
Seifeneinläufe sind obsolet; auf Nähr-
klysmen und rectale Narkosen kann
heute verzichtet werden.
Rectale Therapie ist jedoch bei chronischen entzündlichen Dickdarmreaktio-
nen (antiphlogistische Einläufe bei
chronischen Colitiden) und in der
Form von Mikroklysmen berechtigt;
Suppositorien sind eine der häufigsten
Anwendungsformen der pädiatrischen
Arzneimitteltherapie.

5. Reposition eines Analprolapses

α) Benötigt werden ein erwachsenen-
handtellergroßer Stofflappen und neu-
trale, fetthaltige Salbe (Abb. 138 a).

β) Einlegen des Kindes in ein warmes
Sitzbad; Festhalten der locker hochge-
zogenen Beine im Zwingengriff; Hilfsperson stützt Kopf und Schultergürtel
aus dem Wasser. Sanfte, pressend-krei-
sende Bewegungen mit dem auf der
Hohlhand liegenden Salbenlappen auf
dem Analbereich (Abb. 138 b). Nach
gelungener Reposition wird der perianale Bezirk durch Heftpflasterstrei-
fen oberhalb und unterhalb des Anus
abgestützt. Nachfolgende medikamentöse und diätetische Stuhlgangrege-
lung. Recidivgefahr!

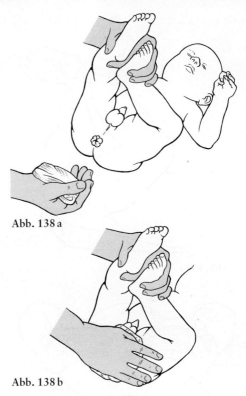

Abb. 138 a

Abb. 138 b

6. Orientierende Rectoskopie beim Säugling

α) Indiziert bei Fistelbildungen, Polypen
oder Hämorrhoidalknoten und Ausscheidung von frischem Blut aus dem
Anus.

β) Die Lagerung muß dem beim Säugling
weit hinten liegenden Anus angepaßt
sein. Das Kind wird durch Hilfsperson
in ventrale Hockhaltung mit hochste-
hendem Analbereich gebracht.

γ) Als Instrument wird ein pneumatisches
Otoskop (Abb. 275, siehe S. 192) mit
Spreizspeculum verwendet.

δ) Ablauf und Technik der Rectoskopie
entspricht im übrigen dem Vorgehen
in höheren Altersstufen.

7. Rectoskopie beim älteren Kind

α) Indiziert bei allen Recto-Analbefun-
den, die durch digitale Untersuchung
und durch Röntgen-Kontrasteinläufe
nicht geklärt sind.

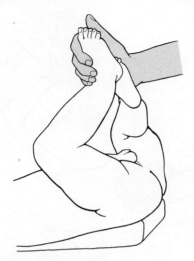

Abb. 139 a

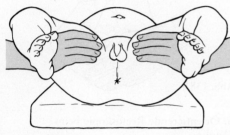

Abb. 139 b

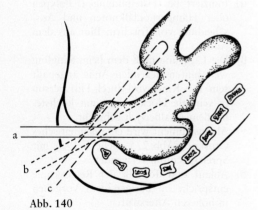

Abb. 140

β) Prinzip: Endoskopie des Enddarmes unter Luftfüllung.

γ) Instrumentarium: Rectoskop mit Gebläse, Anschlußkabel und Stromquelle; Tupferhalter; Excisionszange oder Saugbiopsie-Instrument; Absaugvorrichtung; Gleitmittel; Tupfer; Gummihandschuhe.

δ) Vorbereitung des Patienten: Einen Tag zuvor flüssige, weitestgehende resorbierbare Kost. Reinigungseinlauf eine Stunde vor der Rectoskopie mit 2%iger NaCl-Lösung oder 5%iger Sorbitlösung (angewärmt!).

ε) Lagerung des Patienten: Rückenlage mit maximal abduzierten, hochgeschlagenen Oberschenkeln, die von Hilfsperson gehalten werden; Gesäß und Steißbereich liegen auf Polster leicht angehoben (Abb. 139 a); bei kleineren Kindern genügt häufig auch eine kräftige passive Abduktion durch Seitwärts-Aufwärts-Zug der Oberschenkel (Abb. 139 b). Knie-Ellenbogen-Lage ist nur bei älteren Jugendlichen erforderlich.

ζ) Vorwegtasten des Analeinganges mit Finger; ist er frei, dann blindes Nachschieben des Rectoskopes zunächst wenige Zentimeter in der Horizontalebene (Abb. 140 a). Abnahme des Obturators des Rectoskopes und Aufsetzen der Betrachtungslupe, Beleuchtung eingeschaltet. Unter Senkung des Okulares wird das Gerät langsam vorgeschoben (Abb. 140 b). Bei Sichtverdekkung durch Flüssigkeitsspiegel oder Kot, Okular abnehmen und Rectum mit Tupferhalter säubern. Entfaltung der Ampulle durch Lufteinblasung. Hierdurch Streckung der in das Sichtfeld ragenden Flexur, die dann noch überwunden wird (Abb. 140 c). Je nach Alter des Kindes maximale Tiefe der Rectoskopie zwischen 10 und 15 cm. Beim Rückziehen des Rohres noch einmal Schleimhaut sorgfältig auf Ulcera, Polypen, Fissuren und Fisteln kontrollieren.

η) Komplikationen sind vor allem in den ersten Lebensmonaten bei überdehnter Darmwand (z. B. M. Hirschsprung) und/oder entzündlichen Schleimhautveränderungen zu befürchten. In solchen Fällen keine Knips-Excisionen, sondern Saugbiopsien durchführen.

Bei entzündlichen Peritonealreaktionen können erhebliche Schmerzen oder Kollapszustände eintreten; hier ist die Rectoskopie kontraindiziert.

NB.: Rectumbiopsie bei Säuglingen maximal 2 cm proximal des inneren Analringes; dadurch Perforationen nur in das Retroperitoneum.

Hinweis:
Die in den Auflagen 1–3 beschriebene Technik der „retroperitonealen Luftfüllung (Pneumoretroperitoneum)" entfällt. Diese Methode ist durch weniger riskante/aufwendige/schmerzhafte bildgebende Verfahren ersetzt (Sonographie; CTG; Kernspin-TG).

Notizen:

H. Eingriffe am Gefäß-System incl. Blutentnahmen

I. Capillarblutentnahme, Impfungen und Injektionen (excl. Gefäßpunktionen)

a) Capillarblutentnahmen

1. Indikationen
Für cytologische, immunologisch/serologische und chemische (Ultramikromethoden) Blut/Serumanalysen.

2. Prinzip
Durch Stichincision in Bindegewebslager wird austretendes Blut

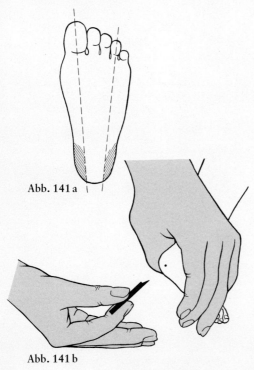

Abb. 141 a

Abb. 141 b

α) für hämatologische Analysen in zellstabile Suspensionen aufgenommen oder in Einzelzellschichten („Ausstrich") für cytomorphologische Untersuchungen präpariert;
β) nach Konservierung in Glascapillaren zu chemischen, serologischen und immunologischen Analysen verwandt.

3. Instrumentarium
α) sterile Hämostiletten oder andere Stichincisionsgeräte (optimale Länge der Lanzettenspitze für Fersenpunktion: 2,5 mm)
β) Hautdesinfektionsmittel, Tupfer;
γ) fettfreie Objektträger, graduierte Pipetten, Blutauffang-Capillaren zur hämatologischen und chemischen Diagnostik;
δ) zellstabile Suspensionslösungen zur hämatologischen Diagnostik.

4. Methoden der Blutentnahmen
α) Gebräuchliche Einstichorte;
   Beim Säugling und einjährigen Kind: Fersenballen an der flachen Außen- (oder Innen-) -seite der Ferse (Abb. 141 a, b);
   alle übrigen Altersstufen:
   Fingerbeere oder Ohrläppchen (Abb. 142 a, b);
β) Einstichtiefe, bei Fersenpunktion, je nach Reifegrad des Kindes, maximal 2,5 mm)
γ) Bei dystrophen Kindern mit schlechter peripherer Hautdurchblutung fördert eine vorherige Aufwärmung der Stichregion den Fluß des Capillarblutes;
δ) Einstichregion mit Desinfektionslösung abwischen, abtrocknen;
ε) Im Einstichbereich umgebendes Bindegewebe seitlich wulstförmig mit zwei

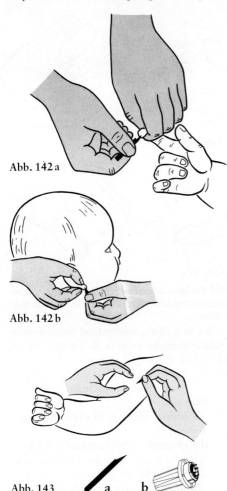

Abb. 142a

Abb. 142b

Abb. 143 a b

Fingern zusammenschieben. Stich nie in direkte Richtung eines in der Tiefe liegenden Skelettanteiles zielen (Calcaneus, Fingerphalanx); bei Ferstenstich Punktion der V. saphena parva am Fußhacken vermeiden (unbedenkliche Einstichzonen siehe Abb. 141a);

ζ) Nach Einstich abwarten, bis spontane Blutung einsetzt; erster Tropfen soll abgewischt werden, danach Blut für die vorgesehenen Zwecke auffangen;

η) Wundabdeckung mit kleinem Pflasterverband.

NB.: Wegen erhöhter Infektionsgefahr mehrfache Punktionen der gleichen Stelle vermeiden.

5. Komplikationen

α) Bakterielle Inoculation bei unsauberem Arbeiten;

β) Periostverletzungen (Calcaneus, Fingerphalanx) bei falscher Stichrichtung mit möglicher Bakterieninoculation (Osteomyelitisgefahr!).

6. Häufigste Fehlerquellen

α) Verfälschung der Analyse durch Auspressen des punktierten Bereiches, durch Mitnahme des „ersten Tropfens" oder durch Punktion in einen Ödembezirk;

β) Verdünnung des austretenden Capillarblutes durch nicht-abgewischtes Desinfektionsmittel;

γ) schlechter Blutfluß durch unzulänglich tiefe Punktion oder durch schlechte Hautdurchblutung (bes. bei Frühgeborenen).

b) Impftechniken und Hautteste

1. Percutanproben

Benötigt werden: Antigenhaltige Salbe (z. B. Tuberkulinsalbe = Moro-Probe), Pflaster oder Stoffläppchen mit Antigenverdünnungen getränkt; Tupfer, Hautreinigungsmittel.

Bevorzugte Testbereiche sind Haut von Brust und Unterarm-Innenseite. Nach Hautreinigung Auflegen der Testläppchen (Einwirkungsdauer 15 min) oder Einreibung der Testsalbe (1 min mit sanftkreisender Bewegung). Ablesung des Testergebnisses in unterschiedlichen Zeitabständen, je nach immunologischer Charakteristik des Antigens.

2. Intracutanproben

α) Scarifikationen und Bohrungen (Abb. 143): Benötigt werden: Impfstoff (z. B. Suspension von Vacciniavirus = „Pockenlymphe") bzw. Antigensuspension, Hämostilette (Abb. 143a), Scarifikationsmesser oder „multiple puncture"-Scarifikationsköpfe (Abb. 143b); Tupfer, Hautdesinfektionsmittel, Pflasterschnellverband.

Bevorzugte Testbereiche sind Oberarm-Außenseiten, Oberschenkel-Außenseiten, Brusthaut. Tropfen des Impfstoffes werden auf die vorgereinigte Haut aufgetragen; danach wird die oberste Hautschicht durch den Tropfen hindurch in einer Länge von ca. 3 mm mit der Hämostilette bzw. mit einem anderen Scarifikationsgerät aufgeritzt; die Rißtiefe soll möglichst nicht über den Papillarkörper hinausgehen (keine nennenswerte Blutung); nach ca. einminütiger Einwirkungsdauer kann der Impfstoff/Antigen-Tropfen abgetupft werden; Pflaster-Schnellverband.

β) **Intracutane Injektion** (Abb. 144); Benötigt werden: Impfstoff (z. B. BCG-Stamm-Suspension) oder Antigenlösungen (z. B. Tuberkulinverdünnungen = Mendel-Mantoux-Probe oder Allergenverdünnungen), 1 ml-Spritze mit 1/100 ml-Graduierung, Injektionsnadeln Nr. 18–20, Tupfer mit Hautdesinfektionsmittel.
Günstigste Injektionsbereiche sind Oberschenkel-Außenseiten und Unterarm-Innenseiten.
Zur Injektion wird die Haut gestrafft; die Kanüle wird fast parallel zur Haut in die oberste Hautschicht eingeschoben, bis die Spitzenöffnung völlig von der Epidermis umschlossen ist; bei der Injektion soll ein intradermales Depot gesetzt werden (im allgemeinen ca. 0,05 ml); die richtige Injektionstiefe wird durch Bildung einer anämischen Quaddel ausgewiesen.

c) Subcutane Injektionen (Abb. 145)

1. Benötigt werden: Injektionsmaterial (inaktivierte Impfstoffe, Chemotherapeutica), Injektionsspritzen ab 1 ml, Injektionsnadeln Nr. 12–14, Tupfer, Hautdesinfektionsmittel, Pflasterschnellverband.
2. Günstigste Injektionsbereiche sind die Bindegewebsdepots an Oberschenkel-, Ober/Unterarm-Außenseite, jedoch auch andere größere subcutane Bindegewebsdepots.
NB.: Injektionen in den „Gebrauchsarm" sollen vermieden werden.

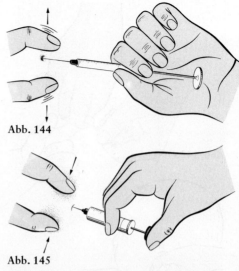

Abb. 144

Abb. 145

Bei Rechtshändern in den linken Arm injizieren, bei Linkshändern in den rechten Arm injizieren.

3. Bei langfristig fortlaufend wiederholten Subkutaninjektionen (z. B. Insulin) ist jedoch vor allem zu beachten:

α) Die Injektionen sollen auf gut geeignete Körperfelder beschränkt werden. Dies sind:
die oberen äußeren Flächen der Oberarme;
die Mittelbauch/Unterbauch/Rückenfelder von oberhalb der Taille bis über die Leistenfalten (vorn) und der Gesäßflächen (hinten) jedoch unter Aussparung der Nabelregion und der Gürtellinie;
die vorderen und seitlichen Bereiche der Oberschenkel.

β) Regelmäßiger, ständiger Wechsel der Injektionsstellen (jedoch unter Berücksichtigung unerwünschter lokaler Nebenreaktionen), nach festgelegtem Muster z. B.:
eine Woche li. Oberarm – die nächste Woche re. Oberarm, – die nächste Woche Unterbauch li. – die nächste Woche Unterbauch re. – usw.

γ) Die einzelnen Injektionen sollen ca. 2 Finger breit auseinander liegen.

4. Die Injektionsmengen sollen, je nach Alter, 5–10 ml nicht überschreiten; subcu-

tane Flüssigkeitsdepots unter gleichzeitiger Injektion von Resorptionsbeschleunigern (z. B. Hyaluronidase-Lösung) haben sich als fragwürdig erwiesen (lokale Gewebsirritationen).
5. Nach Hautreinigung wird das subcutane Bindegewebspolster des Injektionsbereiches mit zwei Fingern zusammengeschoben (kneifen); die Kanüle wird in den entstandenen Gewebswulst in etwa 45°-Winkel eingestoßen; danach kurze Aspiration zur Prüfung, daß kein Gefäß angestochen ist und nachfolgende Injektion. Wundabdeckung mit Pflasterschnellverband.

Hinweis:
Die in den Auflagen 1–3 beschriebene „intralinguale Injektion" ist inzwischen obsolet; sie ist gestrichen worden.

d) Intratracheale Instillationen

1. Als Notfallinjektion aufgrund der schnellen Resorption geeignet (Wirkungseintritt nach weniger als 1 min möglich).
2. Nur wäßrig gelöste Medikamente in Maximalvolumina von 1 ml (je nach Alter der Kinder) erlaubt; gewebsreizende Substanzen (z. B. Corticoide, Barbiturate, Phenothiazine) sind nicht angebracht.
3. Benötigt werden: Injektionsmaterial, 1 ml–2 ml-Spritzen, Kanülen Nr. 12–14, Tupfer, Haut-Desinfektionsmittel.
4. Injektionsbereich: Mittellinie zwischen Kehlkopf und Ringknorpel (Ligamentum conicum, s. S. 217).

e) Intramuskuläre Injektion

Sie ist neben der intravenösen Applikation die häufigst angewandte Technik therapeutischer Injektionen.
NB.: Säuglinge und – nach Möglichkeit – auch Kleinkinder sollen bei i. m. Injektionen durch eine Hilfsperson manuell fixiert werden. Hierdurch wird bei den unruhigen Kindern die größte Gefahr einer Abweichung vom richtigen

Injektionsort und aus der richtigen Zielrichtung der Injektion vermieden.

1. Benötigt werden
Injektionsmaterial (Therapeutica, manche Impfstoffe); Injektionsspritzen ab 1 ml; Injektionsnadeln Nr. 1–12; Tupfer; Hautdesinfektionsmittel; Pflasterschnellverband.

2. Risiken der Injektionsbereiche
Größere Injektionsvolumina und Reizwirkungen der Medikamente zwingen zu sorgfältiger Auswahl der Injektionsbereiche; Gefäßpunktionen und die Nachbarschaft von Nervensträngen und anderer irritierbarer Gewebestrukturen müssen gemieden werden. Die größte Sicherheit hierfür besteht in drei Bereichen der Gesäß/Oberschenkelregion.
Diese häufig benutzten Injektionsbereiche bergen unterschiedliche Zwischenfall-Risiken.

Säuglinge/ Kleinkinder	ältere Kinder
Injektionsbereiche mit *geringem* Zwischenfall-Risiko:	
i. gluteale (subcristäre) bzw. ventrolaterale Injektion (M. glut. medius); frontodorsale Quadriceps-Injektion (M. rectus femoris u. vastus intermedius)	
–	laterale Quadriceps-Injektion (Mm. vastus tibialis u. intermedius)
Injektionsbereiche mit *höherem* Zwischenfall-Risiko:	
laterale Quadriceps-Injektion (Mm. vastus tibialis u. intermedius)	
Die Injektion in die als „oberen/äußeren Quadranten" bezeichnete, unpräzis lokalisierte Region ist durch Läsionen von Glutealnerven/Gefäßen besonders belastet und deshalb obsolet; Sinngemäß Gleiches gilt für die laterale Quadriceps-Injektion bei Säuglingen (Gefährdung der Femoral-Gefäße und des N. ischiadicus).	–

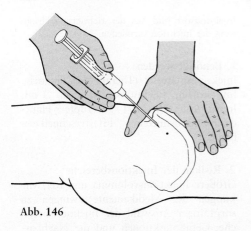

○ = Injektionsfeld bei „Crista-Methode"
● = Injektionsfeld bei ventroglutealer
      Methode

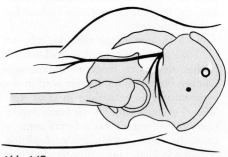

Abb. 146   **Abb. 147**

α) Subcristäre Injektion (Abb. 146, 147):
Patient liegt auf der Seite. Aus dem
Stand vor dem Pat. tastet der Untersucher (bei re. Seitenlage) mit der flachen
li. Hand die Crista iliaca und markiert
sie durch Auflegen des Zeigefingers
längs/parallel zu ihrer Verlaufsrichtung. Das Injektionsfeld liegt auf dem
Hüftkamm (Abb. 146) caudal des mar-
kierenden Zeigefingers
bei Säuglingen ca. 1 cm unter dem
Beckenkamm,
bei Kleinkindern ca. 2 cm unter dem
Beckenkamm,
bei größeren Kindern 2–3 cm unter
dem Beckenkamm.
Die Stichrichtung zielt nach cranial-
medial (in gedachter Linie zum Nabel).
Die Stichtiefe ist je nach Muskelmasse
unterschiedlich. Merke: eher zu tief als
zu oberflächlich; bei Auftreffen der
Kanülenspitze auf die Darmbeinschau-
fel (in diesem Bereich ungefährlich)
leichtes Zurückziehen der Kanüle.
β) Ventrogluteale Injektion (Abb. 147,
148 a, b): Patient liegt auf dem Bauch
oder auf der Seite. Zur Festlegung des
Injektionsbereiches liegt eine Hand des
Untersuchers flach auf der Patienten-
hüfte, Handfläche tastet den Trochanter; bei Injektion in die rechte Seite tastet Zeigefinger auf die Spina iliaca
anterior superior; die 3. und 4. Finger
werden auf den am meisten seitlich
vorspringenden Beckenkammteil ge-

legt (Abb. 148 a). Bei Injektion in die
linke Seite sucht – in gleicher Lage der
Hand – der Mittelfinger die Spina iliaca anterior superior auf, während der
Zeigefinger auf den am weitesten vorspringenden Beckenkammteil (Eminen-
tia cristae iliacae) gelegt wird. Optimaler Injektionsbereich liegt auf beiden
Seiten in dem Dreieck-Winkelbereich
zwischen Zeige- und Mittelfinger
(Abb. 148 a, b). Bei kleinen Kindern
müssen diese Bezirke häufig auf die
gegebenen kleineren Ausdehnungen
umprojiziert werden. Einstich senkrecht zur Körperachse; bei evtl. Berührung der Beckenschaufel Kanüle vor
Injektion etwas zurückziehen.
Das Injektionsfeld liegt bei ventroglutealer Injektion etwas weiter ventral
als bei der subcristären Injektion
(Abb. 147–1/2).
Bei Einhaltung der unter α) und β) beschriebenen Injektionsbezirke bleibt
man außerhalb der Verläufe der Vasa
und Nn. glut. super. et infer. sowie des
N. ischiadicus.
γ) Injektion in den lateralen Vastusbereich des M. quadriceps femoris: Der
Patient liegt auf dem Rücken oder auf
der Seite, Hüfte und Knie leicht angezogen; eine gedachte Verbindungslinie
zwischen Kniescheibe und Trochanter
wird halbiert; dorsal von ihr wird parallel die laterale Oberschenkellängsfur-
che durch die Haut getastet; medial

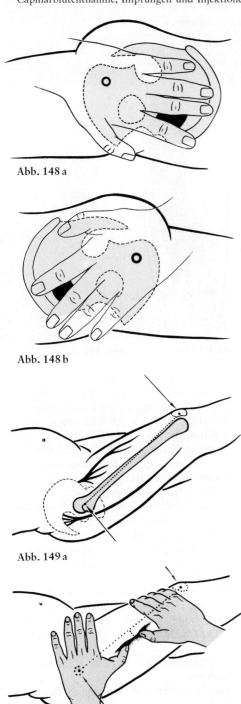

Abb. 148 a

Abb. 148 b

Abb. 149 a

Abb. 149 b

der Hilfslinie ist auch die mediane Begrenzung des Vastus lateralis zu spüren. Die Injektion muß in das so ermittelte Mittelfeld (Abb. 149 a, b) des Vatus lateralis erfolgen; Einstich senkrecht zur Haut, Stichrichtung auf den Femur zu. Beim Säugling muß sorgfältig darauf geachtet werden, daß die Kanüle nicht *durch* den Vastus lateralis hindurch in die vor dem Femur verlaufende Gefäßscheide der A. femoralis einsticht (zu tiefe Injektion!).

NB.: Bei allen i. m. Injektionen sollen die Körperdecken zur Vermeidung eines Rückflutens des Injektionsgutes in zwei leicht gegeneinander versetzten Etagen („Bajonettstich", siehe S. 151, Abb. 178) zwischen Subcutis und Muskelgewebe durchstochen werden.

δ) Frontodorsale Quadriceps-Injektion (Abb. 150 a–c): Dies ist die einzige Muskelregion des Oberschenkels, in welcher weder der N. ischiadicus oder der N. saphenus noch Äste der großen Femoralgefäße irritiert werden können. Der Patient liegt auf dem Rücken; Oberschenkel können ein wenig angezogen werden. Über der Vorderseite wird in Oberschenkelmitte von frontal nach dorsal der mittlere Muskelwulst zwischen Zeigefinger und Daumen erfaßt und gering nach vorn angezogen; als seitliche Begrenzungen werden die medialen und lateralen Bindegewebssepten zum M. sartorius und zum M. vastus tibialis ertastet (Abb. 150 a, b). Nach Abheben des Muskelwulstes (Abb. 150 c) Einstich in Richtung auf den Femur in altersentsprechend unterschiedliche Tiefe (bei reifen Neugeborenen ca. 1 cm).

ε) Nach Beendigung der Injektion Stichkanalabdeckung mit Pflasterschnellverband.

3. Komplikationen

α) Sie ergeben sich meist aus Abweichungen von oben beschriebenen Verhaltensregeln;
Zusätzlich:

β) Infektionen durch unzulänglich steriles Gerät; ungenügende Hautreinigung;

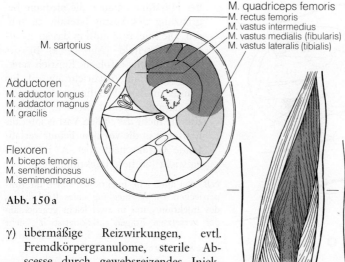

M. quadriceps femoris
— M. rectus femoris
— M. vastus intermedius
— M. vastus medialis (fibularis)
— M. vastus lateralis (tibialis)

M. sartorius

Adductoren
M. adductor longus
M. addactor magnus
M. gracilis

Flexoren
M. biceps femoris
M. semitendinosus
M. semimembranosus

Abb. 150 a

γ) übermäßige Reizwirkungen, evtl. Fremdkörpergranulome, sterile Abscesse durch gewebsreizendes Injektionsgut;

δ) akute toxische Gewebsschäden („Sofortschmerz") und/oder „Injektionslähmungen" durch Injektionen in Nervennähe oder in bzw. um arterielle Gefäße mit Embolien oder spastischen peripheren Gefäßverschlüssen/Ischämien.

4. Häufigste Fehlerquellen

α) Falsche Wahl oder falsche Dosis der injizierten Medikamente;

β) falscher Injektionsort;

γ) falsche Injektionsrichtung;

δ) Überempfindlichkeit des Patienten.

f) Verhalten bei Injektions-Zwischenfällen

1. Auftreffen der Kanülenspitze auf Knochen:
Kanüle ca. 1 cm zurückziehen, dann erst injizieren.

2. Starker ausstrahlender Schmerz beim Einstich (= vermutlicher Anstich eines Nerven):
Kanüle ausziehen und an anderer Stelle erneut einstechen.

3. Bluteintritt in die Spritze bei Probeaspiration (Anstich eines Gefäßes):
Kanüle ausziehen und an anderer Stelle erneut einstechen.

Abb. 150 b   **Abb. 150 c**

4. Starker Schmerz während der Injektion (= vermutliche perineurale Injektion oder Reizwirkung des Injektionsgutes):
Sofortiger Abbruch der Injektion.

5. Schmerzhafte blasse Verfärbung von Gewebsgebieten peripher des Injektionsbereiches (auch bei i. v. Injektion) und peripherer Arterienpuls nicht mehr tastbar.
Versehentliche intrarterielle oder para-arterielle Injektion! Sofortiger Abbruch der Injektion, dabei Kanüle liegen lassen. Unverzügliche Nachinjektion von physiol. NaCL-Lösung und – sobald verfügbar – $^1/_2$–1 Amp. Panthesin-Hydergin® zusammen mit 5–10 mg Prednisolon (Dosierung altersabhängig). Kanüle nach Möglichkeit in Arterie liegen lassen; falls notwendig wiederholte Nachinjektionen oder spasmolytisch/thrombolytische Dauertropfinfusion.

6. Abbrechen einer Kanüle während der Injektion:
Kanüle sofort mit Kornzange aus dem Stichkanal ausziehen; wenn dies nicht gelingt, dann alsbaldige operative Entfernung der Kanüle angezeigt.

II. Gefäßpunktionen und -sondierungen incl. intravenöse Injektionen

a) Indikationen

1. Diagnostisch: Blutentnahmen aus Venen und Arterien für serologisch/immunologische, physikalische und chemische Untersuchungen; Druckmessungen und angiographische Untersuchungen.
2. Therapeutisch: Transfusionen, Infusionen, i. v. Injektionen.

b) Prinzip

Kanülen- oder Sondendrainage von Blutgefäßen
1. durch die geschlossenen Körperdecken;
2. nach Freilegung eines subcutan gelegenen Gefäßes;
3. durch die Nabelvene des Neugeborenen.

c) Venenpunktionen

1. Instrumentarium:
α) Spritzen verschiedener Volumina (2 ml–20 ml), Blutauffanggefäße;
β) scharfe Kanülen verschiedener Lumina (Nr. 1–12);
γ) Infusionskanülen mit angeschweißter Polyvinylsonde ("Butterfly"-System Abb. 275, S. 226) bzw. flexible Hohlsonde mit Stilett (z. B. "Abbokath"-System), siehe Abb. 276, S. 226.
2. Weiteres Zubehör:
α) sterile physiologische NaCl-Lösung;
β) Staubinde oder Stauschlauch;
γ) bei Anlegen einer i. v. Infusion: evtl. gepolsterte Kramer-Schiene und Mullbinden zur Extremitäten-Fixierung;
δ) bei Anlegen einer i. v. Infusion in einer Kopfschwartenvene des Säuglings: mehrere ca. 3 × 3 cm große, geschlitzte Abschnitte einer Gipsbinde;
ε) Tupfer, Hautdesinfektionsmittel, Pflasterschnellverband.

d) Methoden

Grundsätzliches
Die Konzentration aller korpuskulären und proteingebundenen Blutbestandteile sind bei Blutabnahme vom liegenden Patienten niedriger als beim stehenden Patienten (ca. 10%) oder beim sitzenden Patienten (ca. 5%). Deshalb sollten diagnostische Blutentnahmen entweder unter definierten Bedingungen (nach 45 min. Ruhe im Liegen) erfolgen oder es sollten nach (ambulanter) Blutentnahme im Sitzen für Blut-Proteine und ihre Bindungspartner Konzentrationen unterstellt werden, die ca. 5–10% über den gemessenen Werten liegen.

1. Allgemeines
α) Vor jeder Venenpunktion Säuberung der Haut.
β) Anlegen einer Staubinde oder eines Stauschlauches zentral von der gewählten Venenpunktionsstelle; beim Säugling genügt Hand-Klammerschluß um die Extremität.

NB.: Bei einem ungeschickten „Klammerschluß" können Quetschungsblutungen eintreten und sind Humerusfrakturen vorgekommen. Deshalb auch beim Säugling einen gut elastischen, weichen Stauschlauch bevorzugen!
γ) Bei Punktionen an Extremitäten stets mit einer Hand den Extremitätenteil des Punktionsbereiches schalenförmig fest umfassen, so daß man den Punktionsbereich „auf der Hand liegen" hat (Abb. 154 b); dabei soll die Haut des Punktionsbereiches leicht gestrafft werden.
δ) Bei Säuglingen und Kleinkindern Punktionsbereich durch Hilfsperson auf weicher Unterlage fest fixieren lassen; bei länger dauernden Punktionen bzw. für Dauertropfinfusionen evtl. Fixieren der betreffenden Extremität auf gepolsterter Kramer-Schiene mit Fixationspunkten proximal und distal des Punktionsbereiches (Abb. 151 a, 152 a, 153).

NB.: Bei adipösen Säuglingen/Kleinkindern können schwer erkennbare Subcutis-Venen mit einer kleinen, auf die Haut aufgesetzten Untersuchungs-Stablampe (Leuchtkopf < 1 cm ⌀)

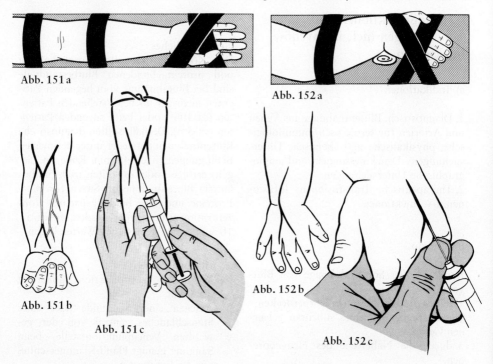

Abb. 151 a

Abb. 152 a

Abb. 151 b

Abb. 151 c

Abb. 152 b

Abb. 152 c

oder Fiberglas-Kaltlicht-Sonde durch Diaphanoskopie-Technik besser sichtbar gemacht werden.

ε) Die Kanüle oder das Kanülen-Sondensystem muß vor der Venenpunktion mit steriler physiologischer NaCl-Lösung oder mit der jeweiligen Injektionslösung gefüllt werden.

ζ) Einstechen der Kanüle in spitzem Winkel zur Vene in Blutstromrichtung; je dünnerkalibrig die Vene, desto spitzer der Einstichwinkel. Nach Überwinden des Durchstichwiderstandes der Venenwand soll entweder Blut im Zylinder der aufgesetzten Spritze bzw. in der leeren Conusfassung der Kanüle oder in der Infusionssonde langsam zurückfließen.

η) Abtropfen des Blutes in Zentrifugengläschen oder in Spitzgläschen mit Na-Citrat (BKS) erspart bei diagnostischer Blutentnahme zusätzlichen Verbrauch von Spritzen.

2. Bevorzugte Venenpunktionsbereiche

α) Venen der Ellenbeuge (Abb. 151 b, c):
Anastomosen zwischen V. cephalica, V.

basilica und V. antebrachii; ihre Stärke wechselt individuell.

Bei evtl. Fixierung dieses Bereiches sowohl über der Ellenbeuge als auch unter der Ellenbeuge *und* der Hand; hierbei sollen Phalangen und Daumen frei gehalten werden (Abb. 151 a).

β) Handrückenvenen (Abb. 152 a, b, c):
Anastomosen der V. basilica und der V. cephalica; die Punktion dieses Bereiches ist schmerzhaft; die Gefäße eignen sich aber besonders beim jungen Säugling gut zur Entnahme kleiner Venenblutmengen (z. B. Blutsenkungsgeschwindigkeit).

Bei evtl. Fixierung dieses Bereiches genügt am Unterarm und am Handrücken; hierbei soll die Hand leicht volarflektiert liegen (Stoffpolster unter Handgelenk und Daumenballen legen) und der Daumen beweglich bleiben (Abb. 152 a).

Cave: Blutentnahmen aus Handrückenvenen von Frühgeborenen sollten wegen häufig bleibender Narbenbildung unterlassen werden.

γ) Vena saphena magna (Abb. 154 a, b):
Sie liegt *vor* dem tibialen Knöchel

(Fuß-Innenseite!) und etwas lateral der großen vorderen tibialen Sehnenzüge; ihr erhebliches Kaliber macht sie zu einer bevorzugt punktierten Vene; die hinter dem tibialen Knöchel verlaufende V. saphena parva eignet sich beim Kind selten zur Venenpunktion.

Im Falle einer Fixierung dieses Bereiches muß sowohl das Kniegelenk als auch das Fußgelenk in mäßiger Außenrotation einbezogen werden; der Knöchelbereich muß von zwei Bandagen umscheidet werden; die Fixierung des Kniegelenkes muß in leichter Beugehaltung (Polsterung in der Kniekehle) erfolgen; die Polsterung muß stets auch auf den Fibulakopf ausgedehnt werden (cave: Lähmungen des N. fibularis nach Fixierung ohne ausreichende Polsterung!) Abb. 153).

δ) Venen der Kopfschwarte (Abb. 155):
Sie sind Äste des V. jugularis externa; das größte Kaliber haben die V. temporalis superficialis (zur Vorderseite des Ohres ziehend) und die an der Stirn sichtbare V. frontalis (Abb. 155 a, b). Durch Fingerdruck zentralwärts des Punktionsbereiches können sie zur Punktion gestaut werden. Diese Gefäße werden in den ersten Lebensjahren für i. v. Dauertropfinfusionen vor allen anderen Venen bevorzugt; für Blutentnahmen sind sie weniger geeignet.

Lagerung des Kindes mit Scheitel am Rand des Untersuchungstisches auf Polster; gewählter Punktionsbereich oben liegend (Abb. 156 a, b); Fixierung des Kopfes durch beide Hände der Hilfsperson im Schläfen-Wangen-Be-

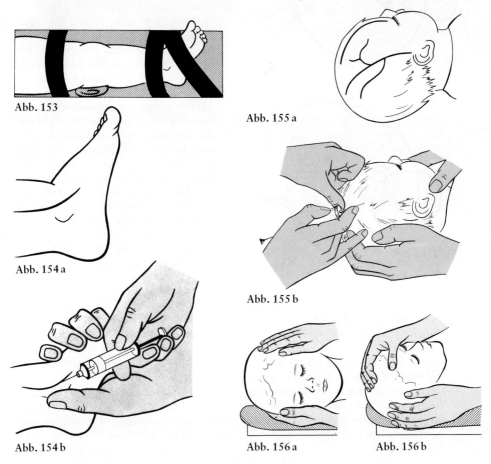

Abb. 153

Abb. 154 a

Abb. 154 b

Abb. 155 a

Abb. 155 b

Abb. 156 a

Abb. 156 b

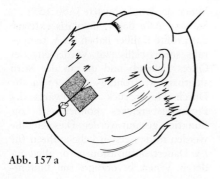

Abb. 157 a

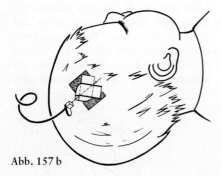

Abb. 157 b

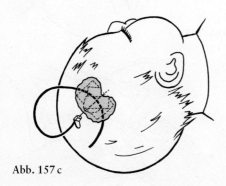

Abb. 157 c

mehrere weitere überkreuzte und miteinander verstrichene Gipsbindenblättchen kann sowohl die Infusionskanüle bzw. das „Butterfly-System" (siehe Abb. 275, S. 226) als auch eine Sondenschlinge elastisch-fest in den Haaren fixiert werden (Abb. 157 a, b, c). Hierbei soll der Einstichbereich der Kanüle durch die Haut unbedeckt bleiben. Dadurch wird eine frühe Erkennung entzündlicher Lokalreaktionen (Infusions-Sepsis!) erleichtert.

Nach Erhärten des Gipsmantels kann eine solche Fixierung des Infusionssystemes beim Säugling oder Kleinkind bis zu einer Woche halten, ohne daß die allgemeinen pflegerischen Manipulationen (incl. Baden) und die Bewegungsfreiheit im Bett beeinträchtigt werden.

ε) Vena jugularis externa (Abb. 158):

Sie ist beim Säugling häufig die ergiebigste Vene für Blutentnahmen; für Infusionen ist sie nicht geeignet, jedoch für Kurzinjektionen. Ihre Verlaufsrichtung von der Region des Kieferwinkels zum lateralen Sternocleidomastoideus-Ansatz zwingt zu besonderer Punktions-Lagerung des Kindes. Es muß über die gut gepolsterte Kante des Untersuchungstisches hinweg mit dem Kopf/Hals leicht dorsalflektiert werden, das Gesicht ist von der punktierten Halsseite abgewandt. Die Hilfsperson hält den Kopf mit einer Hand an Stirn/Schläfenpartie auf die Unterlage aufgedrückt; die andere Hand der Hilfsperson strafft die Schulter der Punktionsseite nach caudal. Die hierdurch entstehende Straffung der punktierten Halsseite läßt die Vene deutlicher hervortreten. Der Untersucher kann diesen Effekt durch Gegenzug der Halshaut in Richtung Kieferwinkel unter gleichzeitiger Fixierung dieses Bereiches des Kopfes verstärken (Abb. 158 b).

NB.: Luftaspiration durch Kanüle bei heftig schreienden Kindern mit nachfolgender Luftembolie ist bei sorgfältiger Punktion mit aufgesetzter Spritze zuverlässig vermeidbar.

reich (Abb. 156 a, b) oder im Kinn-Hinterkopf-Gegengriff   (Abb. 155 b); Augen, Nase und Mund des Kindes müssen dabei unbedingt frei bleiben.

Soll eine i. v. *Dauertropfinfusion* angelegt werden, dann wird unter die in der Vene liegende Infusionskanüle ein gut aufgeweichtes Gipsbindenstückchen auf die Haare gelegt und verstrichen; durch

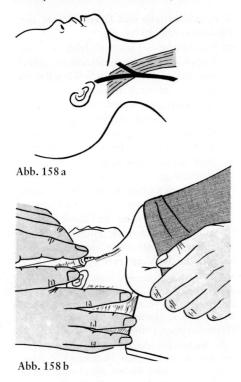

Abb. 158 a

Abb. 158 b

3. Häufigste Komplikationen

α) Paravenöse Hämatombildungen und paravenöse Injektionen;

NB.: Paravenöse Hämatome in der Ellenbeuge durch Nachblutung kommen bei gebeugter Haltung des Gelenkes nach der Punktion häufiger vor als nach Streckung des Armes bei gleichzeitiger Tupferkompression der Punktionsstelle.

β) Thrombosen bei länger liegender Dauertropfinfusion;

γ) bakterielle Thrombophlebitiden (häufiger bei Venenkatheter, – „Infusionssepsis");

δ) Gewebsschäden durch versehentliche intraarterielle Injektion (z. B. bei Kopfschwartengefäßen der Säuglinge).

4. Häufigste Fehlerquellen

α) Mangelnde Sorgfalt bei der Ruhigstellung des Punktions/Injektionsbereiches;

β) unzulängliche Stauung der zu punktierenden Vene;

γ) zu steiler Einstich in die Venenwand; stumpfe, verbogene oder verstopfte Kanüle; unsteriles Arbeiten.

e) Sondierung großer Venen und Arterienpunktion

In Notfall-Situationen mit erheblicher peripherer Minderdurchblutung oder bei Thrombosierung peripherer Venen sowie bei der Notwendigkeit einer Infusion hochosmolarer Lösungen oder bei einer raschen Infusion großer Flüssigkeitsmengen muß gelegentlich – vor allem in der Schockbehandlung – auf die Punktion von zentralen Großvenen zurückgegriffen werden. Die Sondierung solcher Gefäße erleichtert überdies sowohl kontinuierliche Blutentnahmen zu diagnostischen Zwecken als auch eine Intensivüberwachung mit Messung des zentralen Venendruckes. Hierzu eignen sich vor allem die V. brachiocephalica (V. anonyma) und notfalls die V. femoralis; beide Gefäße werden, auch bei angiologischen Untersuchungen und gelegentlich zur Haemodialyse sondiert.

Arterienpunktionen werden – besonders in der Intensivüberwachung – für die Blutgas-Analyse erforderlich.

Infraclaviculäre Punktion der V. brachiocephalica (anonyma)

1. Besondere Indikationen

α) Erschöpftes peripheres Venensystem;

β) Längerfristige parenterale Ernährung;

γ) Vitale Funktionsstörungen.

2. Instrumentarium

α) Für sterile Arbeitsbedingungen sind erforderlich: Handschuhe, Abdecktuch, Tuchklemmen, sterile Arbeitskleidung, Tupfer und Hautdesinfektionsmittel;

β) Punktionskanülen, 6–8 cm lang, 1 mm Lumenweite (S. 226, Abb. 278.1); bei vorgesehener Dauersondierung: Venenverweilkatheter mit Venentrokar-System (z. B. „Venokath"-Pfrimmer –

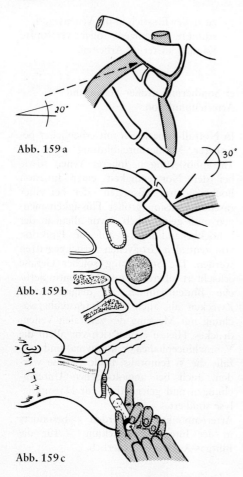

Abb. 159 a

Abb. 159 b

Abb. 159 c

Abb. 278, S. 226 – oder Epicutan-Dau-
er-Katheter – Abb. 285, S. 227) bzw.
Vigon-Katheter (Kanülendurchmesser
je nach Alter ab 1,4 mm);
γ) 10 ml-Injektionsspritze;
δ) sterile physiologische NaCl-Lösung;
ε) Silikonkleber, Verbandsmaterial.

3. Lagerung des Patienten

α) Flache Rückenlage mit mäßiger Kopfwendung nach der Gegenseite der
Punktion (Abb. 159 c).
β) Lokalanästhesie ist in der meist dringlichen Situation im allgemeinen nicht
nötig oder angebracht; die lokale Ge-
websinfiltration erschwert überdies
das genaue Ertasten der richtigen
Punktionsstelle.

4. Punktionsstelle und Durchführung der Punktion (Abb. 159 a–c)

α) Gründliche Hautdesinfektion des
Hals/Clavikel/Sternumbereiches; Abtasten der Unterseite des Schlüsselbeines
von lateral nach medial bis nahe an
den seitlichen Sternalrand; dort wird
eine knöcherne Abflachung gefühlt;
von dem hier liegenden chondrocosta-
len Gelenkbezirk der 1. Rippe mit dem
Sternum wird das Schlüsselbein in drei
gleichlange Abschnitte unterteilt. Im
Bereich des inneren Drittels, ca. 1 cm
lateral der knöchernen Abflachung,
wird am Unterrand der Clavikel eingestochen; der tastende Finger bleibt als
Stütze so lange unter der Kanüle liegen, bis die Vene erreicht ist.

NB.: Der Kanülenkonus muß vor Einführen
des Katheters (z. B. durch leere Spritze) abge-
dichtet sein, um bei negativer Venendruck-Ent-
wicklung (z. B. Hustenstoß; Hypovolämie; Ta-
chykardie) einen Lufteintritt zu vermeiden.

NB.: Richtungsänderungen der vorgeschobe-
nen Kanüle provozieren Hämatombildungen.
Deshalb: Vor jeder Richtungsänderung Rückziehen der Kanüle bis unter die Haut!

β) Die Stichrichtung soll ca. 20° aufwärts
aus der Horizontalebene und ca. 30°
im Seitenwinkel zur Frontalebene von
lateral nach medial zielen (Abb. 159 a
= Frontalansicht; 159 b = Ansicht
von oben); die einstechende Kanüle
weist dadurch in Richtung des oberen
Randes des Sternoclaviculargelenkes.
In einer Tiefe ab 2 cm (je nach Alter
des Kindes bis zu 4 cm) wird die ge-
suchte Vene erreicht.

NB.: Bei Kindern der Neugeborenenperiode
wird intraclavikulär etwa in Clavikelmitte horizontal mit Zielrichtung auf das Jugulum eingestochen. Weiteres Vorschieben unter leichter
Aspiration bis zum Durchstich der Vene in
1–4 mm Tiefe (altersabhängig).

γ) Zur Anlegung einer Dauertropf-Infu-
sionssonde wird die Punktion mit dem
Venokath-Trokar bzw. mit einem ana-
logen Katheter durchgeführt; durch
den eingestochenen flexiblen Trokar
wird nach Entnahme des Innenstilettes
die Dauersonde eingeschoben; danach

wird der Trokar über die Sonde ausgezogen.

Für Fälle einer längerdauernden Katheter-Einlage sind zur Vermeidung von Infektionen vollimplantierbare Kathetersysteme angebracht (z. B. „Port-A-Cath", „Intraport", Abb. 287, S. 228).

δ) Verschluß des Wundbereiches mit Matixlösung und sterilem Tupferverband; gute Fixierung der Venensonde (evtl. Hautnaht) angebracht.

5. Häufigste Komplikationen

α) Pleuraverletzungen (bei Einstich zu weit lateral) mit Bildung eines Pneumothorax oder Blutungen in die Pleurahöhle;

β) Hämatome im Bindegewebe über der Pleurakuppel oder im Mediastinum;

γ) versehentliche Punktion der A. subclavia (bei Einstich zu weit lateral – helles, spritzendes Blut aus der Punktionsnadel);

δ) Läsion des Plexus brachialis (bei Einstich zu weit lateral);

ε) septische Komplikationen durch primäre oder sekundäre Katheter-Infektion, besonders in der frühesten Lebenszeit;

ζ) Thrombosen sind selten; Luftembolien sind praktisch nicht zu befürchten.

NB.: Je länger ein Katheter liegt, desto häufiger die Infektion! Bei einseitigen pulmonalen oder pleuralen Läsionen darf ein V. brachiocephalica-Katheter nur auf der lädierten Seite eingelegt werden, um keine zusätzlichen Läsionen (siehe α und β) der gesunden Seite zu riskieren.

6. Häufigste Fehlerquellen

α) Zu tiefe Punktion mit Durchstich der Vene;

β) falsche Zielrichtung der Punktion.

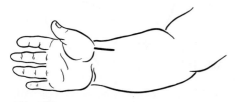

Abb. 160 a

Punktion der Arteria radialis

1. Instrumentarium
Wie bei Venenpunktionen (S. 123, II, c).

2. Lagerung des Patienten
Auflage des Unterarmes mit Volarseite nach oben; feste Auflage des Handrückens und des nach dorsal abgeknickten Handgelenkes.

3. Punktionsstelle und Durchführung der Punktion (Abb. 160 a, b)
In der Grube zwischen der sehnigen lateralen Begrenzung der Handwurzel und dem Proc. styloideus radii wird die pulsierende A. radialis getastet.

NB.: Bei Neugeborenen können schwer erkennbare Gefäße durch Translumination (siehe S. 123, II, d,1) besser sichtbar gemacht werden.

Während die Haltehand der Handfläche des Patienten fixierend aufliegt oder den Unterarm (Abb. 160 b) umgreift, wird die Kanüle steil durch die Haut in den palpierten Pulsationsbezirk eingestochen. Die Entnahme von arteriellem Blut gelingt am leichtesten, wenn das Gefäß zunächst durchstochen (und damit fixiert) wird; bei vorsichtigem Zurückziehen der Kanüle füllt sie sich mit Blut.

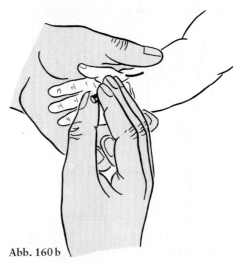

Abb. 160 b

4. Komplikationen
α) Lokale Hämatome.
β) Seltene Paresen des N. medianus oder lateraler Hautnerven des Unterarmes.

5. Hauptsächliche Fehlerquellen
α) Falsche Zielrichtung der Punktion;
β) zu flache Punktion;
γ) wiederholte Punktion an der gleichen Einstichstelle.

Punktion der Arteria brachialis

1. Instrumentarium
Wie bei Venenpunktionen (S. 99, II, c).

2. Lagerung des Patienten
Auflage des etwas überstreckten Unterarmes mit Volarseite nach oben. Fixierung des Oberarmes und des Unterarmes durch Helfer ratsam.

3. Punktionsstelle und Durchführung der Punktion (Abb. 161 a, b)
Palpation des straffen distalen Ansatzfeldes des Musc. biceps in der Ellenbeuge; hier verläuft die A. brachialis von proximal ulnar nach distal medial in geringer Diagonalrichtung (Abb. 161 a).
Nach palpatorischer Lokalisierung sticht man in mäßig flachem Winkel in den Pulsationsbezirk bzw. auf die strangförmig getastete Arterie zu. Nach Einstich in das Arterienlumen füllt sich die Kanüle alsbald mit Blut.

4. Komplikationen
Lokale Hämatome.

5. Häufigste Fehlerquellen
α) Falsche Zielrichtung der Punktion;
β) versehentliche Punktion einer Vene;
γ) mehrfache Punktionen an der gleichen Einstichstelle.

NB.: Bei Neugeborenen und jungen Säuglingen wird der Arterienverlauf durch Transillumination (Fiberglas-Kaltlichtsonde) besser sichtbar (siehe S. 123, II, d, 1).

Punktion der Arteria temporalis superficialis

1. Instrumentarium
Wie bei Venenpunktionen (S. 99, II, c)

2. Lagerung des Patienten
Kopf in Seitenlage auf gepolsterter Unterlage; Punktionsbereich liegt oben. Fixierung des Kopfes durch beide Hände der Hilfsperson im Kinn/Hinterkopf-Gegengriff; Augen, Nase und Mund des Kindes müssen dabei frei bleiben (s. Abb. 155 b).

3. Punktionsstelle und Durchführung der Punktion
Palpation des Schläfenbereiches im Mittelfeld zwischen äußerem Gehörgang und

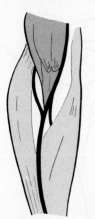
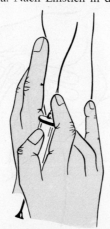
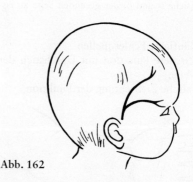

Abb. 161 a   Abb. 161 b   Abb. 162

Stirnhöcker. Die A. temporalis superficialis verläuft vor der Ohrmuschel nach oben/vorn ansteigend (Abb. 162).

Nach palpatorischer und visueller Lokalisierung sticht man von scheitelwärts in flachem Winkel auf die Arterie zu. Nach Einstich in das Arterienlumen füllt sich die Kanüle alsbald mit Blut.

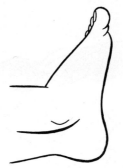

4. Komplikationen
Lokale Hämatome.

5. Häufigste Fehlerquellen
α) Falsche Zielrichtung der Punktion;
β) versehentliche Venenpunktion;
γ) mehrfache Punktionen an der gleichen Einstichstelle.

Abb. 163 a

Punktion der Arteria tibialis posterior

1. Instrumentarium
Wie bei Venenpunktionen (S. 123, II, c)

2. Lagerung des Patienten
Wie bei Punktion der V. saphena magna (S. 125), mit manueller Fixierung.

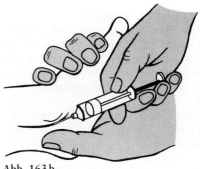

Abb. 163 b

3. Punktionsstelle und Durchführung der Punktion
Die A. tibialis posterior liegt *hinter* dem tibialen Knöchel (Fuß-Innenseite), lateral der hinteren großen Sehnenzüge und wird – im Knöchelbereich – von dem großen, nach hinten zur Ferse laufenden Knöchelband bedeckt. Deshalb muß die Punktion hinter/*oberhalb* des Knöchels angesetzt werden (Abb. 163 a, b). Die Arterie liegt zwischen zwei entsprechenden Begleitvenen. Nach palpatorischer Lokalisation wird die Kanüle in Richtung zur Wade steil durch die Haut in den palpierten Pulsationsbereich eingestochen. Die Entnahme von arteriellem Blut gelingt am leichtesten, wenn das Gefäß zunächst durchstochen (und damit fixiert) wird; bei vorsichtigem Zurückziehen der Kanüle füllt sie sich mit Blut.

4. Komplikationen

5. Häufigste Fehlerquellen
α) Falsche Zielrichtung der Punktion;
β) versehentliche Venenpunktion; dies ist wegen der parallel, eng neben der Arterie laufenden Vv. tibiales posteriores besonders leicht möglich;
γ) mehrfache Punktionen an der gleichen Einstichstelle.

Punktion der Vena und Arteria femoralis

1. Instrumentarium
α) Wie bei Punktion der V. brachiocephalica (S. 127/128);
β) zusätzlich (in Fällen von angiographischen Untersuchungen) für Lokalanästhesie: 1%ige Novocainlösung, 2 ml-Spritze, Kanülen Nr. 12.

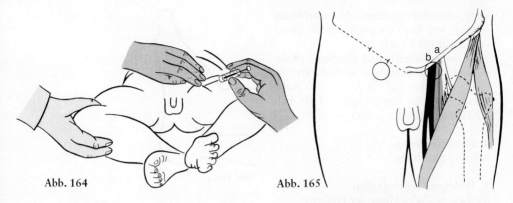

Abb. 164   Abb. 165

2. Lagerung des Patienten

Flache Rückenlage, evtl. mit leichter Hochlagerung (flaches Kissen unter das Gesäß) zur geringen Überstreckung des Hüftgelenkes. Abspreizen der Beine auf ca. 45° mit leichter Außenrotation (Abb. 164).

Lokalanästhesie nach Notwendigkeit; sorgfältige Hautdesinfektion des Punktionsbereiches.

3. Punktionsstelle und Durchführung der Punktion (Abb. 165)

Verbindungslinie zwischen Spina iliaca anterior superior und Tuberculum pubicum (Verlauf des Lig. inguinale) in vier gleichlange Abschnitte unterteilen; im Übergangsbereich zwischen dem medianen und inneren/lateralen Abschnitt, ca. 1 Querfinger distal des Leistenbandes treten die großen Femoralgefäße in die Fossa iliopectinea aus. Die V. femoralis liegt hier zunächst median (b) von der Arterie (a), schiebt sich im weiteren Verlauf hinter sie. Einstich in diesem Bereich ca. $^{1}/_{2}$ cm medial von der tastbaren Arterienpulsation; Stichrichtung in flachem Winkel nach cranial. In einer Tiefe von mehr als 1,5 cm (je nach Alter des Kindes) wird die Vene erreicht.

Die *Punktion und die Sondierung der A. femoralis* erfolgt grundsätzlich in gleicher Weise. Die Punktionsstelle entspricht dem Ort der maximalen Arterienpulsation des angegebenen Bereiches.

Punktiert wird mit einer Kanüle Nr. 1 oder Nr. 2; aufgesetzte 10 ml-Spritze mit 1 ml-Füllung physiolog. NaCl-Lösung ist obligat. Stichrichtung im Winkel von ca. 100° zur Körperlängsachse gegen das Leistenband. Nach Eindringen der Kanüle in die Arterie füllt sich die Spritze in rhythmischen Schüben mit hellrotem Blut. Nach Beendigung der Punktion wird die Kanüle ruckartig schnell ausgezogen; sofortige feste Tupferkompression der Punktionsstelle über mehrere Minuten; anschließend Mastix-Tupferverband oder Verklebung der Wunde mit Silikonkleber.

Bei Punktionen der Femoralgefäße zu angiologischen Zwecken oder zur Haemodialyse ist meist die vorherige *Freilegung der Gefäße* angebracht. Ort der Incision: von ca. 1 cm unterhalb des Mittelpunktes der Verbindungslinie zwischen Spina iliaca superior anterior und Tuberculum pubicum in Parallel-Richtung dieser Linie nach median; die Incisionsstelle liegt ca. $^{1}/_{2}$ cm unterhalb der Hautfalte der Schenkelbeuge.

4. Komplikationen bei Punktion der Femoralgefäße

α) Relativ häufige Thrombosen mit möglicher nachfolgender Thrombophlebitis;

β) Gangrän der unteren Extremität (besonders bei Patienten mit Ödemen, hohem Hämatokrit und reduziertem Plasmavolumen) beobachtet;

γ) lokale Hämatome;

δ) Verletzungen des N. femoralis (bei Blindpunktion);

ε) septische Arthritis des Hüftgelenkes;

ζ) Anstechen eines Darmteiles bei nicht erkannter Femoralishernie;

η) Bildung einer arterio-venösen Fistel.

5. Häufigste Fehlerquellen

α) Zu tiefe Punktion mit Durchstich der Gefäße;

β) falsche Zielrichtung der Punktion.

f) Venae sectio

1. Prinzip

Eröffnung einer freigelegten Vene zur Einlage einer Infusionssonde.

2. Instrumentarium

α) Für sterile Arbeitsbedingungen sind erforderlich: Handschuhe, Abdeckschlitztuch, Tuchklemmen, sterile Arbeitskleidung, Tupfer, Hautdesinfektionsmittel;

β) für Lokalanästhesie: 1%ige Novocainlösung, 2 ml-Spritze, Kanülen Nr. 12;

γ) Skalpell; chirurgische Pinzetten, 2 kleine spitze Wundhaken, 2 kleine Péan-Klemmen, gebogene Wund-(Präparier-)schere (Deaver), kleine gerade Schere mit spitzen Branchen, Deschamps-Nadel, Nadelhalter, scharfe Nadeln (siehe alle Abb. 290–296);
Catgut Nr. 0, Nahtseide;

δ) 10 ml-Spritze, sterile physiologische NaCl-Lösung;

ε) Venenkatheter, Charrière 3–6, mit Spritzenconus-Ansatz.

3. Technik der Venaesectio (Abb. 159 a–e)

α) Aufsuchen der gewünschten Vene und Verlaufsmarkierung mit Hautdesinfektionsmittel (Abb. 166 a).
Hautdesinfektion, Lokalanästhesie, erneuter Markierungsstrich des Venenverlaufes.

β) Hautquerschnitt in natürlicher Hautfaltenrichtung über der Vene; bei V. saphena magna (s. S. 125) evtl. auch Längsschnitt im Venenverlauf (Abb. 166 a);
stumpfes oder vorsichtig-scharfes Abpräparieren des Unterhaut-Fett/Binde-

gewebes über der Vene und Freilegen des Gefäßes über ca. 1 cm Verlaufstrecke.

γ) Abspreizen der Wundränder mit Wundhaken; Unterfahren der freigelegten Vene mit kleiner Pinzette und Durchziehen von zwei lockeren Catgut-Fadenschlingen distal und proximal des Eröffnungsbereiches der Vene (Abb. 166 b).

δ) Anheben der freigelegten Gefäßstrecke an den Schlingfäden (Abb. 166 c). Ab-

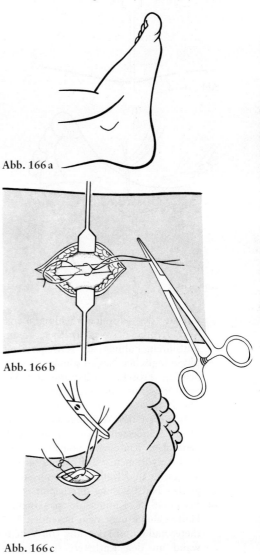

Abb. 166 a

Abb. 166 b

Abb. 166 c

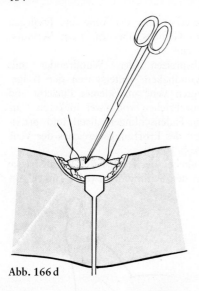

Abb. 166 d

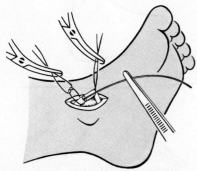

Abb. 166 e

Kontrolle der Katheter-Durchgängigkeit (cave: Strangulation des Katheters!).

ϑ) Anschluß des Venenkatheters an das Infusionssystem und Kontrolle von dessen richtiger Funktion.

ι) Hautnaht, Wundverband.

g) Einlegen eines Nabelvenenkatheters beim Neugeborenen

1. Prinzip
Sondierung der noch durchgängigen Nabelvene bis zum Ductus venosus Arantii.

NB.: Die Nabelvene ist während der ersten 5 Tage nach der Geburt meist ohne Schwierigkeit, danach häufig noch 2–6 weitere Tage nach sorgfältiger Entfernung der intravasalen Thromben sondierbar.

2. Indikationen
Austauschtransfusionen und Dauerinfusionen in der Neugeborenenperiode.

3. Instrumentarium
α) Für sterile Arbeitsbedingungen sind erforderlich:
Handschuhe, Abdeckschlitztuch, Tuchklemmen, sterile Arbeitskleidung, Tupfer, Hautdesinfektionsmittel;

β) Wundschere rund, chirurgische Pinzetten, 2 kleine Péan-Klemmen, Knopfsonde, Nadelhalter, atraumatische Nadeln (siehe Abb. 292–297 S. 229/230), Catgut Nr. 0;
10 ml-Spritzen, sterile physiol. NaCl-Lösung. Mehrere Polyvinyl-Nabelvenenkatheter, Char. 2–5, mit abgerundeter Spitze und Spitzenconus-Ansatz;

γ) Silikonkleber.

4. Technik
α) Lagerung des Patienten in Rückenlage;
β) Desinfektion des Nabelstumpfes und der umgebenden Bauchhaut;
γ) Entfernung einer evtl. noch angelegten Nabelstumpfklemme;
δ) Fixieren des Nabelstumpfes mit den Gefäßklemmen am oberen und am unteren Stumpfpol (12 Uhr und 6 Uhr;

binden des distalen Schlingfadens; Vorbereitung des Venenkatheters zum Einführen; Füllung des Katheters mit physiologischer NaCl-Lösung.

ε) Schräge Froschmaul-Incision der Venenwand mit kleiner Schere (Abb. 166 d).

ζ) Einschieben des Venenkatheters (Abb. 166 e) mindestens ca. 3–4 cm; nach deutlichem Rückstrom von Blut in das Kathetervolumen wird 10 ml-Spritze aufgesetzt und Katheter mit physiologischer NaCl-Lösung durchspült.

η) Verschluß des Knotens der proximalen Halteschlinge über dem liegenden Katheter und damit Fixierung von Venenwand an den Katheter; stets unter

Abb. 167); leichtes Spreizen des Nabelstumpfes und erneute lokale Desinfektion.

ε) Wenn das periphere Nabelstumpfende
eingetrocknet oder stark zerquetscht
ist, Abtragen dieses Bereiches (möglichst viel davon stehen lassen!) bis zu
nicht mumifiziertem Gewebe; danach
erneutes Fixieren mit den Gefäßklemmen und neuerliche lokale Desinfektion.

ζ) Auffinden der Nabelvene: Sie ist das
größte der hier liegenden Gefäße: Sie

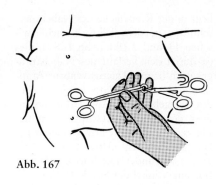

Abb. 167

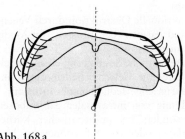

Abb. 168 a

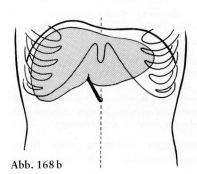

Abb. 168 b

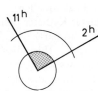

Abb. 168 c

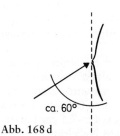

Abb. 168 d

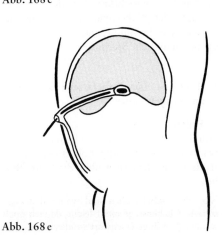

Abb. 168 e

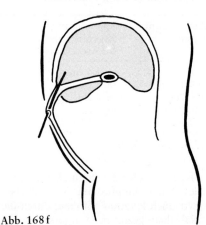

Abb. 168 f

liegt in der Kreisfläche des Nabelquerschnittes in dem Sektorbereich zwischen 11 und 2 Uhr (Abb. 168 c); dies ist durch den Verlauf des Nabelstranges nach li. zum Ductus venosus Arantii und durch die relativ größere Leber des Neugeborenen (Abb. 161 a) gegenüber dem nach-rechts-Abweichen des Lig. teres und der relativ kleineren Leber in höheren Altersstufen (Abb. 168 b) begründet. Der horizontale Einführungswinkel der Sonde soll ca. 60° von unten betragen (Abb. 168 d/e); wird die Sonde steiler eingeführt, dann drohen Perforationen in das Leberparenchym (Abb. 168 f).

NB.: Cave: versehentliche Sondierung einer Nabelarterie mit nachfolgender Medikamenten-Infusion. Durch Ausbreitung der Infusionslösung in terminalen Ausbreitungsbereichen von Bekken/Mesenterialarterien können schwere Gewebsnekrosen dieser Bezirke eintreten!

η) Vorsichtiges Einführen einer Reinigungs/Saugsonde mit aufgesetzter Spritze unter vorsichtigem Absaugen von Blutkoageln und sukzessivem Eindringen der Sonde in die Vene, bis ohne Widerstand Blut aspiriert werden kann.

ϑ) Einführen des mit steriler physiol. NaCl-Lösung gefüllten Venenkatheters unter leichtem nach-unten-Ziehen des Nabelstumpfes; der Ductus venosus Arantii liegt in ca. 4,5–7,5 cm Entfernung vom äußeren Nabelring.

Geburtsgewicht des Kindes	Approximativ-Distanz zwischen Nabelring: Ductus venosus Arantii
< 1000 g	ca. 4,5 cm
1000–1500 g	ca. 5 cm
1500–2000 g	ca. 6 cm
2000–2500 g	ca. 7 cm
> 2500 g	ca. 7,5 cm

(nach Kunad u. Oertel)

ι) Fixieren des Katheters durch Verkleben des Nabelstumpfes mit Silikonkleber. Evtl. auch Fixation mit einer durch die Nabelhaut gezogenen Catgutschlinge.

χ) Anschluß des Venenkatheters an Infusionssystem oder an das Transfusionsgerät.
λ) Sterile Tupferabdeckung des Nabels.

5. Häufigste Komplikationen

α) Sondierung der Pfortader anstatt des Ductus venosus Arantii;

NB.: Liegt der Katheter *vor* dem Ductus, dann fließt der größte Teil der Infusionsflüssigkeit in die Vena cava.

β) funktioneller Katheterverschluß durch anliegende Venenwand vor der proximalen Katheteröffnung (bei Aspiration);
γ) funktionelle Obstruktion durch Venenwandspasmen (bei Infusion von Medikamenten);
δ) versehentliche Sondierung einer Nabelarterie mit Gewebsschäden durch intraarterielle Medikamenten-Infusion;
ε) Bildung von intravasalen Thrombosen (besonders bei prähepatischer Katheterlage) oder von Infektionen bei länger liegendem Venenkatheter;
ζ) Perforation in das Leberparenchym.

6. Häufigste Fehlerquellen

α) Ungeeigneter Katheter (keine abgerundete Spitze; zu hart);
β) unzulängliche Thromben-Entfernung vor Einlage des Katheters;
γ) falsche Einschätzung der Entfernung bis zum Ductus venosus Arantii;
δ) falsche Zielrichtung bei der Sondierung der Nabelvene bzw. versehentliche Arteriensondierung.
ε) unzulängliche Sterilität.

h) Einlegen eines Nabelarterienkatheters beim Neugeborenen

1. Prinzip

Sondierung einer noch durchgängigen Nabelarterie unter röntgenologischer Kontrolle bis in die Aorta über Zwerchfellhöhe.

NB.: Die Nabelarterien sind während der ersten 4–5 Lebenstage meist leicht, danach noch weitere 2–4 Tage erschwert sondierbar.

2. Indikationen
Kontrolle von Stoffwechsel-, Lungen- und Kreislauffunktionen sowie intraarterielle Infusionen (incl. Blut- und Medikamentenzufuhr) in lebensbedrohlichen Situationen des Neugeborenen.

3. Instrumentarium
Wie bei Einlegen eines Nabelvenenkatheters siehe S. 134).

NB.: Der verwendete Nabelarterienkatheter oder zumindest seine Spitze soll röntgen-kontrastdicht sein.

4. Technik
α) Entsprechend dem Einlegen eines Nabelvenenkatheters.

β) Auffinden einer Nabelarterie: diese Gefäße haben ein kleineres Lumen, sind aber dickerwandig als die Nabelvene; sie liegen in der Kreisfläche des Nabelstumpf-Querschnittes im Sektorenbereich zwischen 3 und 9 Uhr. Der horizontale Einführungswinkel soll ca. 45° von oben betragen, mit nur geringer seitlicher Abweichung aus der Körperlängsachse.

NB.: Vielartige Möglichkeiten von Komplikationen bei der diagnostischen und therapeutischen Nabelarterien-Katheterisierung können entscheidend vermindert werden, wenn der Katheter bis zur thorakalen Aorta vorgeschoben wird; die Katheterspitze soll im Bereich zwischen Th VI und Th X liegen. Sie liegt dann zentral der Abgänge größerer Gefäße (Aa. coeliaca, renales, mesentericae).

γ) Die gewünschte Lage der Katheterspitze in der thorakalen Aorta zwischen Th VI und Th X wird erreicht, wenn die Länge des eingeführten Katheters nach folgender Faustregel bemessen wird:

Abstand von der äußeren Bauchdecken begrenzung über die Nabelarterie in die Brustaorta (Th VI–X) =	Körperlänge des Neugeborenen (Scheitel-Sohlenlänge) × 0,33

δ) Markierung der richtigen Katheterlänge durch Pflasterfähnchen; stets Röntgen-Kontrolle der Katheterspitzenlage.

ε) Fixierung des Katheters durch komprimierende Fadenschlinge um den Nabelstumpf; Verklebung des Nabelstumpfes und des Katheteraustrittes mit Silikonkleber.

ζ) Sterile Tupferabdeckung des Nabels.

η) Entfernung des Arterienkatheters schrittweise.
Erster Schritt: Rückziehen bis auf 2 cm-Katheterspitze. Verbleib dieses Katheterteiles in der Nabelarterie solange Flüssigkeitssäule im Katheterlumen pulsiert.
Zweiter Schritt: Definitives Herausziehen der Katheterspitze nach Sistieren der Pulsation.

5. Häufigste Komplikationen
α) Fälschliche Sondierung eines von der Bauchaorta abgehenden großen arteriellen Gefäßes (siehe 4 β);

β) arterielle Thrombenbildungen;

γ) Ischämie von peripheren arteriellen Versorgungsbereichen im Katheterverlauf;

δ) Gewebsschäden in peripheren arteriellen Versorgungsbereichen bei Infusionen von hyperosmolaren oder gewebsreizenden Medikamenten.

6. Häufigste Fehlerquellen
Entsprechend der Nabelvenensondierung (siehe S. 136 ff.).

i) Supraumbilicale Katheterisierung der Nabelvene (Abb. 169 a–e)

1. Prinzip
Freilegung des Nabelstranges und Venaesectio umbilicalis zwischen dem äußeren Nabelring und Eintritt der Nabelvene in die Bauchhöhle.

2. Indikationen
Austauschtransfusionen und Dauerinfusionen in der Neugeborenenperiode bei zu kurzem oder stark mumifiziertem Nabelstumpf.

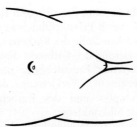

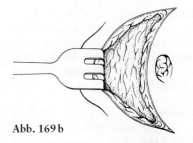

Abb. 169 a   Abb. 169 b

3. Instrumentarium

α) Wie bei Venaesectio (siehe S. 133); jedoch Venenkatheter mit geringerem
Kaliber (Char. 2–5);

β) für Lokalanästhesie: 1%ige Novocainlösung, 2 ml-Spritze, Kanülen Nr. 12.

4. Technik

α) Lagerung des Patienten in Rückenlage;

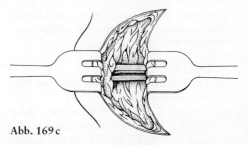

Abb. 169 c

β) Desinfektion des Nabelbereiches;

γ) Lokalanästhesie des supraumbilicalen
Bauchdecken/Hautbereiches;

δ) Incision eines $1/3$-Kreissegments, kon-
kav nach unten, unmittelbar über dem
oberen Nabelrand im Hautbereich
(Abb. 169 a);

ε) Abpräparieren von Fett/Bindegewebe
auf den Nabelstrang zu (Abb. 169 b);

ζ) Freilegen des Nabelstranges unter
sorgfältiger Schonung des in der Tiefe
liegenden Peritoneum parietale (Abb.
169 c);

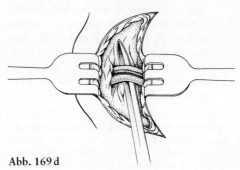

Abb. 169 d

η) Unterfangen des Nabelstranges mit
Rinnensonde oder kleiner Pinzette
(Abb. 169 d); vorsichtiges Schlitzen der
fibrösen Nabelstranghülle und Freilegen der Nabelvene; sie liegt median,
gering erhaben über den beiden Nabelarterien.

ϑ) Eröffnung der Nabelvene durch Scherenschlag wie bei Venaesectio (siehe
Abb. 166 d); Einführung des Säube-
rungskatheters (Abb. 162 e); Entfernung intravasaler Thromben und Einlegen des Nabelvenenkatheters zur In-
fusion/Transfusion (siehe S. 134–
136 ff.);

ι) evtl. Anlegen einer Catgutschlinge um
den Nabelstrang zur Fixierung des Katheters wie bei Venaesectio (siehe
S. 133);

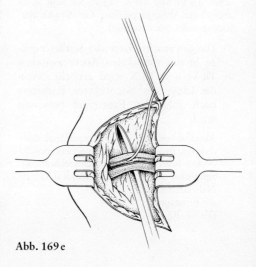

Abb. 169 e

χ) Abdecken des Fett/Bindegewebes über dem Nabelstrang und Wundverschluß mit Situationssnähten; Wundverband

5. Approximative Länge der Venenstrecke
vom Nabelring bis zur Einmündung der V. cava in den re. Herzvorhof, bezogen auf die Körperlänge:

Körperlängen-gruppe (cm)	Annäherungswert der Distanz (cm)
30–39	7,5
40–44	8,5
45–49	10,5
50–54	12,0

(nach Kunad u. Oertel)

6. Häufigste Komplikationen
Wie bei Nabelsondierung (siehe S. 136); zusätzlich: versehentliche Eröffnung der Peritoneum parietale beim Freipräparieren des Nabelstranges; muß sofort sorgfältig übernäht werden!

7. Häufigste Fehlerquellen
Wie bei Nabelsondierung (siehe S. 136).

k) Infraumbilicale Katheterisierung einer Nabelarterie

Die gleichartige Katheterisierung einer Nabelarterie erfolgt besser infraumbilical.

1. Prinzip, Indikationen und Instrumentarium
entsprechen der supraumbilicalen Katheterisierung der Nabelvene.

2. Die Technik unterscheidet sich
α) durch *infra* umbilicale Schnittführung,
β) durch Abschieben des weißlich-strangförmigen Urachus, welcher die Nabelarterie überlagert,
γ) durch Einschieben des Katheters bis in die Brustaorta (Th VI–X) siehe S. 137).

3. Entfernung des Arterienkatheters
siehe S. 137.

III. Injektions/Infusions-Verbleibsysteme für i. v. Langzeit-Therapie

a) Epicutaner Cava-Katheter

1. Indikation
Langzeitinfusionen für kontinuierliche Zufuhr von Flüssigkeit und Medikamente; für parenterale Ernährung.

2. Prinzip
Einlage eines epikutan zugänglichen, elastischen Silikon-Dauerkatheters in zentrale Venenbereiche.

3. Instrumentarium
α) wie bei Venae sectio (S. 109);
β) Epicutan-Dauerkatheter-System. Für Neugeborene/Frühgeborene 19 g-Führungs- (flügel-) -kanüle, Silikonkatheter $(0,3 \times 0,6$ mm $\varnothing)$; für ältere Kinder Systeme mit entsprechend weiteren Dimensionen. Schraubadapter-fixiertem Ansatz für Infusionsschlauch und Infusions-Dosierklemme (Abb. 285, S. 227).

4. Methode
α) Venen-Zugang: Bei Früh- und Neugeborenen Cubital- oder Femoralvene (S. 124, 131/132); bei älteren Kindern V. anonyma (S. 127/128);
β) Durchgängigkeit des Systems mit steriler Spülflüssigkeit über Spritze prüfen;
γ) nach Venenpunktion Einfädeln des Silikon-Dauerkatheters durch das Lumen der liegenden Punktionskanüle bis zur gewünschten zentralen Lage der Katheterspitze. Die Distanz zur Eintrittstelle wird in 5 cm-Abständen auf dem Katheter durch 1–3 schwarze Ringe markiert;
δ) Führungskanüle vorsichtig über das extrakorporale Katheterende abziehen;
ε) metall-verstärktes Katheterende in der Adapterschraube mit dem Infusionsschlauch verbinden;
ζ) Abdeckung und Fixierung des Venenkatheters mit Silikonkleber auf der Haut.

5. Häufigste Komplikationen

α) Gelegentlicher Katheterverschluß;

β) gelegentliche Katheterinfektionen.

6. Häufigste Fehlerquellen

α) Unzureichend tiefe Einlage des Katheters;

β) nichtadäquate Flußrate (kann bei dem 0,3 mm Innen-$\varnothing$-Katheter zwischen 0,4 und 0,6 ml/min eingestellt werden).

b) „Intraport"-(„Port-A-Cath"-)System

1. Indikationen

Häufige bzw. über längere Zeitbereiche erforderliche i. v.-Infusionen; „Bolus-Injektionen" Gewebe/Gefäßwand-aggressiver Medikamente; parenterale Ernährung.

2. Prinzip

Subcutane Implantation eines „Containers", der unlösbar an einen zentralen kontrastgebenden Venenkatheter (50 cm Länge; Außendurchmesser 2,1 bzw. 1,25 mm) angeschlossen ist (Abb. 278 a; S. 228). Die kleine Kammer Bodenplatte: 35 mm $\varnothing$; Höhe: 12,5 mm) aus inertem Material ist mit einer Silikon-Kautschuk-Membran abgedeckt. Dadurch sind (mit geraden oder 90°-abgewinkelten Huberschliffkanülen ohne Stanzeffekt – Abb. 278 b, c; S. 228) subcutan applizierte i. v.-Injektionen/Infusionen über längere Zeitabschnitte und unter Vermeidung einer Venenpunktion möglich.
Die maximale Flußrate bei Infusionsdruck von 0,25 bar beträgt 1000 ml/h. Als Funktionsdauer eines Systems werden bis zu 5 Jahren, bzw. mindestens 2000 Punktionen der Silikon-Kautschuk-Membran unterstellt.

3. Instrumentarium

Zur Implantation:

α) „Intraport"- bzw. „Port-A-Cath"-System (Abb. 278 a, S. 228);

β) operatives Instrumentarium für subcutane Implantation des Systems und für Einlegung eines zentralen Venenkatheters (v. brachiocephalica bzw. bei deren Ausfall: v. jugularis interna, S. 127/128).

Zur Infektion oder Infusion:

α) gerade und 90°-abgewinkelte Huberschliff-Kanüle (Abb. 278 b, c; S. 228);

β) Injektionskanülen 5 ml und 10 ml;

γ) Dreiwegehahn;

δ) Tupfer; Hautdesinfektionsmittel; Pflasterschnellverband.

4. Methode

α) Operative Einpflanzung des Systems unter die Brusthaut in eine präparierte epifasciale Tasche des m. pectoralis; Fixierung der Bodenplatte auf der Fascie.

β) Nach Wundheilung ist das System funktionsfähig.

γ) Vor jeder Injektion sorgfältige Hautdesinfektion.

δ) Einstechen der Kanüle in die Membran des palpierten Systems bis zu fühlbarem „Nadelstop".

ε) Vor jedem Systemgebrauch zur Injektion/Infusion sowie nach jeder Blutentnahme über das System oder während Zwischenphasen einer Benutzung regelmäßige Spülung mit mindestens 2 ml physiol. NaCl-Lösung (Spritze mit angesetztem Dreiwegehahn) bzw. Setzung eines „Heparinblocks" in das System (alle vier Wochen erneuern!).

ζ) die Winkel-Huberschliffkanüle (Abb. 287 b; S. 228) ermöglicht Selbstinjektionen durch den Träger ebenso wie eine sichere Fixierung einer Dauertropfinfusion bei weitgehend erhaltener Bewegungsmöglichkeit des Patienten.

5. Häufigste Komplikationen

α) gelegentlich zeitlich begrenzte lokale Schmerzen bei frisch angelegtem System;

β) Systeminfektionen;

γ) Verstopfungen des Katheters.

6. Häufigste Fehlerquellen

α) Unzureichende Systemspülung.

β) versehentliche Injektion in die subcutane Gewebstasche;

γ) Undichtigkeit des Systems durch Membran-Einriß.

Notizen:

J. Mucoviscidose-Diagnostik

I. Gewinnung von Schweiß zur Elektrolytbestimmung

1. Indikation
Nachweis von Cl^- bei Verdacht auf Mucoviscidose.

2. Mehrere früher gebräuchliche Methoden
sind wegen

α) zu großer Belastung der Patienten (Einhüllen von Rumpf oder Extremitäten zum Schweißauffangen in Plastiksäcke),

β) umständlicher Manipulationen (Auffangen des Schweißes in elektrolytfreie Gaze oder Fließpapier),

γ) erheblicher technischer Fehlerquellen bei der Laborpräparation (Elution, Chlor-Titration),

δ) großem Zeit- und Arbeitsaufwand für Schweiß-Sammeln und Laboranalyse

heute nicht mehr empfehlenswert.

3. Prinzip
Pilocarpin-Iontophorese mit nachfolgender direkter Ionenmessung.

NB: Bei Säuglingen wegen unzureichender Schweißgewinnung nicht anwendbar.

4. Instrumentarium
entfällt.

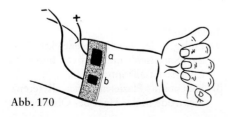

Abb. 170

5. Methode
Schweiß-Provokation durch Pilocarpin-Iontophorese (Abb. 170):

α) Reinigung des Hautfeldes (z. B. Unterarm) mit 70%igem Alkohol und Aqua dest.; sorgfältiges Abtrocknen mit elektrolytfreier Gaze.

β) Auflegen eines ca. 1,5–4 cm^2 großen elektrolytfreien, mit Pilocarpinchlorid getränkten (0,6–0,7 mg%) Tupfers und hierüber Fixierung der *Anode* (Abb. 170 a).

γ) Im Abstand von mindestens 1 cm Auflegen eines mit K_2SO_4 (1%) getränkten Tupfers und hierüber Fixierung der *Kathode* (Abb. 170).

δ) Anlegen eines Schwach-Gleichstromes mit Stromdurchfluß von 3–4 mA während 5–7 min.

ε) Entfernung der Elektroden und der untergelegten Tupfer.

ζ) Sorgfältige Hautreinigung durch Abtupfen mit Aqua dest.; hierbei soll vermieden werden, daß Reste der K_2SO_4-Benetzung in das Anodenfeld gewischt werden (Meßwertverfälschung durch Senkung des Widerstandes im Schweiß des Anodenfeldes).

Elektrophysikalische Messung des Ionengehaltes im Schweiß (Abb. 171)

α) Aufsetzen einer Meßcapillare oder eines capillar-perforierten Mehrschichten-Meßplättchens auf die Anodenfläche. Hier setzt inzwischen eine kräftige Schweiß-Sekretion ein. Im Capillarlumen steigt eine feine Flüssigkeitssäule des Schweißes auf.

β) Zwischen zwei in das Capillarlumen eingebauten Meß-Elektroden wird der Stromwiderstand gegen eine angelegte

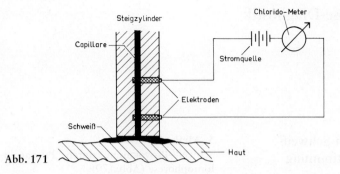

Abb. 171

Gleichstromspannung gemessen. Diese sinkt mit steigendem Ionengehalt des Schweißes.

γ) Mit der Größe des Strom-Widerstandes kann an einer Eichkurve oder auf der speziell hierfür geeichten Skala des Meßinstrumentes die Ionenkonzentration des Schweißes gemessen werden.
Die Angabe des Resultates erfolgt in mval/l Cl^-. Die tatsächliche Schweiß-Zusammensetzung aus Na^+-, K^+-, Ca^{++}-Chlorid und aus geringen Anteilen anderer Elektrolyte kann hierbei vernachlässigt werden: Einem Normalgehalt von 35–45 mmol/l NaCl im Schweiß entspricht ein Gesamt-Cl^--Wert von ca 50–60 mval/l. Im Falle einer Mucoviscidose kommt der Cl^--Anstieg weitestgehend durch eine Erhöhung des NaCl-Gehaltes zustande.

6. Hauptsächliche Fehlerquellen

α) Zu lockeres Aufsitzen von Anode und/ oder Kathode bei der Schweiß-Provokation.

β) Alterung von (Kupfer-)Elektroden.

γ) Ungenügende Reinigung der Haut nach der Iontophorese (falsch-positives Ergebnis durch Pilocarpinrückstand oder Einfließen von K_2SO_4-Rest auf Anoden-Hautfeld).

δ) Falsch-positive Werte bei Diabetes und bei Nierenkrankheiten.

II. Messung der transepithelialen Potentialdifferenz am respiratorischen Epithel

1. Indikation
Prüfung des elektrischen Spannungsunterschiedes zwischen Submucosa und Epitheloberfläche der Nasenschleimhaut. Diese Methode ist zur Diagnose der Mucoviscidose bei Säuglingen und Kleinkindern besonders aufschlußreich.

2. Prinzip
Korrespondierende Messung der transepithelialen Potentialdifferenz der Nasenschleimhaut und der Subcutis des Oberarmes (Referenzwert). Die Erhöhung der transepithelialen Potentialdifferenz wird auf eine erhöhte Natriumresorption bei herabgesetzter Chloridpermeabilität der Mucosa zurückgeführt.

3. Benötigte Geräte
m-Voltmeter, über Silberchlorid-Elektroden und Kaliumchloridbrücken mit den (mit Ringerlösung – 0,2–0,3 ml/min perfundierten) Meß- und Referenzelektroden verbunden.

4. Methode
α) Einlegen der weichen Meßelektrode in die Nasenschleimhaut bzw. unter die Concha nasalis inferior.

β) Subcutane Plazierung der Referenz-Elektrode in der Haut des Oberarmes.

γ) Wiederholte Messungen in beiden Nasenhöhlen.

δ) Die ermittelten Meßwerte liegen bei Potentialdifferenzen um − 20 mV (bei gesunden Kindern u. Erwachsenen) gegenüber um − 60 mV (bei mucoviscidose-kranken Kindern, incl. Säuglingen/Neugeborenen).

5. Hauptsächliche Fehlerquellen

α) Unruhe des Kindes;

β) pharmakologische Einflüsse auf den Elektrolytaustausch in der respiratorischen Mucosa.

6. Komplikationen

Nicht zu erwarten.

Notizen:

K. Häufigste technische Eingriffe bei Erkrankungen des Zentralnervensystems des Kindes

Untersuchungen des ZNS sind in besonders großem Umfang an subtile elektrophysiologische Methoden und Apparaturen geknüpft. Ihre Verwendung überschreitet das allgemeine pädiatrische Arbeitsfeld und bleibt weitgehend der Neuropädiatrie vorbehalten.

a) Einfach physikalische Untersuchungsmethoden in der kinderärztlichen Praxis zum Nachweis von Anomalien im Schädel-Innenraum

1. Prüfung des „Schädelschepperns" bei fraglichem Hydrocephalus: Beim Beklopfen des Bereiches der frontoparietalen Schädelnähte wird ein charakteristisches schepperndes Geräusch gehört (mäßig laut, kurz, hochfrequent, unregelmäßig), wenn ein Hydrocephalus besteht.
2. Registrierung von Schädelgeräuschen bei Säuglingen und Kleinkindern mit cerebralen arteriovenösen Fisteln, eitriger Meningitis und Subduralergüssen:
Im frühen Lebensalter (später nicht mehr!) können mit phonokardiographischer Schallschreibung (Aufzeichnung von Frequenzen zwischen 35 und 250 Hz) bei eitriger Meningitis und bei post/parameningitischen Subduralergüssen pulssynchrone (gleichzeitige EKG-Registrierung!) hell-gießende Geräusche (Frequenz-Maxima zwischen 140 und 250 Hz) über verschiedenen Schädelabschnitten (z. B. große Fontanelle; Schläfe) registriert werden. Sie verschwinden bei druckentlastenden Lumbalpunktionen und bei der Meningitisbehandlung nach ca. 3–6 Tagen; Wiederauftreten im Verlaufe einer Meningitisbehandlung weist auf die mögliche Bildung einer postmeningitischen Pachymeningosis hin.

b) Instrumentelle pädiatrische Untersuchungstechniken und deren Indikationen

1. Diaphanoskopie: Bei Verdacht subduraler Ergüsse, bei Hirnödem und bei großem Hydrocephalus.
2. Punktion eines Cephalhämatomes: Bei ausbleibender Rückbildung (soll nach spätestens 10 Tagen deutlich werden) eines oder mehrerer (doppelseitig) *sub*periostaler Hämatome (= Cephalhämatom) oder *supra*periostalen Hämatomes (= Caput succedaneum haemorrhagicum) der Schädel-Außenkonvexität des Neugeborenen.
3. Lumbalpunktion und Suboccipitalpunktion: *Diagnostisch* bei entzündlichen Prozessen der Hirnhäute und des Gehirnes; ferner bei Blutungen in die Liquorräume und bei raumverdrängenden Prozessen im Lumbalbereich (Liquorstop-Syndrom). *Therapeutisch* gelegentlich bei entzündlichen Prozessen der Hirnhäute und der Ventrikelwandgewebe.
4. Subduralpunktion: Bei Verdacht auf Hämatome oder cystisch-gekammerte Prozesse nach Subduralblutungen oder Meningitiden (Pachymeningosis).
5. Ventrikel-Notpunktion beim hydrocephalen Säugling oder Kleinkind: Bei akutem Hirndruck mit drohender Vitalgefährdung bei Ventrikelverschluß.

Ausführung der Untersuchungen und Eingriffe

c) Diaphanoskopie

1. Prinzip und Methode
Bei Einstrahlen einer Lichtquelle durch die dünnen Decken des Säuglingsschädels

leuchten die Schädeldecken (im abgedunkelten Raum) über Hohlräumen rötlich auf; über kompakten Hirngewebsbereichen fehlt dieses optische Phänomen (Abb. 172).

NB.: Die Beurteilung eines normalen oder eines pathologischen Diaphanoskopie-Befundes ist bisweilen durch unterschiedliche Dichte der Schädel-Deckknochen, durch uneinheitliche Intensität verwendeter Lichtquellen und durch andere Faktoren erschwert. In Zweifelsfällen können folgende Phänomene den Verdacht einer positiven Diaphanoskopie erhärten:

a) Unregelmäßige, entrundete Form des fraglichen Diaphanoskopie-Hofes;
b) Exzentrisch zur Lichtquelle liegender Diaphanoskopie-Hof (Abb. 172);
c) Formwechsel der exzentrischen Ausdehnung des Diaphanoskopie-Hofes bei Lageverschiebung der Lichtquelle.

2. Instrumentarium
Handlampe mit guter Randabdeckung (elastischer Gummiwulst) der Leuchtfläche.

NB.: Die Leuchtfläche darf sich bei Gebrauch nicht wesentlich erwärmen (thermische Hautläsion des Patienten!).

d) Punktion eines Cephalhämatomes oder Caput succedaneum haemorrhagicum

Grundsätzliches
Die Notwendigkeit dieses Eingriffes wird unterschiedlich beurteilt. Die Vorstellung

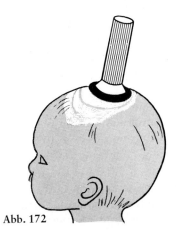

Abb. 172

einer „Resorptions-Hyperbilirubinämie" ist heute weitgehend aufgegeben worden. Kosmetische Späteffekte durch lokale verknöchernde Periostreaktionen (Schädelkontur-Asymmetrien) sind jedoch nicht auszuschließen.

1. Prinzip und Methode
Hohlsondendrainage supra- oder subperiostaler geburtstraumatischer Hämatome der äußeren Schädeldecken-Seite.

2. Instrumentarium
α) Für sterile Arbeitsbedingungen sind erforderlich: Sterile Kleidung, Abdeckschlitztuch, Tuchklemmen, Tupfer, Hautdesinfektionsmittel;
β) Rasiergeräte;
γ) Punktionsnadel mit 1 mm Lumenweite; 20 ml-Spritze;
δ) Auffanggefäß für Punktatflüssigkeit;
ε) Verbandsmaterial, Silikonkleber.

3. Lagerung des Patienten
Kopf durch Hilfsperson an Schläfen/Wangenbereich beidseitig fixieren; Lagerung je nach Lokalisation des Hämatomes verschieden (s. S. 125, Abb. 156 a).

4. Durchführung der Punktion
α) Rasur des Hämatombereiches; gründliche Hautdesinfektion.
β) Einstich der Punktionsnadel mit aufgesetzter 20 ml-Spritze in flachem Winkel zur Schädelwölbung und mit Bajonettstich (siehe S. 151; Abb. 178) in einen Seitenrandbereich der Geschwulst; sofortige Aspiration des (ungeronnenen) Blutes bis die Schwellung völlig in sich zusammengesunken ist.
γ) Herausziehen der Punktionsnadel unter gleichzeitigem Verkleben der Punktionsstelle mit Silikonkleber und sterilem Tupfer.

5. Nachversorgung des Patienten
Druckverband für mindestens 2 Tage.

6. Komplikationen
α) Infektion der Hämatomhöhle (deshalb streng steriles Arbeiten erforderlich; dann nichts zu befürchten).

β) Nachblutung und erneute Füllung; nach dem 10. Lebenstag kaum mehr wesentlich; Punktionen innerhalb der ersten 10 Lebenstage haben dagegen fast stets erhebliche Nachfüllungen zur Folge.

γ) Blutungen aus dem Stichkanal (vermeidbar durch „Bajonettstich").

δ) Fehldiagnose einer Cephalocele (Durahernie) mit Punktion des ausgestülpten Subdural/Subarachnoidalraumes.

7. Häufigste Fehlerquellen

α) Verstopfung der Punktionsnadel durch Septierungen oder (seltene) Koageln im Hämatom.

β) Falsche Kanülenführung (Aspiration der Hämatomwand vor die Kanülenspitze).

e) Lumbalpunktion und Suboccipitalpunktion

Grundsätzliches

Vor diagnostischen Lumbalpunktionen sollte – wenn hierdurch keine dringlichen therapeutischen Maßnahmen verzögert werden (z. B. bei bakterieller Meningitis) – eine Augenhintergrund-Kontrolle zum Ausschluß einer Stauungspapille erfolgen.

NB.: Fieber und Nackensteifigkeit können auch bei Tumoren und Hirnabszessen Erstsymptome sein.

1. Prinzip

Hohlsondendrainage der lumbalen bzw. suboccipitalen Liquorräume durch einen Zwischenwirbelraum.

2. Instrumentarium

α) Handschuhe, Tupfer, Hautdesinfektionsmittel;

β) Lumbalpunktionsnadel mit konisch abgerundeter Spitze und Mandrin, mit oder ohne Drehverschluß (S. 226, Abb. 274 b–d);

γ) Recordspritzen (2–20 ml, je nach Bedarf für den Einzelfall);

δ) sterile Pinzette;

ε) schwarze Block-Glasschale; sterile Auffangröhrchen für Liquor;

ζ) Spiritusbrenner; Pandy-Reagens (5%ige Phenollösung);

η) Silikonkleber, Verbandsmaterial, Fließpapier.

3. Vorbereitung des Patienten

Ist im allgemeinen nicht erforderlich. Lediglich wenn beim Säugling oder Kleinkind eine Liquor*druckmessung* vorgesehen ist, sollte das Kind medikamentös sediert sein (z. B. Diazepam), da die Liquordruckwerte durch Schreien erheblich verfälscht werden können.

4. Lagerung des Patienten

α) Lumbalpunktion liegend: In linker Seitenlage wird der Rumpf des Patienten von einer Hilfsperson unter Fixierung von Schulter- und Beckengürtel leicht dorsal-konvex gekrümmt, ohne daß die Möglichkeit zum Atmen wesentlich eingeschränkt werden darf (Abb. 173 a).

β) Suboccipitalpunktion im Liegen: Nur in Fällen, wo sich die Sitzhaltung verbietet; hierbei müssen Kopf und Schultergürtel fixiert, und die Halswirbelsäule in exakter Längsachsenhaltung ganz wenig dorsal-konvex gekrümmt werden.

NB.: Für Liquor*druckmessungen* am Liegenden punktieren!

γ) Lumbalpunktion im Sitzen: Gleichartige Rumpfhaltung wie bei liegender Position; dies wird durch Hilfsperson durch umschlingende Fixierung des Halses/Kopfes mit einem Arm und Einpressen des anderen Unterarmes in den Leistenbereich mit Druck auf die Oberschenkel erreicht (Abb. 173 b).

δ) Suboccipitalpunktion im Sitzen: Evtl. Fixierung der Arme durch Einschlagen des Rumpfes mit angelegten Armen in ein Tuch. Anheben des Kopfes aus den Schultern und angedeutete Kopf-Vorbeugung in exakter Längsachsenhaltung (Abb. 174 a).

5. Wahl der Punktionsstelle

α) Lumbalpunktion: Markierung der Beckenkammränder; Markierung des un-

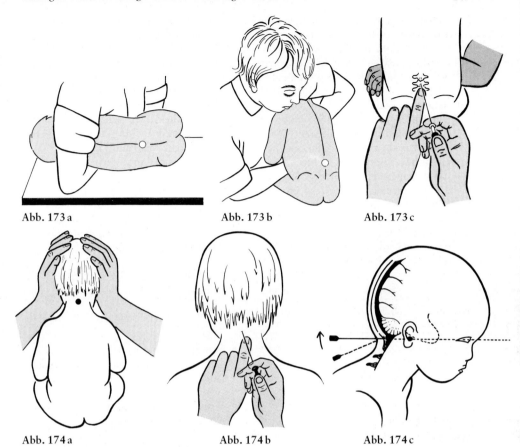

Abb. 173 a   Abb. 173 b   Abb. 173 c

Abb. 174 a   Abb. 174 b   Abb. 174 c

tersten LW.-Dornfortsatzes leicht möglich; Aufwärtstasten bis zum 4., 3., 2. LW.-Dornfortsatz; bei Säuglingen Zwischenwirbelraum 2./3.-Lendenwirbel oder 3./4.-Lendenwirbel markieren; bei größeren Kindern Intervertebralspalt 3./4.-Lendenwirbel markieren; er liegt etwa in Höhe der Verbindungslinie der beiden Beckenkammränder.

β) Suboccipitalpunktion: Genaues Abtasten des 1. Halswirbel-Dornfortsatzes und der darüberliegenden Voraus-Einbiegung der Hinterhauptsschuppe. Das Mittelfeld dieses Bereiches wird markiert (Abb. 174 a).

6. Durchführung der Punktion

α) Hautdesinfektion.

β) Zeigefinger der Ruhehand auf den unteren Dornfortsatz des markierten Be-

reiches legen; die andere Hand erfaßt die Punktionsnadel zwingenförmig zwischen Zeige- und Mittelfinger und mit Daumendruck auf den Kopf des Mandrins (Abb. 173 c). Einstich durch die Haut.

γ) Bei Lumbalpunktion: Stichrichtung median, leicht nach oben; Durchstich des inneren Longitudinalbandes wird als kurzer, vermehrter Widerstand gespürt; starker Widerstand spricht für Steckenbleiben der Nadel im nächstoberen Wirbelkörper; dann etwas zurückziehen und mehr horizonaler Einstich. Im Zweifel über richtige Stichtiefe etappenweise Einstich unterbrechen und durch Ausziehen des Mandrins prüfen, ob schon Liquor abläuft.

δ) Bei Suboccipitalpunktion: Stichrichtung auf die Verbindungslinie zwischen den äußeren Gehörgängen oder/ und auf die Mitte zwischen den Orbitae des Patienten zu. Bei Anstoßen auf hart-knöchernen Widerstand Nadel wenig zurückziehen und tastend in mehr horizontalwärts geführter Stichrichtung erneut vorsichtig vorantreiben. Durchgang durch das Septum nuchae erfolgt unter fühlbarem Widerstand; Durchgang durch die Dura wird meist als zusätzliche geringe Widerstandssteigerung empfunden. Während des Vorantreibens der Nadel im Zweifelsfall etappenweise unterbrechen und durch Ausziehen des Mandrins prüfen, ob Liquor abläuft (Abb. 174 b, c). Durchschnittliche Entfernung zwischen Rückenhaut und Liquorräumen:

	spinal	suboccipital
Säuglinge	1,5–2,5 cm	1–2 cm
3–5jährige	ca. 5 cm	2–2,5 cm

ε) Wenn Liquor fließt, Ansetzen des Steigrohres zur Liquordruckmessung; Hochheben des Rohres mit O-Marke auf die Punktionsebene; Ablesen der Höhe der Liquorsäule von der Punktionsebene ab in cm.

NB.: Bei Frühgeborenen und Neugeborenen kann die Punktion und die Liquordruckmessung mit einer i. v. Infusionskanüle Nr. 18 mit angeschweißter Polyvinylsonde durchgeführt werden; die bei der Druckmessung in die Sonde gestiegene Liquormenge (Steigrohr) reicht meist für orientierende cytologische und chemische Untersuchung aus.

Bei Kompression der Halsvenen (Quekkenstedt-Versuch) normalerweise Anstieg nach ca. 10 sec auf 15–30 cm Wassersäule; Abfall nach Dekompression innerhalb von 10 sec auf Normalwerte. Ausbleiben des Druckanstieges: Hinweis auf Liquorblockade.

ζ) Freies Abtropfen von Liquor in abgeflammte sterile Röhrchen zur mikrobiologischen, chemischen und cytologischen Untersuchung sowie in Glasblockschale mit Pandy-Reagens.

η) Wenn Liquor nur gering fließt, evtl. vorsichtig-langsame Aspiration zu gleichen Verwendungen mit Spritze.

ϑ) Herausziehen der Punktionsnadel mit schnellem Zug unter gleichzeitigem Verkleben der Punktionsstelle mit Silikonkleber und sterilem Tupfer.

7. Nachversorgung des Patienten

α) Nach Möglichkeit Bettruhe für einen Tag;

β) bei Dura-Reizschmerzen Gabe von Analgetica.

8. Komplikationen

α) Anstechen eines Venenplexus-Gefäßes mit starken Blutbeimengungen des Liquors. In einem solchen Fall ist die Unterscheidung, ob der Kanüle reines Blut oder Blut/Liquorgemisch entfließt, zunächst oft nicht zu treffen. Hilfsmittel hierzu: Auftropfen der blutfarbigen Flüssigkeit auf einen Tupfer, Fließpapierscheibe oder Stofflappen; reines Blut ergibt einen gleichmäßig rot tingierten Fleck (Abb. 175 a); bei Liquor-Beimischungen hat der zentrale rote Blutfleck einen deutlich farbschwächeren oder kaum gefärbten Flüssigkeitshof (Abb. 175 b).

NB.: Cytologische Aufarbeitung des Liquors:

Technik	Vorteile	Nachteile
Zentrifugation; Sediment-Ausstrich	schnelle Aufarbeitung; keine nekrobiotischen Zellveränderungen	geringere Anreicherung; keine Zell/Gewebeverbände zu erwarten
Kammer-Sedimentation über perforiertem Fließpapier	hohe Zellanreicherung; erhaltene Zell/Gewebsverbände	ca. 2 ml Liquor benötigt; längere Präparierphase; nekrobiotische Zellveränderungen vermehrt

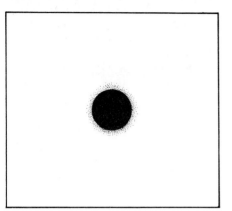

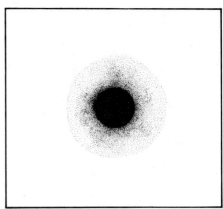

Abb. 175 a   **Abb. 175 b**

β) Anstich der Cauda equina bei Lumbalpunktion oder des Halsmarkes bei der
Suboccipitalpunktion.

γ) Postpunktionelles Liquor-Unterdruck-
syndrom; häufigste Ursache von post-
punktionellen Kopf- und Rücken-
schmerzen.

NB.: Das postpunktionelle Liquor-Unterdruck-
syndrom ist Folge von vermehrtem Liquorab-
fluß aus verzögert verschossenem (punktions-
bedingten) Duradefekt in retrovertebrales Bindegewebe. Es kann am ehesten durch Verwendung von Kanülen mit konisch abgerundeter
Spitze vermieden werden.

δ) Einpressen des Hirnstammes in das Fo-
ramen magnum occipitale bei erhöh-
tem Hirndruck und bei – den Gege-
benheiten entsprechend – zu forcierter
Liquordrainage.

ε) Infektion der Liquorräume.

ζ) Epiduralabszeß und vertebrale Osteo-
myelitis nach mehrfachen (Serien-)
Lumbalpunktionen bei Säuglingen
(Grundkrankheit: Hydrocephalus).

9. Häufigste Fehlerquellen

α) Falsche Punktionsrichtung; falscher
Punktionsort;
Liquordruck-Normalbereiche;
  5–20 cm Wassersäule;
Pulssynchrone Schwankungen:
  2–5 mm Wassersäule;
Atemsynchrone Schwankungen:
  4–10 mm Wassersäule.

β) kein Liquorfluß durch zu geringen Li-
quordruck, durch okklusive Veränderungen im Subarachnoidalraum, durch
zu dünne Punktionsnadel.

Hinweis:
Die in den Auflagen 1–3 beschriebene
Technik der Luftencephalographie entfällt. Diese Methode ist durch weniger ris-
kante/schmerzhafte bildgebende Verfahren ersetzt worden (Sonographie; CTG;
Kernspin-TG.).

f) Subduralpunktion

1. Prinzip
Hohlsondendrainage des Subduralraumes
über der Schädelkonvexität durch die
noch nicht geschlossene große Fontanelle
beim Säugling (evtl. noch beim Kleinkind).

2. Instrumentarium
α) Wie bei Lumbal/Suboccipitalpunktion;
β) zusätzliche Rasiergeräte.

3. Lagerung des Patienten
Flach liegend; Kopf in Mittelstellung,
Scheitel am Schmalrand des Untersu-
chungstisches abschließend; Festhalten des
Kopfes beidseitig im Schläfen/Wangenbe-
reich durch Hilfsperson (ähnlich wie bei
Venenpunktionen am Kopf, siehe S. 125,
Abb. 156).

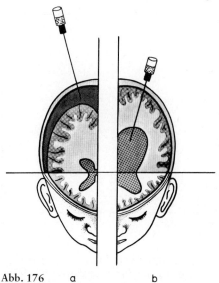

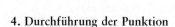

Abb. 176   a   b

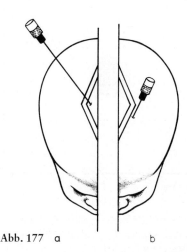

Abb. 177   a   b

4. Durchführung der Punktion

α) Rasur des Fontanellenbereiches; Hautdesinfektion.

β) Punktionsnadelhaltung wie bei Lumbal/Suboccipitalpunktion.

γ) Einstich in den seitlichen Winkel der großen Fontanelle (Abb. 176 a, 177 a) in senkrechter Richtung zur Schädeloberfläche; hierbei sticht man zunächst durch die Kopfschwarte, dann versetzt man die Nadel mit Kopfschwarte einige mm median und sticht dann erst durch die Fontanelle hindurch (Bajonettstich zur Deckung des Stichkanales durch natürliche Gewebe – Abb. 176).

δ) Stichtiefe: 3–6 mm unter die Haut (Abb. 176 a).

ε) Kontrolle, ob spontan Flüssigkeit abfließt; nur dann evtl. vorsichtige Aspiration.

ζ) Stets beidseitig punktieren; nie mehr als 20 ml Flüssigkeit von einer Seite in einer Sitzung entnehmen.

η) Verarbeitung der gewonnenen Flüssigkeit wie bei Liquoranalyse (siehe S. 148).

ϑ) Herausziehen der Punktionsnadel unter gleichzeitigem Verkleben der Punktionsstelle mit Mastixlösung bzw. Sili-

konkleber und sterilem Tupfer; Druckverband.

5. Nachversorgung des Patienten

α) Bettruhe mit leicht angehobener Kopflage;

β) fortlaufende Puls/Atmungskontrolle nach Aspiration von Exsudat (evtl. Hirnstammirritationen durch intrakranielle Volumenentlastung);

γ) Kontrolle evtl. „Krampfbereitschaft".

6. Komplikationen

α) Zusätzliche Subduralblutung durch Anstechen eines Gefäßes (Cave Sinusanstich!);

β) Hirnrinden-Anstich;

γ) Ausbildung eines Hirnödems nach Druckentlastung mit Krämpfen u. a. cerebralen Reizzeichen;

δ) Fistelbildung durch den Punktionskanal;

ε) Infektion des Subduralraumes.

ζ) Einimpfen von Epidermisgewebe durch den Stichkanal mit nachfolgender Bildung eines subduralen „Epidermoid-Tumors".

7. Häufigste Fehlerquellen

α) Punktion zu weit mittelständig (Sinusverletzung!);

β) Kanülenverstopfung durch Septierungen bei Pachymeningosis oder durch Blutkoagel.

g) Ventrikel-Notpunktion beim hydrocephalen Säugling oder Kleinkind

1. Prinzip
Transcorticale Blindpunktionen des erweiterten Seitenventrikels durch die noch nicht geschlossene Fontanelle bzw. die erweiterte Coronarnaht.

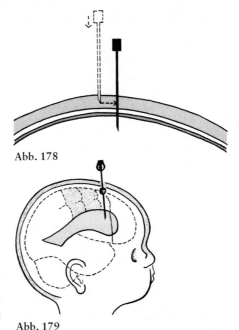

Abb. 178

2. Instrumentarium und Lagerung
Wie bei der Subduralpunktion.

3. Durchführung der Punktion
α) Vorbereitung wie bei Subduralpunktion.
β) Punktionsnadelhaltung: wie bei Lumbal/Suboccipitalpunktion oder mit Daumen und Zeigefinger.

Abb. 179

γ) Einstich wenig vorderhalb des seitlichen Fontanellenwinkels, am (oft tastbaren) Hiatus der Coronarnaht (Abb. 177 b; Abb. 179), in senkrechter Richtung zur Schädeloberfläche (Abb. 176 b). Ein Durchstich in diesem Bereich bleibt außerhalb (vor) den Zentralwindungen der Hirnrinde (Abb. 179). Auch bei dieser Punktion soll im Durchstich der äußeren Schädel-Hüllschichten der „Bajonettstich" (Abb. 178) angewandt werden.
δ) Nach jeweils 1 cm Stichtiefe Mandrin herausziehen und kontrollieren, ob Liquor abfließt.
ε) Unter Druck stehenden Liquor langsam, gedrosselt abfließen lassen. Dauerdrainage nur über Heberfla-

schen-Abflußsystem mit Manometerkontrolle.
ζ) Bei einmaliger Entlastung nicht mehr als 30 ml entnehmen.
η) Herausziehen der Punktionsnadel unter gleichzeitigem Verkleben der Punktionsstelle mit Mastixlösung bzw. Silikonkleber und sterilem Tupfer; Druckverband.

4. Nachversorgung des Patienten und Komplikationen
Sinngemäß wie bei Subduralpunktion.

5. Häufigste Fehlerquellen
Punktion zu weit lateral in den Hirnmantel.

Notizen:

L. Kinderärztliche Verrichtungen im Mund-, Nasen- und Ohrenbereich

I. Lagerung und Fixierung des Kindes

Vorbemerkung
Die Racheninspektion eines Kindes *ohne* Mundspatel hängt wesentlich von seiner Stimmungslage und von seiner Vertrautheit mit dem Arzt ab; es handelt sich dabei letztlich um einen den Eltern gelungenen oder mißlungenen Erziehungseffekt.

Bei Racheninspektion ohne Spatel muß das Kind den Mund weit öffnen und die Zunge möglichst weit herausstrecken (Versuch, das Kinn mit der Zungenspitze zu berühren). Durch langgezogene „ä"-Laute hebt sich überdies der weiche Gaumen und gibt den Blick in den mittleren Bereich der Rachenhinterwand frei.
Manche Kinder verweigern jedoch dem Arzt den Einblick in Mundhöhle und Ra-

cheneingang. Eine übersichtliche Betrachtung der Mund- und Nasenräume sowie der Gehörgänge und Trommelfelle ist überdies nur mit instrumenteller Hilfe möglich; auch hiergegen wehren sich viele Kinder. Dies macht es ratsam, solche Kontrollen stets erst am Ende einer Untersuchung des Kindes vorzunehmen. Um das Widerstand leistende Kind vor Schmerzen oder Verletzungen durch die erforderlichen Instrumente zu schützen, muß es ruhig gehalten werden.
1. Bei Säuglingen werden Mundhöhle u. Rachen vom Kopfende her inspiziert. Durch Spateldruck (keinen Holzspatel nehmen; Bruchgefahr!) auf die Zunge hat der Untersucher aus dieser Position (Abb. 180) wegen der stärkeren Zungenwölbung meist den besseren Einblickwinkel in den Racheneingang. Auch die Naseneingänge und Ohren können beim liegenden Kind aus dieser Stellung gut inspi-

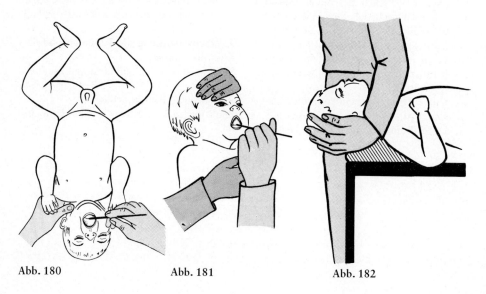

Abb. 180   Abb. 181   Abb. 182

ziert werden. Es genügt dann häufig, nur Kopf und Arme des Säuglings durch eine Hilfsperson ruhig halten zu lassen.

2. Lebhafte ältere Säuglinge und Kleinkinder müssen bei stärkerem Widerstand gegen solche Manipulationen auf dem Schoß einer Hilfsperson sitzend fest an Kopf, Armen und Rumpf fixiert werden (Abb. 181; helle Hand = Untersucher; dunkle Hände = Hilfsperson).

3. Ist der untersuchende Arzt auf sich allein gestellt, dann kann ihm folgende behelfsmäßige Fixierung angeraten werden: Der Patient wird in Rückenlage auf eine gepolsterte Untersuchungsfläche gelegt, über welche sein Kopf hinausragt. Hier steht der Untersucher seitlich in Blickrichtung zum Gesicht des Kindes; er fixiert dessen Kopf mit dem zugewandten Arm/Hand gegen seine Hüfte (Abb. 182). In dieser Fixierung kann er mit der anderen Hand die erforderlichen Manipulationen zur Mund/Rachen/Naseninspektion ausführen.

NB.: Diese Art der Fixierung ist in praxi weit weniger gewaltsam, als sie sich in der Beschreibung ausnehmen mag!

4. Alle Untersuchungen müssen bei guter Ausleuchtung (Taschenlampe, Leuchtspatel, Reflexspiegel, Otoskop (S. 230, Abb. 301 a) vorgenommen werden. Sie müssen schnell, gewaltlos und sicher durchgeführt werden.

II. Untersuchung der Mundhöhle, des Gaumens und Rachens

a) Besondere Beachtung verdienen folgende Beschwerden und Symptome

1. Besteht Nasen- oder Mundatmung?
2. Liegt eine „adenoide facies" vor (offener Mund, leicht „hängende" Gesichtszüge, etwas dümmlich-müde Physiognomie)?
3. Ist die Sprache sonor, kehlig-hell, aphonisch, „verstopft", nasal, klosig?
4. Bestehen Schluckschmerzen?
5. Kann der Hals schmerzlos bewegt werden?

NB.: Schluckschmerzen mit schmerzhaften Drehbewegungseinschränkungen des Halses sind alarmierende Hinweise auf einen Retropharyngealabsceß!

b) An Lippen, Wangenschleimhäuten und Gingiva, Gaumen und Rachen ist generell zu beachten:

1. Farbe; Durchblutung; Feuchtigkeit.
2. Beläge (z. B. Soorrasen).
3. Entzündungsreaktion, Ödeme (z. B. bei Ätzmarken); Schleimhautdefekte und Ulcera (z. B. Stomatitis aphthosa); andere Efflorescenzen (z. B. papulovesiculär bei Herpangina); Blutungen (z. B. hämorrhagische Diathesen).
4. Narben, Defekte (z. B. Lues connata); Mißbildungen (z. B. Spaltbildungen).

c) Speziell zu beachten ist

1. Lippen
„Faulecken" (Perlèche); Narben im Lippenrot (z. B. bei Lues connata).

2. Gingiva
Hyperplasie (Hydantoinmedikationsfolge); Verfärbungen (z. B. Schwermetallintoxikationen).

3. Zähne
Stellungsanomalien (z. B. bei Kieferhypoplasie); Gebißschluß-Anomalien; Fehlen von Zähnen (z. B. Marfan-Syndrom), Caries oder andere Pflegeschäden; Schmelzdefekte (z. B. Lues connata); Verfärbung (z. B. gelbe „Tetracyclinzähne").

α) Durchschnittliche Altersverteilung der ersten Milchzahndurchbrüche:
„Früh-Zahner"   ca. 33%
(nach 2–5 Monaten)
„Normal-Zahner"   ca. 50%
(nach 6–8 Monaten)
„Spät-Zahner"   ca. 17%
(später als 8 Monate)

β) Späte Durchbruchstermine der einzelnen Zähne des Milchgebisses:

unten	1	bis 10. Monat
oben	1	bis 12. Monat
oben	2	bis 12. Monat
unten	2	bis 14. Monat
unten	4	bis 16. Monat
oben	4	bis 17. Monat
oben	3	bis 22. Monat
unten	3	bis 22. Monat
oben	5	bis 30. Monat
unten	5	bis 30. Monat

4. Gaumen

Formanomalien, Mißbildungen, Defekte (z. B. „hoher Gaumen", Gaumenspalte u. a. m.); Gaumensegellähmung.

5. Zungen

α) Größe (z. B. Makroglossie unterschiedl. Ursache; Mikroglossie).

β) Lage (z. B. Rückverlagerung = Glossoptose bei Unterkieferhypoplasie; Vorverlagerung bei geistig Retardierten).

γ) Verfärbungen (z. B. „schwarze Zunge" bei Mycetenbefall), kombiniert mit Exanthemen/Enanthemen (z. B. „Himbeerzunge" bei Scharlach).

δ) Verletzungen, Narben (z. B. Hinweis auf cerebrale Krampfanfälle mit „Zungenbiß").

ε) Herdförmige Veränderungen (z. B. Cysten, Hämangiome).

ζ) Tremor, Fibrillieren, Fasciculieren u. a. neuromuskuläre Reaktionsanomalien (z. B. bei M. Werdnig-Hoffmann).

6. Rachenring

α) Abnorme Befunde der Uvula;

β) Tonsillen: Größe, Form, Struktur, Farbe, Beläge; Vorwölbungen des Tonsillenbettes (Retrotonsillarabsceß);

γ) Rachenhinterwand: Beläge („Schleim-Eiter-Straße"); Vorwölbung (entzündl. Retropharyngeal-Prozeß);

δ) Rachenadenoide: Wucherungen, entzündliche Reaktionen.

Sie sind meist nur indirekt durch Kehlkopfspiegel sichtbar. Spiegel muß auf den Zungengrund im Winkel von 45°, nach oben hinter das Gaumensegel spiegelnd und frei von ihm, angelegt

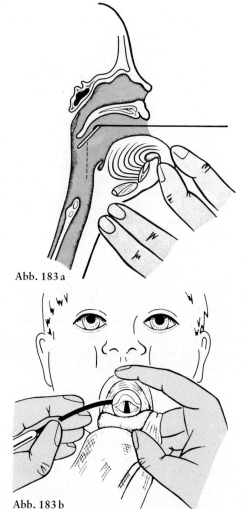

Abb. 183 a

Abb. 183 b

werden. Im übrigen siehe Methode der Kehlkopfspiegelung (Abschnitt 7, γ).

Wucherungen der Rachenadenoide und Einengung des Retronasal/Pharyngealraumes können auch in weicher seitlicher Röntgenaufnahme erkannt werden.

7. Kehlkopfeingang

NB.: Wird nur bei wenigen Patienten durch Herabdrücken des Zungengrundes mit Spatel für die Betrachtung frei. Meistens muß die Inspektion mit dem Laryngoskop (S. 212, Abb. 254) oder Kehlkopfspiegel (Abb. 183 a, b) erfolgen.

Cave: Bei akut-entzündlichen Reaktionen im Kehlkopfeingang/Zungengrundbereich kann die taktile Reizung durch Spatel-, Laryngoskopdruck einen Vagusreiz mit Herzstillstand auslösen. Das gleiche Ereignis wurde auch beim Vorliegen anderer Vorschädigungen beobachtet.

α) Dringliche Indikation für sofortige Laryngoskopie:
Hochgradiger, inspiratorischer Stridor oder Asphyxie-Anfall mit Verdacht einer Larynxobstruktion (z. B. Membranen, Fremdkörper).

β) Verdacht eines Retropharyngeal-Abscesses.

γ) Methoden der Kehlkopfspiegelung (Abb. 183 a, b).
Mit Laryngoskop: siehe Kapitel R (S. 212, Abb. 254).
Mit Kehlkopfspiegel: Zunge mit Mulltupfer herausziehen; Mundhöhle und Rachen gut ausleuchten (Stirnreflektor); Rundspiegel (kleinerer Durchmesser als Rachendurchmesser) mit Fixierung am Griff in 120° wird kurz über Flamme erwärmt und zwischen Zungengrund und Gaumen eingeführt; Anlegen des Spiegels im Winkel von 45° an Gaumensegel; leichtes Hochdrükken des Gaumensegels; Spiegel soll Rachenhinterwand nicht berühren; Einstellungskorrektur des Spiegels, bis Kehlkopfbild gut sichtbar wird.

III. Untersuchung der Nase

a) Besonders zu beachten sind

1. Keine oder erschwerte Luftdurchgängigkeit
α) Zeitweilig: durch Schleimhautschwellung, eingedicktes Sekret, Fremdkörper oder Gewebswucherungen;
β) permanent: durch Gewebsmembranen oder andere Mißbildungen.

2. Wiederholtes oder unstillbares Nasenbluten
α) Wiederholte Manipulationen oder andere äußere Traumen;

β) Fremdkörper, Polypen, Tumoren;
γ) trockene bzw. atrophische Rhinitis;
δ) Locus-Kießelbach-Blutungen (Venektasien oder Erosionen am vorderen Teil des knorpeligen Septums im Vorhofbereich);
ε) M. Osler; hämorrhagische Diathesen incl. Leukosen.

3. Wiederholte oder dauernde dünn-klare Sekretion ohne Katarrh-Zeichen ist verdächtig auf Liquorfistel
Erkennung durch Sekretprüfung auf Glucosegehalt mit „Dextrostix" und „Albustix"; deutlich positive Glucose-Reaktion: charakteristisch für Liquor, jedoch nicht obligat; schwach positive Reaktion auch ohne Liquorfistel möglich. Bei negativem Ausfall kann deutlich positive Eiweißreaktion des Sekretes ebenfalls als positives Verdachtsmoment verwendet werden; schwach positive Reaktionen: nicht verwertbar.

b) In allen solchen Fällen soll die Nasenhöhle von vorn inspiziert, gelegentlich auch sondiert werden:

1. Nasenspiegelung
α) Methode: Nasenspeculum (S. 230, Abb. 299) wird von schräg unten/außen in den Vorhof einer Seite eingesetzt; es soll nicht über den knorpeligen Teil hinaus eingeschoben werden. Daumen und 3.–5. Finger spreizen das Speculum, Zeigefinger stützt den Naseneingang seitlich ab (Abb. 184). Gute

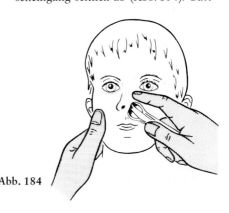

Abb. 184

Ausleuchtung sichern! Bei Kleinkindern ist die Verwendung eines Otoskopes mit Lupe unter Aufsatz eines Spreiz-Speculums (S. 230, Abb. 301 b) anzuraten.

β) Sichtbar werden: Schleimhautbeschaffenheit; Gewebewucherungen; Stellung und Form des Septums; Größe und Form der Muscheln; Sekretansammlungen; Fremdkörper; verschließende Membranen u. a. Mißbildungen.

2. Sondierung von Naseneingang zum Rachenraum

Siehe Kapitel G, I. S. 96 ff.

3. Choanen-Sondierung

Methode wie bei Nasen-Sondierung.
Abstand vom äußeren Naseneingang bis zum äußeren Gehörgang der gleichen Seite markiert die Distanz vom Naseneingang bis zum hinteren Choanendurchlaß.

IV. Untersuchung der Ohren und des Hörvermögens

Die Beurteilung des Hör- und Gleichgewichtsorganes muß dem Otologen überlassen werden. Der Kinderarzt kann jedoch auch in diesem Bereich durch einige spezielle Kenntnisse und durch Einsatz orientierender Untersuchungsmethoden eine Vorauswahl treffen. Hierzu gehören die Beurteilung der Ohrmuscheln, der äußeren Gehörgänge, der Trommelfelle und die Kontrolle des Mastoids sowie die überschlägige Prüfung des Hörvermögens und der Vestibularfunktion.

a) Ohrmuscheln und Ohranhänge

α) Stellung der Ohrmuscheln (z. B. einseitig abstehend bei entzündlichen Gehörgangsprozessen);

β) Form und Ansatz (z. B. tiefsitzende und deformierte Ohrmuscheln sind häufig „degenerative Stigmata");

γ) Bindegewebe, auriculäre Anhänge (oft mit Fehlbildungen der Harnwege kombiniert);

δ) präauriculäre Fisteln (recidivierende Entzündungsherde);

ε) vermehrte Druckempfindlichkeit des Gehörgang-Eingangsbereiches („Tragusdruckschmerz" als Hinweis auf Otitis externa u. media).

b) Ohrspiegelung

α) Ist Voraussetzung für jede Beurteilung des äußeren Gehörganges und des Trommelfelles.

β) Stets beide Ohren untersuchen. Bei einseitigem Ohrschaden an dem vermutlich gesunden Ohr beginnen. Bei vorhandenem Tragusdruckschmerz besonders behutsam manipulieren.

γ) Methode: Ohrspeculum mit Stirnreflektor-Beleuchtung oder besser Lupenotoskop (S. 230, Abb. 301 a) wird in das erste Drittel des Gehörganges eingeführt. Durch Zug der Ohrmuschel nach hinten/oben (Abb. 185 a) wird die natürliche Gehörgangskrümmung ausgeglichen. Danach kann das Speculum noch weiter bis zur Knorpel-/Knochengrenze in die endgültige Position vorgeschoben werden (Abb. 186); weiteres Vordringen ist sehr schmerzhaft! Bei Säuglingsohren muß das möglichst schmerzlose Einsetzen des Speculums zunächst mit einem leichten Zug des Ohrläppchens nach unten/hinten verbunden werden (Abb. 185 b); danach folgen weitere Korrekturhilfen unter Einblick des Untersuchers. Häufig setzt die Inspektion der Gehörgangtiefe und des Trommelfelles eine Entfernung von Cerumenmassen oder Sekret voraus (siehe S. 159).

c) Im äußeren Gehörgang sind besonders zu beachten

1. Entzündliche Wandreaktionen

(z. B. Furunkel) oder Beläge (z. B. Soorrasen); Fremdkörper;

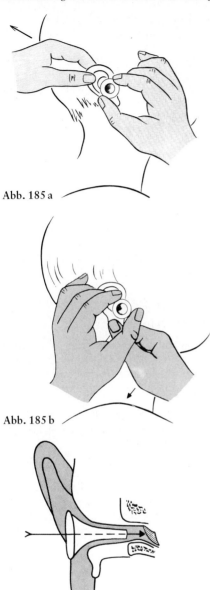

Abb. 185 a

Abb. 185 b

Abb. 186

2. Sekretablagerungen
α) eitrig;
β) serös (z.B. Liquorfistel; Prüfung mit „Dextrostix", siehe Abschn. III, a, 3 dieses Kapitels).

3. Blutungen
(z. B. Schädelbasisfraktur).

d) Am Trommelfell sind besonders zu beachten

1. Farbe und Lichtreflex (z. B. Mastoiditis weißlich/glanzlos);
2. Einziehung (bei Tubenverschluß) oder Vorwölbung (bei Paukenhöhlenerguß);
3. Gefäßzeichnungen (besonders an der Pars flaccida und Hammer-Ansatz); Blasenbildung (bei Otitis media) oder Blutungen (z. B. bei akustischem Trauma);
4. Perforationen:
α) zentral: auf das Trommelfell beschränkter Prozeß;
β) randständig: Knochen am Prozeß beteiligt;
5. Stellung und Konturierung des langen und des kurzen Hammerfortsatzes.

e) Mastoid
1. Druckempfindlichkeit des Mastoidfortsatzes (Hinweis auf Mastoiditis);
2. spezielle Röntgenaufnahme des Mastoids (Verdichtungen oder Knochenstruktur-Auflösungen bei Mastoiditis); stets beide Mastoide zum Vergleich aufnehmen.

f) Überschlägige Prüfung des Hörvermögens

Früheste Aufschlüsse über Hörstörungen können bereits durch die Neugeborenen-Audiometrie gewonnen werden; sie gehört in den speziellen Fachbereich der Phoniatrie.

Reflex-audiometrische Prüfungen geben jedoch auch dem Kinderarzt wichtige Hinweise. Hierbei können einfache Schallquellen unterschiedlicher Frequenzbereiche verwendet werden:
Für hohe Frequenzbereiche (8000 Hz): Hochfrequenzrassel nach Ewing;
für hohe – mittlere Frequenzbereiche (4000–8000 Hz): Triangel;
für mittlere Frequenzbereiche (2000 Hz): Triangel;
für tiefe Frequenzbereiche (250–500 Hz): Tamburin.

NB.: Jedem Verdacht auf eine angebliche Hörstörung sollte umgehend und nachdrücklich nachgegangen werden. Zur Vermeidung irreversibler Hörschäden sollten Hörhilfen noch während der Reifung des Hörnervs (1. Lebensjahr) eingesetzt werden.

Normale frühkindliche Verhaltensweise auf akustische Reize:
Neugeborenes reagiert auf laute, plötzliche Geräusche mit Massenbewegungen (evtl. Auslösung des Moro-Reflexes);
2. Monat: zusätzlich kurzes Abstoppen von Spontanbewegungen auf mäßig laute Tongeräusche;
3. Monat: zusätzlich deutliche Hinwendung zur Mutterstimme;
5.–6. Monat: Kopfwendung zu Ton/Geräuschquellen obligat zu erwarten.
Ende 1. Lebensjahr: Bewußte Lokalisation von Schallquellen; lauschen auf Sprechen.
Im 2. Lebensjahr: Sprachliche Geräusch-Imitationen; Worte plappern und sprechen.
Im 3. Lebensjahr: Identifizierung bekannter Geräusche; Verstehen von Flüstersprache; Wahrnehmung von Insektensummen.
Im 4. Lebensjahr: Deutliche Zeichen uneingeschränkter akustischer Kommunikation mit der Umwelt (z. B. mühelose Wahrnehmung sprachlicher Äußerungen auch ohne visuelle Gesichtskontrolle des Gesprächspartners; korrektes Nachsprechen).

NB.: Bei Grob-Prüfungen in der frühen Lebenszeit muß darauf geachtet werden, daß die Testgeräusche keine taktilen Erschütterungen verursachen, auf welche das Kind ebenfalls reagiert.
Bei anormalem frühkindlichen Verhalten auf akustische Reize sind weiterführende Prüfungen (z. B. mit „Phonak-Kindertest") angebracht: Am zuverlässigsten sind z. Zt. in der frühen Lebensperiode EEG-Audiogramme als Hörteste zu verwenden.
Gelegentlicher Fingerzeig der Mütter Gehörgestörter Säuglinge: Das Kind „hört" die Mutter nicht kommen!
Frühkindliche Hörstörungen sind häufig Teilbereich tiefgreifender, allgemeiner Entwicklungshemmungen.
Die frühest-kindliche Sprachentwicklung ist bei Hörstörungen bis zum 6. Lebensmonat unauffällig; danach treten Auffälligkeiten ein.

g) Grundsätze für die Beurteilung einfacher Hörprüfungen bei Kindern

1. Störung der *Schalleitung:* Wahrnehmung tiefer Frequenzen schlechter als hoher Frequenzen. Umgangssprache wird schlecht verstanden, Flüstersprache wird relativ gut verstanden.
Ursachen: Mechanische Gehörgangsverstopfung: Trommelfellschäden; Schäden oder Narben der Schalleitungskette (z. B. Gehörknöchelchen).
2. Störung der *Schallempfindung:* Wahrnehmung tiefer Frequenzen relativ besser als hoher Frequenzen. Umgangssprache *und* Flüstersprache werden schlecht verstanden.
Ursachen: Innenohrschäden unterschiedlichster Ätiologie.

h) Überschlägige Prüfung des Vestibularapparates

Vestibuläre Funktionsstörungen werden subjektiv als Schwindelgefühl oder seitenbetonte Fallneigung (zur erkrankten Seite) empfunden. Objektiv können Zielbewegungs-Unsicherheiten und Nystagmus leicht festgestellt werden.
1. Zielblindgang: Der Patient weicht nach der gestörten Seite ab.
2. Baranyscher Zeigeversuch: Bei Kopf-Geradestellung im Sitzen und mit geschlossenen Augen bewegt der Patient die gestreckten Arme mit ausgestreckten Zeigefingern in senkrechter Linie vor den Knien auf und ab. Bei vestibulärer Störung weicht der Patient nach der erkrankten Seite ab.
3. Thermische Labyrinthreizung: Instillation von 20 °C-temperiertem Wasser in den äußeren Gehörgang (Cave: Gehörgang muß frei und Trommelfell intakt sein!). Durch Kältereiz tritt nach kurzer Latenzzeit ampullofugale Endolymphströmung im Labyrinth ein. Dies entspricht einer Ausfallreaktion des Labyrinthes und führt zu einem Nystagmus mit schneller Komponente zu der *nicht* geprüften Seite hin. Ausbleiben dieser Reaktion weist auf einen Vestibularschaden hin.

V. Einige wichtige Manipulationen im Mund-, Rachen-, Nasen- und Ohrenbereich

a) Instillationen von Nasen- und Ohrentropfen

1. Nasentropfen stets in liegender Haltung instillieren; danach Kind für einige Minuten in dieser Haltung fixieren.
2. Ohrentropfen stets in Seitenlage instillieren. Pipettenspitze nur bis zum Gehörgang seitlich (!) heranführen.
Nach dem Eintropfen soll das Kind noch einige Minuten in dieser Haltung fixiert werden.
Danach Gehörgangsöffnung mit wenig Watte sehr locker abdecken.

b) Reinigung von Naseneingängen und Gehörgängen sowie Entnahme von Abstrichmaterial aus Rachen, Nase und Ohren

1. Kopf des Kindes stets fixieren (Hilfsperson erforderlich).
2. Keine spitzen oder harten Watteträger verwenden. Watte muß fest auf dem Träger aufsitzen (Abrutschen führt zu Fremdkörpereffekt!).

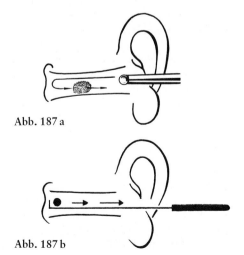

Abb. 187 a

Abb. 187 b

3. Ist das zu beseitigende Material zu kompakt, dann vorherige Aufweichung mit gering hypertoner Kochsalzlösung (1,2%ig) oder 1%iger Wasserstoffperoxydlösung.
4. Gröbere Partikel können mit Sonde abgesaugt werden (z. B. mit „Orosauger" Dräger).

c) Entfernung von Cerumen aus dem Gehörgang

1. Aufweichen von verhärtetem Cerumen mit leicht erwärmter, gering hypertoner Kochsalzlösung (1,2%ig) oder 1%iger Wasserstoffperoxidlösung.
2. Vorsichtige Spülung mit
α) 20 ml-Spritze, auf deren Conus ein Stück weichen Gummikatheters aufgezogen ist, oder
β) mit „Munddusche", deren Düsenspitze gekappt ist (herabgesetzter Wasserdruck, vermehrte Spülwassermenge).

d) Fremdkörperentfernung

1. Ausspülen aus dem Gehörgang:
α) Streckung des Gehörgangs durch Zug an der Ohrmuschel nach hinten/oben (siehe Abb. 185 a).
β) Ansetzen einer Spritze mit Olivenansatz (bei Säuglingen stattdessen weichen Gummikatheter verwenden) und Warmwasserfüllung mit Strahlrichtung gegen die hintere Gehörgangswand. Dadurch Umspülung des Fremdkörpers von hinten und Austreibung (Abb. 187 a).

2. Extraktion aus dem Gehörgang oder aus der Nasenhöhle:
α) Kind durch Hilfsperson zuverlässig fixieren.
β) Nur unter visueller Kontrolle mit Speculum arbeiten.
γ) Vorsichtiges Umfassen des Fremdkörpers mit stumpfem Haken oder bei Gehörgangdurchmesser über 7 mm mit aufklappbarem Fremdkörperhebel (s. S. 230, Abb. 298 e). Hierbei kein

Tieferschieben des Fremdkörpers und (im Gehörgang) keine Berührung des Trommelfelles riskieren (Abb. 187 b).

δ) Auch Herausziehen des Fremdkörpers nur unter visueller Kontrolle, evtl. mit Hilfe einer Brüning-Zange (s. S. 230, Abb. 298 b).

e) Stillung von Nasenbluten

Je nach Erfolg werden, stufenweise einander folgend, folgende Maßnahmen angewandt:

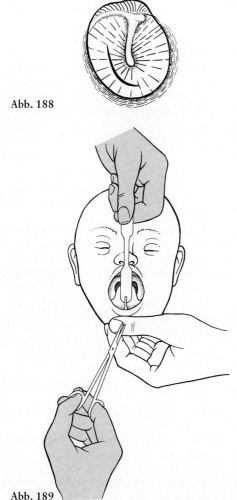

Abb. 188

Abb. 189

1. Flachlagerung des Kopfes und Auflegen kühler Kompressen bzw. von Eisstückchen auf den Nasenbereich.

2. Manuelle Kompression der Nase von der Seite nach vorherigem Einlegen eines mit 2%iger Adrenalinlösung (wenige Tropfen) getränkten Tupfers.

3. Verätzung des ermittelten Blutungsherdes unter visueller Kontrolle mit Trichloressigsäure-haltigem Watteträger; NB.: bei hämorrhagischen Diathese-Blutungen nicht angebracht.

4. Bei Versagen dieser Maßnahmen Notfall-Klinikeinweisung.

f) Paracentese

1. Indikation: Otitis media mit vorgewölbtem Trommelfell, starken Schmerzen und Fieber; dringlich bei Zeichen von Labyrinthirritation (siehe S. 158) oder zusätzlicher Druckempfindlichkeit des Mastoids (siehe S. 130).

2. Kurzanästhesie wegen erheblichem Incisionsschmerz angebracht; notfalls Lokalanästeticum instillieren.

3. Stichincision mit Paracentese-Messer (S. 230, Abb. 298 a) in unterer/hinterer Trommelfellfläche; von dort Schnittführung nach hinten/oben (Abb. 188); vorsichtiges Eiterabtupfen aus dem Gehörgang; lockere Gehörgangabdichtung.

g) Zungenbanddurchtrennung

1. Indikation: Nur bei stark ausgeprägtem Ancyloglossum des Neugeborenen mit deutlicher Einziehung der Zungenspitze.

2. Anästhesie nicht erforderlich.

3. Zuverlässige Kopffixierung durch Hilfsperson notwendig.

4. Einführung des „Zungenbandspatels" (S. 230, Abb. 300) von oben unter die Zunge und Adaptierung des Bändchens in die Kerbe der Spatelspitze.

5. Durchtrennung mit Scherenschlag; hierzu soll eine Schere mit zwei stumpfen, geraden Branchen (S. 229, Abb. 292 c) verwendet werden (Abb. 189).

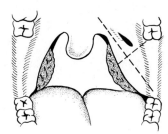

Abb. 190

NB.: Nur den vorderen Teil des Bändchens durchtrennen. Vorsicht vor der an der Bändchenbasis verlaufenden Zungengrundvene.

6. Keine Nachversorgung erforderlich.

Notizen:

h) Incision eines Retrotonsillarabscesses

1. Indikation: Bei schmerzhafter, meist fluktuierender Vorwölbung des Tonsillenbettes, Kau/Schluckbehinderung, Kiefersperre.
2. Kurzanästhesie; notfalls jedoch nicht erforderlich.
3. Incision mit normalem Skalpell (Abb. 293, S. 229) im oben/äußeren Feld oberhalb der Verbindungslinie: Gaumenbasis-Uvula (Abb. 190); Incisionsrichtung zur Uvula; Incisionstiefe ca. 1 cm, evtl. bis $1\frac{1}{2}$ cm; oft wird Nachspreizen mit Kornzange (S. 229, Abb. 291 d) erforderlich.
4. Ausspülen bzw. Absaugen des entfließenden Eiters.
5. Nachsorge: Mundpflege.

M. Einige Hinweise und Techniken zur Beurteilung der Augen

Die Beurteilung und Behandlung von Läsionen im Augenbereich, von Sehstörungen und Haltungs-, Stellungs-, Bewegungsanomalien der Augen sind Domäne des Augenarztes. Dennoch sollte der Kinderarzt einige Grundkenntnisse der orphthalmologischen Diagnostik und Therapie beherrschen.

I. Altersnormbereiche für die Reifung einiger neuroophthalmologischer Leistungen

a) Reaktion auf Lichtreize:
1. Frühgeborene: Blinzeln und andere Abwehrreaktionen auf starke Lichtreize. Pupillenreaktion auf Licht obligat; träge.
2. Reife Neugeborene: Hell-Dunkel-Unterscheidung vorhanden. Augenzukneifen bei starkem Lichtreiz. Pupillenreaktion auf Licht deutlich.
b) Spontane Bulbusbeweglichkeit (Blickwanderung):
Frühgeborene um 45°;
reife Neugeborene um 90°;
nach ¼ Jahr um ca. 180°.
c) Bei den meisten Kindern steigt die Stereo-Sehschärfe bereits zwischen 2. und 3. Monat schnell an. „Physiologisches Schielen" der ersten Lebenswochen über den 2. Lebensmonat hinaus ist verdächtig auf frühkindlichen Strabismus.
d) Deutliche binokulare Fixation im 3. Monat.
e) Monoculare Fixation etwa nach 4 Monaten; Konvergenz und Blickfolge etwa nach 3 Monaten; jedoch Fusionsschwäche

bis ca. 5 Monate, deshalb häufige Blickabweichung von der Parallelachse; danach sind Stellungsabweichungen pathologisch.
f) Tränenfluß nach 3 Monaten oder später.

NB.: Spontaner Tränenfluß in der Neugeborenen-Periode: Cave Tränengangstenose/Atresie! (siehe M, III, k, S. 167). Kommt auch als Entzugssymptom bei Neugeborenen Heroin/Morphin-abhängiger Mütter vor.

g) Definitive Irisfarbe nicht vor ½ Jahr.

II. Auffällige spontane Verhaltensweise des Kindes im Augenbereich

a) Lichtscheu, Blinzeln

Als „tic"; bei mechanischen und entzündlichen Conjunctiva-Corneairritationen; bei Albinismus und totaler Farbenblindheit; bei Iritis, retrobulbärer Neuritis, Glaukom; bei intrakraniellen Entzündungen und Tumoren; bei chronischer Bleivergiftung; bei Cystinose u. a. m.

b) Oculo-digitales Phänomen, Augenwischen, „Augenbohren"

Beim Säugling und Kleinkind unkoordinierte, später zielende Drück/Wisch/Greifbewegungen in Richtung der Augen bei degenerativen bzw. entzündlichen Augenläsionen mit starker Einschränkung oder Verlust der Sehfähigkeit und bei Corneal-Epithelödem (Glaukom).

NB.: Frühe Visusschäden sind häufig Teilbereich tiefergreifender Entwicklungshemmungen.

c) Schmerzen im Augenbereich (und/oder Frontalkopfschmerz)

Außer vielen anderen Ursachenmöglichkeiten vor allem Neuralgien, retrobulbäre Neuritis und Migräne; Glaukom; überforderte Fusionskraft bei latentem Schielen, falscher Brillenkorrektion, Hyperopie, Myopie; Fremdkörper oder Entzündungen in Conjunctiva und Cornea; Orbitalphlegmone; Fieber.

III. Inspektion der Augen

a) Größe und Form

1. Seitengleiche Größenanomalien (z. B. Mikrophthalmus bds., „tiefliegende" Bulbi; Megalophthalmus bds.);

NB.: „Großes Auge" + Lichtscheu = Glaukom!

2. seitenverschiedene Größen (z. B. einseitiger Megalophthalmus – frühes Glaukom! einseitige Mikrophthalmie).
Zur überschlägig-orientierenden Früherkennung seitenverschiedener Bulbusgrößen eignet sich die *seitenvergleichende Bulbuspalpation;* hierdurch können bereits Durchmesser-Differenzen der Bulbi von 1–2 mm ertastet werden.
Methode (Abb. 191): Mit beiden Händen umgreift der Untersucher von hinten locker den Kopf des Kindes in Ohrenhöhe. Die Spitzen der Zeige- und Mittelfinger liegen auf den geschlossenen Lidern und tasten vergleichend die Bulbusgrößen.
3. seitenunterschiedliche Lidspaltenweite (z. B. Mißbildung);
4. seitliche Dislokation der Lidspalten (Hypertelorismus, z. b. bei Greig-Syndrom; Bonnevie-Ulrich-Syndrom; Ehlers-Danlos-Syndrom);

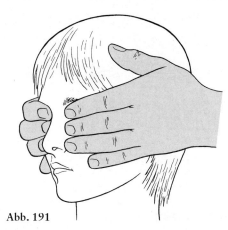

Abb. 191

NB.: Ein Hypertelorismus liegt vor, wenn der Augenwinkelindex > 38 und der Umfang/Interorbitalindex > 6,8 ist.
Errechnung des Indices (Zahlen in cm):

Augenwinkelindex =
$$\frac{\text{Distanz d. inneren Augenwinkel} \times 100}{\text{Distanz d. äußeren Augenwinkel}}$$

Umfang/Interorbitalindex =
$$\frac{\text{Distanz d. inn. Augenwinkel} \times 100}{\text{Kopfumfang}}$$

5. Normabweichungen der Lidachsen (z. B. „mongoloid" bei Trisomie 21; „antimongoloid" bei Franceschetti-Syndrom).
6. Defekte der Lider.

b) Lider

1. Kontrolle der Häufigkeit des Lidschlages (siehe auch bei „Blinzeln", I, a); z. B. bei Hyperthyreose „seltener Lidschlag".
2. Herabhängendes Oberlid (Ptose), z. B. bei Lähmungen, postencephalitisch, Entzündungen im Lidbereich, Vernarbungen.
3. Unfähigkeit zum Lidschluß (Bell-Phänomen).
4. Entzündliche Reaktionen:
α) auf das Lid beschränkt: umschrieben („Gerstenkorn"), den Lidrand erfassend (Marginalblepharitis) oder das ganze Lid erfassend;
β) auf die Umgebung ausgedehnt (z. B. Gesichtserysipel, Phlegmonen im Augenbereich incl. Retroorbitalraum);

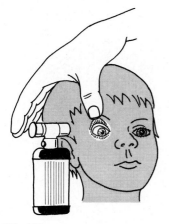

Abb. 192

5. Nicht-entzündliche Schwellungen:

α) umschrieben (z. B. „Hagelkorn" = Meibomcyste);

β) generalisiert (z. B. nephrogene Ödeme; Quincke-Ödem).

c) Bindehäute, Hornhaut, Lederhaut und vordere Augenkammer

NB.: Eine sorgfältige Betrachtung dieser Bereiche wird nur mit einer (ca. 8fachen) Lupe oder Lupenbrille im seitlichen, focussierten Lichtstrahl (Visiten-Hammerlampe) möglich (Abb. 192).

1. Conjunctiva-Inspektion durch Ektropionieren:

Unterlid: Lid mit dem Daumen herunterziehen, Patient muß nach oben sehen (Abb. 193).

Oberlid: Patient muß nach unten sehen. Herabziehen des Oberlides am Wimpernrand; Querauflegen eines Watteträgers oder Glasstäbchens (Abb. 194a); Umklappen des Lides um das Stäbchen; Wegziehen des Stäbchens und Andrücken des Lidrandes an Unterlage (Abb. 194b).

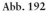

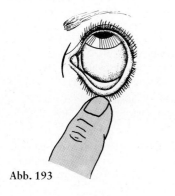

Abb. 193

NB.: Bei nur geringem Verdacht auf Bulbusverletzung: Druck auf Bulbus bei Liduntersuchung vermeiden. Bei Lidverletzung: Cave Einrisse durch Untersuchung!

2. Hornhautinspektion:

α) Normal große oder vergrößerte Hornhäute. Trübung in der Pupille (Leukokorie)?

NB.: Bei Hornhautdurchmesser über 12 mm: Glaukomverdacht!

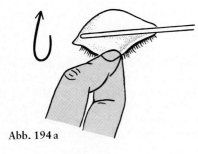

Abb. 194a

β) Lupenprüfung der Corneal-Reflexbilder (siehe S. 168):

Reflexbilder normal (Abb. 195a): klar, nicht verzerrt, scharf.

Reflexbilder bei Erosio corneae (Abb. 195b oberer Teil): fein gekörnt, wenig verzerrt, unscharf.

Reflexbilder bei Ulcus corneae (Abb. 195b unterer Teil): fein gekörnt, verzerrt, unscharf.

Reflexbilder bei Narben (Abb. 195c): glänzend, grauweiß, verzerrt, scharf.

γ) Inspektion der Hornhaut durch seitliche focale Beleuchtung unter der Lupe.

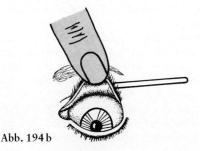

Abb. 194b

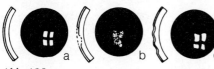

Abb. 195

3. Sklera-Inspektion:
Sie beschränkt sich neben der Suche nach Fremdkörpern oder Verletzungen im wesentlichen auf die Farbe der Sklera.
Weiß-grau: normale Farbe;
bläulich: bei Kindern in der ersten Lebenszeit ohne Bedeutung;
blau: bei Osteogenesis imperfecta und anderen mesenchymalen Dysgenesien zu beobachten;
blau-weiß: bei Glaukom;
gelb: bei Ikterus.
4. Besonders zu beachten: *„Das rote Auge"*: Einseitig: meist bedrohliche Augenkrankheit bzw. Verletzung (z. B. Keratitis, Iritis, Fremdkörper, Glaukom, Myositis).
Doppelseitig (bei klarer Hornhaut und guter Pupillenreaktion: meistens banale Conjunctivitis.
5. „Blasses Auge" mit Eitersekretion: fast stets Dakryocystitis.
6. Betrachtung der vorderen Augenkammer bei seitlicher focaler Beleuchtung durch die Lupe: Nachweis von Spiegelbildungen, Blutungen, Vereiterungen, Synechien, Präcipitaten.

d) Pupillenreaktion

1. Spontane Pupillenweite.
Normal: Bds. gleich. Different: Fragl. Efferenzstörung.
2. Auf Licht: Abdecken beider Augen. Alternierend ein Auge freigeben, während das andere abgedeckt bleibt. Bei Verwendung der Hammerlampe Lichtstrahl von unten in eine Pupille. Differente Reaktion bei Belichtung des re. und li. Auges: Fragliche Afferenzstörung.
Normale Reaktion: Prompte, deutliche Pupillenverengung am freigegebenen Auge bei Lichteinfall. Bei zusätzlicher Freigabe des zweiten Auges zusätzliche konsensuel-

le (indirekte) Lichtreaktion am bereits vorher freien Auge.
3. Naheinstellungsreaktion bei Konvergenz: Fixieren eines frontal plazierten Gegenstandes mit beiden Augen aus ca. 50–30 cm Distanz. Es tritt eine deutliche Pupillenverengung ein.

e) Iris und durchsichtige Medien

Betrachtung mit Lupenspiegel (Ophthalmoskop bei Linseneinstellung +10) oder notfalls mit Hammerlampe und Lupe.
1. Normaler Befund: Runde, hell leuchtende, rote Pupille;
2. Irisdeformierungen (z. B. Kolobome) sowie
3. diffuse Trübung oder lokale Trübungsfiguren (Punkte, Fäden, Schlieren) sowie „Dunkel vor Fundusrot" weisen vor allem auf entzündliche/narbige und degenerative Vorgänge sowie Mißbildungen an Hornhaut, Iris, Linse oder Glaskörper hin;
4. abnorme Linsenbeweglichkeit, Linsendislokation: z. B. bei Marfan-Syndrom;
5. Farbtonänderungen der Pupille weisen vor allem auf Netzhautbefunde hin.
Weißlich: Pigmentarmut; Aderhautatrophie, retrolentale Fibroplasie; Mißbildungen; Chorioretinitis, Tumorgewebe;
gelblich: Tumorgewebe;
grünlich: Tumorgewebe; Netzhautablösung;
grau-schwärzlich: Netzhautablösung.

f) Augenhintergrund-Untersuchung

1. Voraussetzungen beim Kind sind:
α) Vorher Mydriaticum eintropfen;
β) ausreichende Übung der Hintergrundbetrachtung beim (meist unruhigen) Kind.
2. Grundregeln zur Technik der Augenhintergrundbetrachtung:
α) Untersuchungsraum halb verdunkeln;
β) niemals „über die Nase" des Patienten spiegeln, sondern: linkes Arztauge betrachtet linkes Patientenauge, rechtes Arztauge betrachtet rechtes Patientenauge;

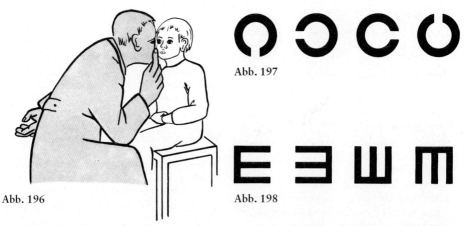

Abb. 197

Abb. 196

Abb. 198

γ) Ophthalmoskop senkrecht mit rechter Hand vor rechtem Arztauge, mit linker Hand vor linkem Arztauge halten (Abb. 196).

g) Beurteilung der Sehkraft

1. Anamnese prüfen, ob Hinweise dafür gegeben sind, daß
α) Sehkraft stets herabgesetzt oder nicht vorhanden war (z. B. angeborener Katarakt),
β) Sehkraft langsam nachgelassen hat (z. B. Tumor),
γ) akuter Sehverlust eingetreten ist (bei Kindern am häufigsten durch Neuritis nervi optici oder Chorioretinitis).
2. Grobkontrolle schwerer Seh/Fixationsstörungen nach dem 1. Trimenon: Hell/Dunkelwahrnehmung (Verfolgen bewegter Lichtquelle) – siehe S. 162, – I. a, b.

NB.: Neugeborene reagieren bereits auf Photoblitzlicht (Mutter/Kind-Photos im Wochenbett!) mit motorischen Massenreaktionen.

α) Ende des ersten Lebensjahres: Unterschiedliche Reaktion auf vertraute und fremde Personen.
β) Überschlägige Sehkraftprüfung bei Kindern an Bildern ist erst dann erfolgversprechend, wenn die Kinder gut sprechen können.
γ) Sprachschwierigkeiten spielen bei Verwendung von *Landolt*-Ring- und E-Hakentafeln eine geringere Rolle. Das

Kind erhält das Modell eines solchen Ringes (Abb. 197) oder eines „E-Hakens" (Abb. 198) in die Hand und dreht dieses Modell entsprechend dem gezeigten Vorbild an der Tafel in die richtige Position. Erkennung der Ring- und E-Figuren in abgestuften Größen gibt Hinweise auf die Augenleistung.
δ) Eine Hilfe zur groben Visusprüfung in noch früherem Altersbereich gibt der Stereo-„Fliegentest"*.
Prinzip: Ein Doppelfarbendruck stellt eine große Fliege dar; bei Betrachtung durch eine Stereobrille wird sie dreidimensional gesehen. Fordert man das Kind auf, einen Flügel der Fliege anzufassen, dann greift es bei etwa normalem Visus und bei Fehlen eines Strabismus in eine charakteristische Richtung und Distanz zu dem Bild.

h) Einfache Gesichtsfeldbeurteilung (Abb. 199)

Prinzip: Der Patient blickt mit fixiertem Kopf geradeaus. Der Untersucher markiert mit ruhiggestellter linker Hand die äußere Gesichtsfeldgrenze des rechten Patientenauges. Der rechte Unterarm des Untersuchers schwenkt mit der Hand bei fixiertem Oberarm von außen in den late-

---

* „Stereotest" der Firma Titmus-Optical Comp. Inc., Petersboro/Virginia.

ralen Blickfeldbereich des linken Patientenauges. Der Eintritt der Untersucherhand in den Sichtbereich wird als temporale Blickfeldgrenze markiert. Sinngemäß lassen sich gleichartig die inneren, die oberen und die unteren Blickfeldgrenzen beider Augen bestimmen.

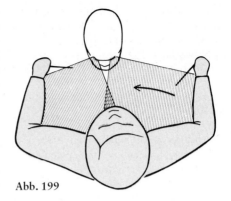

i) Farbtüchtigkeitsprüfungen

werden mit hierfür verfügbaren „Tafeln zur Prüfung des Farbsinnes" vorgenommen.

Abb. 199

k) Prüfung der Tränenwege

Die Inspektion erfolgt mit Lupe und Hammerlampe oder mit Lupenspiegel (siehe III, e). Bei Ausdrücken des Tränensakkes darf der untere Tränenpunkt nicht komprimiert werden; er muß freigehalten werden. Der Druck auf den Tränensack (z. B. bei Dakryocysitis) soll hinter die Knochenleiste zum inneren Lidbändchen zielen (Abb. 200).

Tränengangstenose/Atresie

1. durch Ausbleiben der spontanen Eröffnung des Tränen-Nasenganges zur Nase hin (Persistenz der *Hasner*-Klappe);
2. durch entzündliche Verklebung des Ganges.

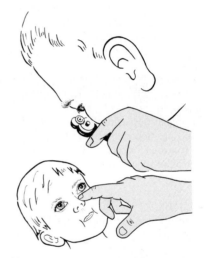

Abb. 200

NB.: Wenn durch einmaligen Druck auf den Tränensack die Membran (durch die gestaute Flüssigkeit) nicht gesprengt wird, ist alsbaldige fach-ophtalmologische Kontrolle/Behandlung angezeigt.

IV. Prüfung der Lage, Stellung und Bewegung der Augen

Grundsätzliches

1. *Lageveränderungen* der Augäpfel kommen ganz überwiegend durch extrabulbär gelegene Einflüsse zustande. Beispiele: Exophthalmus oder Protrusio bulbi bei Störungen der Hypophysen- bzw. Schilddrü-

senfunktion; verdrängende Prozesse der Orbitalwandungen oder retroorbitaler Bereiche (Tumoren, Aneurysmen, Entzündungen incl. Myositis u. a. m.); Sonnenuntergangsphänomen bei kindlichem chronischem Hirndruck (evtl. z. T. auch Stellungsanomalie?); Enophthalmus (z. B. bei schwerer Dehydratation; neurogen bei *Horner*-Komplex); Mißbildungen; „tiefliegende" Bulbi bei angeborener Blindheit.

2. Drehbewegungen der Augäpfel bei normaler Bulbuslage bewirken *Stellungsänderungen*. Anormale Bulbusstellungen liegen vor, wenn die Blickachse eines Auges (ausgehend von der Cornealebene) von derjenigen des anderen Auges abweicht (= Schielen).

3. *Bewegungsanomalien* kommen in horizontaler und vertikaler Richtung als „Blickkrämpfe", als Blicklähmungen oder als Nystagmus vor.

a) Prüfung von Lage/Haltungsanomalien der Augen

1. Inspektion und Palpation der Bulbi, Orbitalränder, Lidspalten und Augenumgebung zum Nachweis entzündlicher Irritationen, von Orbitaldach-Vorwölbungen (z. B. Gargoylismus; Marfan-Syndrom), von Protrusio bulbi, von Bulbusdruck (Glaukom), von einseitiger Bulbusvergrößerung („Megalophthalmus"), von Pulsation oder Schwirren (Aneurysma) oder von Neoplasmen.
2. Inspektion des Augenhintergrundes (Blutungen, entzündliche Reaktionen, Tumoren u. a.).
3. Röntgenuntersuchung des Orbitalskeletes und der Schädelbasis (z. B. Mißbildungen; Tumoren; vasculäre Prozesse; Prozesse der Stirn-, Kieferhöhlen- oder Siebbeinzellen).

b) Prüfung von Stellungsanomalien der Augen

1. Arten des Schielens sind
α) Begleitschielen (Strabismus concomitans); hierbei ist eine Schielstellung ohne wesentliche Einschränkung der Beweglichkeit beider Bulbi erkennbar und
β) Lähmungsschielen (Strabismus paralyticus); hierbei kann der betroffene Bulbus nicht in allen Richtungen ausreichend bewegt werden.

2. Ursachen des Schielens sind
α) angeborene Lähmungen oder Mißbildungen von Augenmuskeln,
β) erworbene Augenmuskellähmungen,
γ) geschwächte Fusionskraft,
δ) inadäquate Konvergenzimpulse bei Myopie, Hyperopie oder einseitigem Astigmatismus.

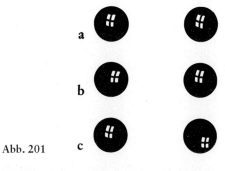

Abb. 201

3. Erkennung des Schielens und seiner Ursachen
α) Die Beweglichkeit des Bulbus wird in *neun* Blickrichtungen geprüft: nach oben, unten, links, rechts, in die vier Diagonalen, mit beiden Augen gleichzeitig nach innen.
β) Befragen des Patienten nach Doppelbildsehen: Wenn ein Lähmungsschielen besteht, dann sieht er bei Gebrauch beider Augen Doppelbilder; das Schließen eines Auges hebt diese Sehstörung auf. Beim Begleitschielen sieht der Patient keine Doppelbilder.
γ) Beobachtung der Hornhaut-Reflexbilder (Purkinje-Sansonsche Reflexbildchen): Die Augen des Untersuchten blicken in Richtung einer Lichtquelle (Fenster; Lampe). Dient eine Untersuchungslampe als Lichtquelle (Abb. 200, S. 167), dann muß sie unterhalb des Untersucher-Auges in Richtung auf das Kind gehalten werden. Der Untersucher sieht auf der Hornhautoberfläche im dunklen Pupillenbereich normalerweise klare und scharfe Spiegelbilder der Lichtquelle; sie gleiten bei Augenbewegungen über die ganze Hornhautoberfläche und liegen bei Betrachtung beider Augen *symmetrisch* (Abb. 201 a). Unsymmetrische Reflex-Spiegelbilder treten bereits bei kleinen, sonst nicht auffälligen Schielwinkeln auf.
Seiten-unsymmetrische Lage, z. B. am rechten Auge nach nasal verschoben und links zentral liegend (Abb. 201 b), spricht für (linkes) Einwärtsschielen.

Höhen-unsymmetrische Lage, z. B. am rechten Auge höher liegend und links tiefer liegend, spricht für (linkes) Abwärtsschielen (Abb. 201 c).

δ) Schielprüfung durch den Abdecktest: Während der Patient einen festen Punkt (Lichtquelle; Nase des Untersuchers o. ä.) betrachtet, wird ein Auge abgedeckt (Abb. 202). Liegt ein selbstkorrigierbarer Strabismus vor, dann weicht das verdeckte Auge in seine Ruhestellung ab (Abb. 204 a); gibt man das Auge wieder frei, so muß es das Fixationsobjekt erneut aufsuchen. Den Ausgleich der Schielstellung gleicht der Patient nun durch seine Fusionskraft mit verstärkter Aktion einzelner Augenmuskeln aus (Abb. 204 b).

Liegt ein *nicht*-korrigierter Strabismus vor, dann stellt sich durch Abdecken das schielende Auge (je nach Fehlstellung von außen oder von innen – Abb. 203) in die korrekte Sehachse ein. Richtung und Größe der Korrekturbewegung zeigen den Schielwinkel an.

NB.: Auch bei kleinen Schielwinkeln droht die Amblyopie, wenn die Blickführung festbleibend durch das gleiche Auge erfolgt. Besteht bereits eine erhebliche Amblyopie, dann können beim Abdecken des anderen Auges „Suchbewegungen" des amblyopen Auges beobachtet werden.

ε) Funktionsprüfungen von Augenmuskeln: Bei fixiertem Kopf des Patienten wird sein Blick durch eine bewegte Lichtquelle oder durch andere Fixationsobjekte in der Horizontal- und Vertikalebene geführt. Bei Säuglingen versucht man eine Blickfixation auf die Mutter oder ein Spielzeug zu erreichen und beobachtet dann die Augenbewegungen bei passiven Kopfdrehungen des Kindes.

Befunde bei *Abducenslähmung* (M. rectus extern. gelähmt): Bei li.-seitiger Lähmung (Abb. 205) kompensatorische Spontan-Kopfdrehung nach li. (a); Augenstellung bei Blick nach re. (b); Augenstellung bei Blick nach geradeaus (c); Augenstellung bei Blick nach li. (d).

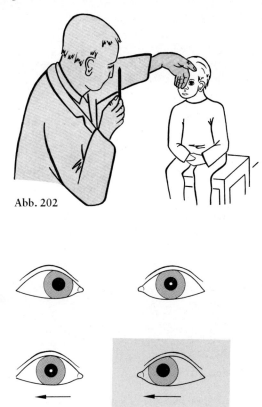

Abb. 202

Abb. 203

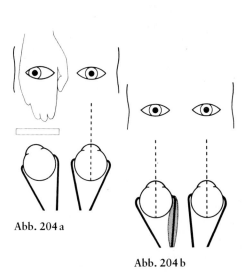

Abb. 204 a

Abb. 204 b

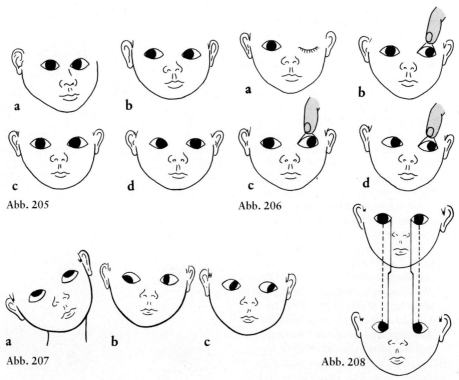

Abb. 205

Abb. 206

Abb. 207

Abb. 208

Befunde bei *Oculomotoriuslähmung* (Lähmung aller Augenmuskeln incl. Lidheber und innere Augenmuskeln = Ciliarmuskel und Sphincter pupillae, jedoch außer M. rectus extern. (N. abducens) und M. obliquus sup. (N. trochlearis): Bei li.-seitiger Lähmung (Abb. 206) Herabhängen des li. Lides (a, b); bei Lidaufheben und Blick nach geradeaus (b), nach re. (c) und nach li. (d) wird nur eine Funktion des M. rectus extern. sichtbar. Bei Blick nach unten können geringe Einwärts-rollbewegungen beobachtet werden (M. obliquus sup.).

Befunde bei *Trochlearislähmung* (M. obliquus sup.): Bei li.-seitiger Lähmung (Abb. 207) Einwärtsrollung des Bulbus gegen die li. Nasenwurzelseite nicht möglich, Senkung bei Adduktion gehemmt; der Kopf führt kompensatorisch die Drehung zur gegenüberliegenden Schulter und Beugung nach vorn durch (a); Augenstellung bei Blick nach re. unten (b); Augenstellung bei Blick nach li. unten normal (c).

Funktion und Innervation der Augenmuskeln

Muskel	Hirnnerv	Augenbewegung
Rectus medialis	III	nach medial
Rectus lateralis (externus)	VI	nach temporal
Rectus superior	III	bei temporaler Bulbusstellung nach oben
Rectus inferior	III	bei temporaler Bulbusstellung nach unten
Obliquus superior	IV	bei nasaler Bulbusstellung nach unten
Obliquus inferior	III	bei nasaler Bulbusstellung nach oben

4. Erkennung eines Scheinschielens
Hier liegen bei parallelen Bulbusstellungen und Sehachsen Seitenverschiebungen der Lidspalten (z. B. durch Epicanthus oder übermäßig breiten Nasenrücken, Abb. 209) vor. In solchen Fällen bestehen Seitensymmetrie der Hornhaut-Reflexbilder, Normalbefund beim Abdecktest, keine Zeichen eines Funktionsausfalles von Augenmuskeln.

c) Beurteilung von Bewegungsanomalien der Augen

1. Horizontale Blickbewegungskrämpfe zur Seite oder hinweg von der Seite eines intrakraniellen Herdprozesses (Entzündung, Blutung, Tumor u. a.).
2. Horizontal-Nystagmus:
α) Angeboren bei: Augenmißbildungen; Augenmuskelschwächen; Albinismus; Katarakt durch angeborene Stoffwechselstörungen (z. B. Galaktosämie); entzündlich-degenerative Bulbusschäden (z. B. Toxoplasmose); schwere Visusstörungen aus anderen Ursachen; Vestibularschäden. Viele Fälle bleiben pathogenetisch unklar.
β) Erworben: Begleitsymptom bei intrakraniellen Entzündungsprozessen (incl. Labyrinthitis); neuromuskuläre Erkrankungen (z. B. M. Werdnig-Hoffmann); Tumoren u. a. m.
3. Vertikale Blickbewegungskrämpfe und Vertikalnystagmus: Bei Irritationen des Hirnstammes (z. B. postencephalitisch), besonders der Vierhügelregion, bei Tumoren u. a. m.

V. Einige wichtige therapeutische Manipulationen am Auge

a) Einbringen von Augentropfen und Augensalbe

1. Patient soll nach oben blicken.
2. Herabziehen des Unterlides, Freilegung der Übergangsfalte des Conjunctivalsackes (Abb. 209 a).
3. Pipette oder Salbenstab/Tube werden von der Seite, *nicht* von vorn, hergeführt.
4. Wenn Salbe oder Tropfen in dem Conjunctivalsack deponiert sind, wird Unterlid hochgeschoben; Augen sollen dann einige Minuten geschlossen bleiben.

b) Spülen des Auges mit Augenbadewännchen (Abb. 209 b)

1. Kopf des Patienten in Seitenlage; betroffenes Auge nach unten lagern.
2. Beide Lider abziehen zur Öffnung der Conjunctivalsäcke.
3. Spülstrom von nasal nach temporal. Abdecken von Nase und Mund vor Spülflüssigkeit.

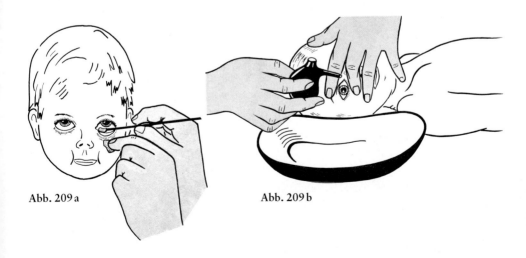

Abb. 209 a   Abb. 209 b

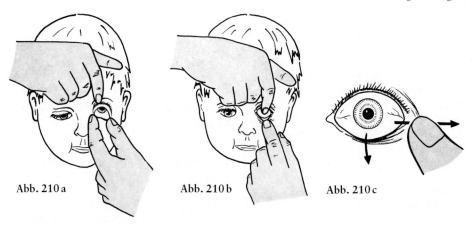

Abb. 210 a   Abb. 210 b   Abb. 210 c

c) Einsetzen und Herausnehmen eines Kunstauges

1. Zum Einsetzen einer Prothese hebt ein Finger das Oberlid hoch; der obere Prothesenrand wird bestmöglich hinter das Oberlid hinaufgeschoben (Abb. 210 a); die Prothese wird mit dem Oberlid-haltenden Finger leicht angedrückt. Die andere Hand zieht nun das Unterlid unter der Prothese hervor (Abb. 210 b) und schiebt es über den unteren Prothesenrand.

2. Bei Prothesen-Entnahme wird ein Finger auf die Oberfläche gelegt; sie wird dabei leicht nach oben geschoben. Die andere Hand zieht das Unterlid herab und drückt es hinter die Prothese (Abb. 210 b). Danach Unterlid-Anspannung nach temporal (Abb. 210 c). Die Prothese gleitet dann bei leichtem Nachdruck vom Oberlid her aus dem Lager; sie wird in Mullage oder weichem Tuch aufgefangen.

Notizen:

N. Punktionen der Körperhöhlen

I. Punktion und Drainage der Pleurahöhle; Lungenpunktion

a) Indikationen

1. Diagnostische Punktionen von intrapleuralen Flüssigkeitsansammlungen oder der Lunge zur bakteriologischen, cytologischen oder chemischen Untersuchung.
2. Therapeutische Punktionen bei Beeinträchtigung der Atemleistung durch intrapleurale Flüssigkeits- oder Luftansammlungen sowie bei infektiös/toxischen Allgemeinreaktionen durch ein Pleuraempyem.

NB.: Bei Neugeborenen Lokalisation durch Diaphanoskopie (siehe D, VIII, S. 68).

b) Prinzip

Rohrdrainage der Pleurahöhle durch einen Intercostalraum.

c) Instrumentarium

1. Tupfer, Hautdesinfektionsmittel.
2. Für Lokalanästhesie: 1%ige Novocainlösung, 2 ml-Spritze, Kanülen Nr. 12.
3. Skalpell oder Hämostilette zur Hautincision;
4. Systeme je nach Zweck der Punktion:
α) diagnostisch:
Kunststofftrokar mit Stilett (Abb. 281, S. 227)
oder Trokar (bzw. Punktionskanüle mit darüberliegender Splitkanüle und Polyvinylsonde (Abb. 282, S. 227);

β) therapeutisch:
notfalls bei Ventil/Spannungspneumothorax kurz angeschliffene Kanüle Nr. 1–2;
Pleuradrainage-System (Abb. 289 a, S. 228);
Kunststoff-Trokar mit Trokar für Neugeborene (Abb. 283, S. 227);
Dreiwegehahnsystem mit Einwegventilen (Abb. 289 b, S. 228).
5. Mehrere 20 ml-Spritzen.
6. Bei Pleuradrainagen: Absaugesystem mit Pumpe, Manometer und Auffanggefäß.
7. Graduierter Standzylinder zum Aufnehmen der Punktatflüssigkeit; sterile Transportröhrchen für Punktatproben zur mikrobiologischen, cytologischen und chemischen Untersuchung; Spiritusbrenner zum Gefäß-Abflammen.
8. Verbandsmaterial, Mastixlösung bzw. Silikonkleber.

d) Methoden

1. Haltung des Patienten (Abb. 211 a–c):
Stets in Sitzhaltung. Arm der betroffenen Seite wird über den Kopf geschlagen und zusammen mit Kopf/Schultergürtel von Hilfsperson fixiert. Die helfende Person drückt hierbei den Kopf und nicht betroffene Rumpfseite unter leichter Konkav-Verbiegung der betroffenen Seite an ihre Schulter (Abb. 211 a, b); der freibleibende Arm der helfenden Person fixiert den Bekken/Hüftbereich des Patienten.

2. Wahl der Punktionsstelle
α) Im allgemeinen soll in dem Feld zwischen vorderer und hinterer Axillarlinie – eher weiter dorsal – und möglichst Zwerchfell-nahe nicht oberhalb

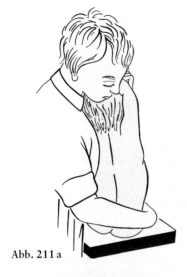

Abb. 211a

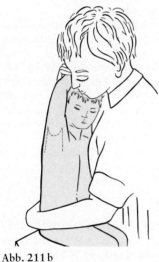

Abb. 211b

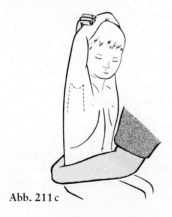

Abb. 211c

des 5. ICR punktiert werden (Abb. 211c); besondere Ergußformen verlangen bisweilen auch Punktion in anderen Bezirken.

β) Die Intercostalgefäße und -nerven verlaufen dorsal und lateral am *Rippenunterrand;* deshalb Durchstich durch den Intercostalraum näher am *Oberrand der unten begrenzenden Rippe,* wenn die Punktion an typischer Stelle erfolgt (Abb. 212a).

An der Thoraxvorderwand verlaufen an den *oberen Rippenrändern* zusätzlich die Aa. supracostales (Abb. 212b); in diesem Bereich muß deshalb *in der Mitte des Intercostalraumes* punktiert werden.

3. Hautdesinfektion; Lokalanästhesie
des Punktionsbereiches bis zur Pleura parietalis.

4. Durchführung der Punktion
α) Stichincision mit Skalpell oder Hämostilette.

β) Kurzzeit-Punktion (incl. sofortige Entlastung eines Spannungs-Pneumothorax): Durchstich der Kunststoffkanüle mit Stilett; Abziehen des Stiletts.

Bei Entlastung eines Spannungs-Pneumothorax Kanüle so lange liegen lassen, bis Luft nicht mehr hörbar entweicht; danach Anschluß an Saugdrainage-System.

Zum Kurzzeit-Absaugen von Exsudat Dreiwegesystem (Abb. 279, S. 226 u. Abb. 289, S. 228) mit 20 ml-Spritze und mit Ablaufschlauch an Kanüle ansetzen. Aspiration – evtl. unter suchenden Hebe/Senk/Seitwärtsbewegungen der flexiblen Kanüle. Volle Spritze über Dreiwegehahn ablassen; wiederholen bis ausreichende Exsudatmenge gewonnen ist. Bei Fehlen eines Dreiwegehahns fortlaufender Austausch der vollen gegen leere Aspirationsspritze; während des Spritzenwechsels Kanülenkonus mit Finger abdecken (Lufteinsog in den Pleuraraum verhindern).

γ) Nach Entfernen des Punktionssystemes Verkleben der Punktionsstelle mit Mastixlösung bzw. Silikonkleber und

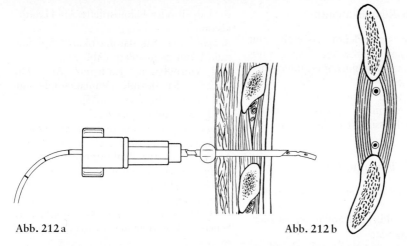

Abb. 212 a   Abb. 212 b

sterilem Tupfer; auch bei Anlegen einer Dauerdrainage Versorgung des Katheter-Austrittsbereiches in gleicher Weise.

δ) Pflasterverband über dem Punktionsbereich.

5. Lungenpunktion

α) Indikation: Beim Kind auf mikrobiologische und bakterioskopische Diagnostik von Lungengewebsaspiration in Fällen therapieresistenter Pneumonien beschränkt. Sie wird tunlichst als „Sichtfunktion" röntgenologisch oder sonographisch kontrolliert.

β) Prinzip, Instrumentarium, Haltung des Patienten, Wahl der Punktionsstelle und Wundversorgung wie bei Pleurapunktion.

γ) Technik: Langsame Phase = Durchstich der Kanüle (Nr. 1) mit angesetzter leerer 10 ml-Spritze durch die Brustwand bis zur Pleura; Schnelle Phase = möglichst in Apnoepause oder Exspirationsstellung schnelles Durchstechen in das Lungengewebe unter gleichzeitiger kräftiger Aspiration der Spritze; sofortiges schnelles Zurückziehen des Punktionsgerätes aus Lunge und Brustwand unter bleibender Aspirationsstellung des Spritzenkolbens.

6. Anlegung einer Pleura-Saugdrainage

α) Die Punktion wird hierbei am meisten schonend in der vorderen Axillarlinie vorgenommen;

β) Einstellen der verschieblichen Arretierungsolive an der Führungskanüle auf die vorgesehene Einstichtiefe (Abb. 212 a), Durchstich und Abziehen (falls vorhanden) des im Kanülenlumen liegenden Trokars (z. B. Neugeborenen-Drainagesystem – Abb. 283, S. 227);

γ) Einführen der Drainagesonde durch das Lumen der Führungskanüle (Abb. 212 a); Abziehen der Führungskanüle; Aufsetzen des Dreiweghahns mit zwei Einwegventilen in der Stromrichtung von Pleurasonde zu Spülschlauch und Absaug-Spitzenkonus (Abb. 289, S. 228), Anschluß an das Absaugsystem.

δ) Saugpumpensog bei Mediastinalverschiebungen zunächst auf 0–5, nach ca. 3 Stunden auf ca. 10–15 cm Wassersäule einstellen; in stärkeren Unruhe/Schreiphasen von Kindern kann zeitweise der Sog bis auf maximal 20 cm Wassersäule erhöht werden.

e) Nachversorgung des Patienten

1. Einige Zeit auf der punktierten Seite liegen lassen.
2. Mehrfache Kontrolle der Atemfrequenz (Erkennung eines Spannungspneus!).
3. Bei Pleuradrainagen regelmäßige Manometerkontrolle des Saugsystemes und Kontrolle der Beschaffenheit des abgesaugten Exsudates (Blut, Fibrin u. a.).

f) Häufigste Komplikationen

1. Anstechen der Pleura visceralis mit nachfolgendem Bluthusten, Pneumothorax, Spannungspneumothorax, interstitiellem Emphysem.
2. Schock durch Pleuraschmerz; Kollaps oder Lungenödem bei zu ausgiebigen und zu schnellen Flüssigkeitsentlastungen.

g) Häufigste Fehlerquellen

1. Falsche Lokalisation des Punktionsbereiches.
2. Zu dünn-kalibrige Kanüle bei zu dickflüssigem Exsudat.
3. Verstopfung der Kanüle durch Fibrinfetzen oder Mehrkammer-Erguß.

II. Punktion der Bauchhöhle

a) Indikationen

1. Diagnostische Punktionen von Ascites zur bakteriologischen, cytologischen oder chemischen Untersuchung; zur Laparaskopie.
2. Therapeutische Punktionen nur in medikamentös resistenten Ascitesfällen zur Abdomenentlastung, oder wenn Atmungs-/Herzfunktionen bedroht sind; ferner zur Peritonealdialyse.

b) Prinzip

Rohrdrainage der Bauchhöhle außerhalb des Bereiches großer Parenchyme.

c) Instrumentarium

1. Für sterile Arbeitsbedingungen sind erforderlich:
   α) Handschuhe, Abdeckschlitztuch und Tuchklemmen, sterile Kleidung;
   β) Tupfer, Hautdesinfektionsmittel.
2. Für Lokalanästhesie: 1%ige Novocainlösung, 2 ml-Spritze, Kanülen Nr. 12.

3. Skalpell oder Hämostilette zur Hautincision.
4. Spaltbarer Kunststofftrokar („Splitkanüle") mit Stahlstilett (Abb. 282, S. 227) und einrollbarem Katheter (Abb. 288, S. 228) oder flexible Drainagesonde mit Stahlstilett (Abb. 281, S. 227).
5. Mehrere 20 ml-Spritzen.
6. Graduierter Standzylinder zum Aufnehmen der Punktatflüssigkeit; sterile Transportröhrchen für Punktatproben zur mikrobiologischen, cytologischen und chemischen Untersuchung; Spiritusbrenner zum Gefäß-Abflammen.
7. Hautklammern und Klammerhalter, Schere, Tupferklemme, chirurg. Pinzette.
8. Verbandsmaterial, Mastixlösung bzw. Silikonkleber.

d) Methode

1. Lagerung des Patienten in Rückenlage
Kopf nach re. Punktion wird stets an der linken Seite ausgeführt.

2. Wahl der Punktionsstelle
Gerade Linie zwischen Spina iliaca anterior und Nabel markieren (Richter-Monroesche Linie) und in drei gleiche Abschnitte teilen; Grenzpunkt zwischen dem beckennahen und mittleren Drittel ist der beste Punktionsbereich (Abb. 213); keine Gefahr von Parenchymläsionen bis auf den Ausnahmefall einer maximalen Splenomegalie.

3. Hautdesinfektion und Lokalanästhesie
des Punktionsbereiches bis zum Peritoneum.

4. Durchführung der Punktion
α) Stichincision von Haut/Fettgewebe und Muskelschicht mit Skalpell oder Hämostilette.
β) Vorsichtiger Durchstich der Punktionskanüle oder des Trokars durch den Stichkanal, evtl. nach nochmaliger Lokalanästhesie des Peritonealbereiches.
γ) Im Zweifelsfall beim Durchstich mehrfach durch Aspiration oder Trokarsti-

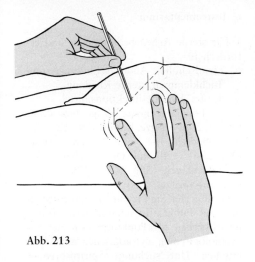

Abb. 213

lett-Entfernung prüfen, ob Ascites bereits abfließt.

δ) Danach Kanülen- bzw. Trokarspitze mindestens 2 cm in die Bauchhöhle einschieben und ggf. Einführen des Katheters; Ablösen der Splitkanüle (Abb. 282, S. 227).

ε) Herausziehen des Trokarstilettes; Ascites langsam (!) abfließen lassen und auffangen; genaue Messung der Menge.

ζ) Bei Abflußstörung leichte Umlagerung des Patienten auf die linke (punktierte) Seite hin oder von Fall zu Fall Einblasen von kleinster Luftmenge mit Spritze in den Kunststofftrokar bzw. den liegenden Katheter.

η) Entfernung des Katheters.

ϑ) Verschluß der Incisionswunde mit Wundklammer bei adaptierten Wundrändern; Verkleben der Wundstelle mit Mastixlösung bzw. Silikonkleber und sterilem Tupfer.

ι) Pflasterverband des Punktionsbereiches.

e) Nachversorgung des Patienten

1. Breite, komprimierende Umwicklung des Abdomens mit zusammengelegtem großen Leinentuch über einen Tag.
2. Rückenlagerung oder leichte Seitenlagerung.

3. Pulskontrollen; Serumelektrolyt- und Plasmaeiweiß-Kontrolle (Verlust durch Ascites).

4. Bettruhe für mehrere Tage.

5. Tägliche Revision der Punktionswunde mit sterilem Verbandswechsel; Salbenabdeckung gegen Hautmaceration; bisweilen sickert über mehrere Tage aus dem Stichkanal Ascites nach!

6. Kontrollen peritonealer Reizzeichen (Bauchdeckenspannung, Temperatur, Blutbild).

f) Häufigste Komplikationen

1. Anstechen einer Darmschlinge (Peritonitis!), eines Gefäßes (Bauchdeckenhämatom, Hämaskos) oder der hochstehenden Blase.

2. Kollaps durch zu schnelles Ablaufen größerer Ascitesmengen.

3. Bedrohliche Folgen von Elektrolyt- oder Proteinverlusten, besonders bei schnell nachlaufenden Ascites (bes. hypochlorämische Zustände).

g) Häufigste Fehlerquellen

1. Falsche Lokalisation des Punktionsbereiches.

2. Verlegung der Kanülen- oder Trokarspitze durch Fibringerinnsel, Darmschlinge oder Netzgewebe.

h) Technische Hilfe zur Fixierung der Bauchdecken bei Punktion der Bauchhöhle (Abb. 214)

1. Prinzip

Anspannung und Anhebung des Punktionsbereiches der Bauchdecken mittels einer ringförmigen Vakuumsaugkammer.

2. Gerät

α) Ringförmige Polypropylen-Hohlkammer mit offenem Boden und seitlich eingefügtem Vakuumschlauch.

β) Absaugpumpe üblicher klinischer Verwendungsart.

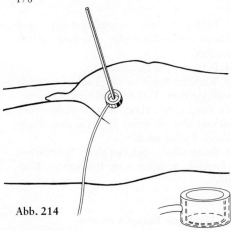

Abb. 214

3. Methode

α) Hohlkammer aufsetzen und Unterdruck erzeugen.

β) Bauchdeckenincision durch die zentrale Öffnung der Kammer.

γ) Anziehen der Ringkammer mit den Bauchdecken und Durchstechen des Peritoneums.

δ) Einführen des Punktionsinstrumentes oder des Peritonealkatheters durch den Punktionskanal des angehobenen und straff gespannten Bauchdeckenbereiches in die Bauchhöhle.

ε) Nach erfolgter Plazierung des eingeführten Instrumentes Ablassen des Vakuums und Abnehmen der Ringkammer.

III. Herzbeutelpunktion

a) Indikation

Bei Kindern fast ausschließlich in Fällen mit medikamentös (Corticoide) resistentem Perikarderguß, wenn Herzfunktion erheblich beeinträchtigt ist (z. B. Einflußstauung).

b) Prinzip

Rohrdrainge des Herzbeutels im vorderen Spitzenbereich.

c) Instrumentarium

1. Für sterile Arbeitsbedingungen sind erforderlich:

α) Handschuhe, Abdeckschlitztuch und Tuchklemmen, sterile Kleidung.

β) Tupfer, Hautdesinfektionsmittel.

2. Für Lokalanästhesie: 1%ige Novocainlösung, 2 ml-Spritze, Kanülen Nr. 12.

3. „Äbbocath" 14 mit Verweilkanüle (Abb. 276), evtl. mit Dreiwegehahn und Ablaufschlauch. (Abb. 279, S. 226)

4. 20 ml-Spritze.

5. Graduierter Standzylinder zum Aufnehmen der Punktatflüssigkeit; sterile Transportröhrchen für Punktatproben zur mikrobiologischen, cytologischen und chemischen Untersuchung; Spiritusbrenner zum Gefäß-Abflammen.

6. Verbandsmaterial, Mastixlösung bzw. Silikonkleber.

d) Methoden

1. Vorangehende Röntgendurchleuchtung/Aufnahme; Markierung der Herzform/Größe auf der Thoraxvorderwand.

Merke: Möglichst auch während der Punktion Rö- oder Sonographie-Kontrolle.

2. Lagerung des Patienten in Rückenlage Rumpf leicht (bis 30°) angewinkelt (Abb. 215).

3. Wahl der Punktionsstelle:

α) 4. oder 5. ICR innerhalb der Herzdämpfung und -markierung; meist gerade außerhalb der Medioclavicularlinie (Abb. 216);

β) Einstich in der Mitte des ICR (cave: Anstich der Aa. supra- und infracostales – siehe bei Pleurapunktion, S. 174/175);

4. Hautdesinfektion, Lokalanästhesie des Punktionsbereiches bis in den Intercostalraum.

5. Durchführung der Punktion:

α) Durchstich der Kanüle (mit oder ohne Dreiwegehahn), bei aufgesetzter 20 ml-Spritze; Stichrichtung zur Körpermittelachse, gering cranialwärts (Abb. 217); sofortige Aspiration.

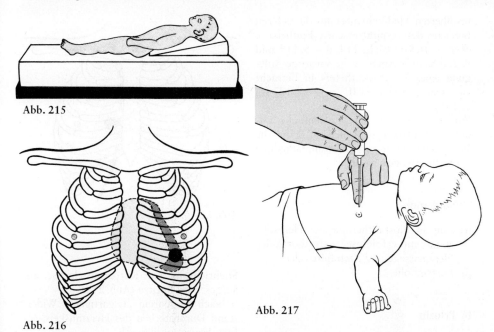

Abb. 215

Abb. 216

Abb. 217

β) Volle Spritze über Dreiwegehahn ablassen oder gegen leere Spritze austau-
schen; langsames, schonendes Absaugen!

γ) Wiederholung der Prozedur, bis ausreichende Exsudatmengen gewonnen
sind.

δ) Entfernung der Kanüle unter gleichzeitigem Verkleben der Punktionsstelle
mit Mastixlösung, bzw. Silikonkleber
und sterilem Tupfer.

ε) Pflasterverband über dem Punktionsbereich.

e) Nachversorgung des Patienten

α) Ruhelagerung in Bettung für Herz-
kranke (S. 91, Abb. 104, bzw.
Abb. 215).

β) Mehrfache Pulskontrollen.

f) Komplikationen

α) Anstechen der Herzwand (Pulsation
der Punktionsnadel!).

β) Anstechen eines Coronargefäßes
(Herztamponade!).

γ) Anstechen der A. mammaria interna
(Abb. 218), bei Punktion im Bereich
der Medioclavicularlinie jedoch kaum
möglich.

δ) Herzrhythmusstörungen bei zu schneller Druckentlastung des Herzbeutels
oder nach Einstechen in das Myokard.

g) Häufigste Fehlerquellen

α) Fehldiagnose der Herzvergrößerung
oder fälschliche Beurteilung der Herz-
dimensionen.

β) Verstopfung der Kanüle mit Fibrinfetzen.

IV. Herzhöhlenpunktion

Grundsätzliches

Die intracardiale Injektion ist heute im allgemeinen obsolet. Eine intratracheale Instillation von Adrenalin ist – bei Erhaltung der Inspiration (Ausbreitung des

instillierten Medikamentes auf die tieferen
Bereiche des respiratorischen Epithels) –
ebenso effektiv (siehe H I, d – S. 119 und
P, 2, δ S. 207). Auch ist die sofortige Anlegung eines V.-cava-Katheters in Betracht
zu ziehen (siehe H II, e – S. 127 ff.;
131 ff.).
Für den Versuch, eine Luftembolie aus
dem li. Ventrikel zu aspirieren, kann die
Ventrikelpunktion als Notfallmaßnahme
dennoch erwogen werden.

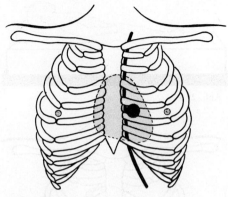

Abb. 218

a) Indikation

α) Nur in Notfalltherapie bei Herzstillstand mit erfolgloser extrathorakaler
  Herzmassage und Atemhilfe oder
β) Luftembolie.

b) Prinzip

Transthorakale Schnellinjektion bzw. Luftaspiration.

c) Instrumentarium

1. Tupfer, Hautdesinfektionsmittel;
2. Punktionskanüle, Kaliber Nr. 1, mindestens 6 cm lang, (S. 226, Abb. 274 a);
3. 2 ml-Spritze für Injektion;
4. Adrenalin 1%ig oder Alupent pro in-
ject. 0,5 mg;
5. 20 ml-Spritze zum Luftabsaugen bei
Luftembolie;
6. Verbandsmaterial, Mastixlösung bzw.
Silikonkleber.

d) Methoden

1. Patient flach lagern.
2. Injektionsstelle:
4.–5. ICR, ca. 3 cm links des Sternalrandes; bei Kleinkindern und Säuglingen ist
geringere Distanz bis zu 2 cm Abstand je
nach Entwicklung des Kindes angebracht.

*Cave: A. Mammaria interna verläuft ca.
1–2,5 cm li. des Sternalrandes* (Abb. 218).

Stichrichtung zur Körpermittelachse mit
aufgesetzter Spritze (Abb. 217).
3. Nach fühlbarem „teigartigem" Widerstand Durchstechen des Herzmuskels; sofort Aspirationsversuch.
α) Wenn Blut in der Spritze erscheint, sofortige Injektion und Ausziehen der
  Kanüle.
β) Bei Luftembolie Aspiration schaumiger
  Luft/Blut-Mischung. Wenn Herzaktion bei Luftembolie noch in Gang ist,
  muß der rhythmischen Kanülen-Pen-
  delbewegung nachgegeben werden, solange sie in Position ist; starres Festhalten verursacht größeren Stichkanal
  im Myokard.
γ) Nach Beendigung der Punktion Verkleben der Punktionsstelle mit Mastixlösung, bzw. Silikonkleber und sterilem
  Tupfer.
δ) Pflasterverband.

e) Komplikationen

Wie bei Herzbeutelpunktion (siehe
S. 179).

f) Häufigste Fehlerquellen

Falsche Zielrichtung, Verbleib der Kanülenspitze im Myokard.

V. Gelenkpunktionen

a) Indikationen

1. Diagnostische Punktionen von intraarticulären Flüssigkeitsansammlungen zur mikrobiologisch/serologisch/immunologischen, cytologischen oder chemischen Untersuchung.
2. Therapeutische Punktionen zur Druckentlastung des Gelenkkapsel-Innenraumes bei größeren Ergüssen sowie zur Medikamenten-Instillation in Fällen unzulänglichen Erfolges einer systemischen Behandlung.

b) Prinzip

Rohrdrainage der Gelenkhöhle durch die bindegewebige Fascienwand.

c) Instrumentarium

1. Für sterile Arbeitsbedingungen sind erforderlich:
α) Handschuhe, Abdeckschlitztuch und Tuchklemmen, sterile Kleidung;
β) Tupfer, Stieltupfer, Hautdesinfektionsmittel; evtl. steriler Rasierapparat.
2. Für Lokalanästhesie: 1%ige Novocainlösung, 2 ml-Spritze, Kanülen Nr. 12.
3. Skalpell oder Hämostilette zur Hautincision.
4. Diagnostisch: Kurz angeschliffene Kanülen Nr. 1–12; in Einzelfällen Punktionskanüle mit Mandrin (S. 226, Abb. 274 b).
Therapeutisch: Kanülen verschiedener Kaliber (Nr. 1–12).
5. Spritzen verschiedener Größen (5–20 ml).
6. Graduierter Standzylinder zur Aufnahme von Punktatflüssigkeit; sterile Transportgläschen für Punktatproben zur mikrobiologischen, serologisch/immunologischen, cytologischen und chemischen Untersuchung; Spiritusbrenner zum Gefäß-Abflammen.
7. Verbandsmaterial, Mastixlösung bzw. Silikonkleber.

d) Methoden

1. Allgemeines

α) Vor jeder Gelenkpunktion sorgfältige Säuberung der Haut des Punktionsbereiches; bei stärkerer Behaarung Punktionsfeld rasieren.
Wegen der Gefahr einer mikrobiellen Gelenk-Kontamination Haut mit hochwirksamem Lokal-Desinfiziens säubern; nach örtlicher Desinfektion Haut-Stichincision und anschließend ohne direkten Hautkontakt punktieren.

β) Nach Notwendigkeit Lokalanästhesie des Punktionsbereiches bis zur Gelenkfascie; Markierung der Orientierungs-Punkte/Linien mit färbendem Desinficiens.

2. Schultergelenk

α) Haltung des Patienten: Sitzend mit Rücken zum Operateur; Kleinkinder

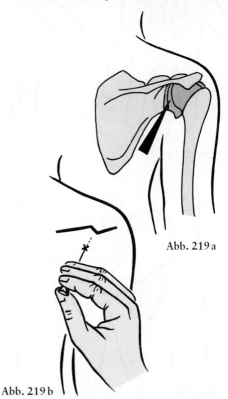

Abb. 219 a

Abb. 219 b

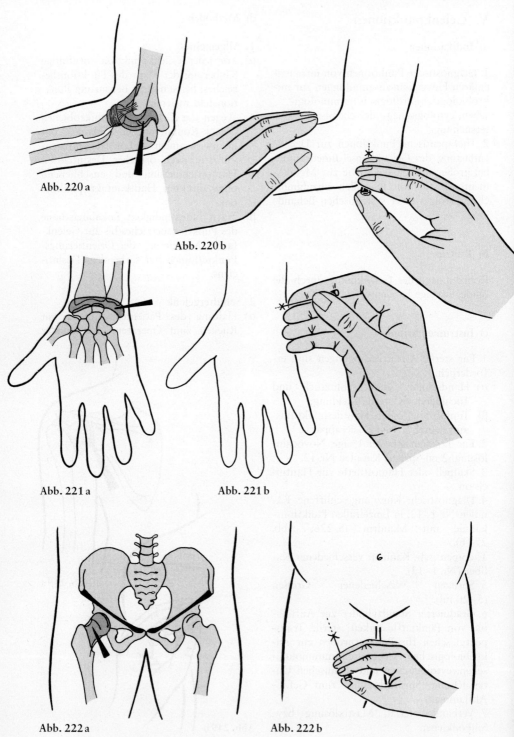

Abb. 220 a

Abb. 220 b

Abb. 221 a

Abb. 221 b

Abb. 222 a

Abb. 222 b

auf dem Schoß eines Helfers unter Fixierung des adduzierten, nach innen rotierten, gestreckten Armes; größere Kinder unter gleichartiger Armhaltung rittlings auf einem Stuhl unter Stützung der Rumpfvorderseite an die Stuhllehne.

β) Wahl der Punktionsstelle (Abb. 219 a): Palpation der Spina scapulae mit deutlicher Bezeichnung des weit lateral gelegenen Linienknickes (Angulus acromialis); Markierung des Anästhesie/Punktionspunktes (je nach Alter des Patienten) ½–1 Querfinger innerhalb/unterhalb des Angulus acromialis.

γ) Durchführung der Punktion (Abb. 219 b): Auflage der Haltehand (bei Rechtshänder: li. Hand) auf Schulter des Patienten und tastende Markierung des Proc. coracoideus mit dem Zeigefinger. Nach Einstich am markierten Punkt führt die Punktionshand die Kanüle (Nr. 1–12) in Zielrichtung der Zeigefingerkuppe der Haltehand in den Gelenkspalt; der Kapseldurchstich ist (je nach Alter des Patienten) in bis zu 1,5 cm Tiefe für die Punktionshand spürbar.

3. Ellenbogengelenk

α) Lagerung des Patienten: Flache, horizontale Auflage des ganzen Unterarmes bei freier Zugänglichkeit des Ellenbogens von allen Seiten und mit rechtwinkliger Beugehaltung des Unterarmes zum Oberarm.

β) Wahl der Punktionsstelle (Abb. 220 a): Palpation der Olecranonspitze und des Epicondylus lateralis mit Daumen und Zeigefinger der Haltehand; Hautmarkierung der Palpationspunkte und des Mittelpunktes der kürzesten Verbindungslinie zwischen ihnen (= Punktionsstelle).

γ) Durchführung der Punktion (Abb. 220 b): Haltehand umfaßt den liegenden Unterarm von oben und fixiert ihn. Die Punktionshand führt die eingestochene Kanüle (Nr. 2–12) in Zielrichtung auf die Ellenbeugefalte. Der Kapseldurchstich ist nicht obligat si-

cher spürbar bis zu 1 cm Tiefe (je nach Alter unterschiedlich).

4. Handgelenk (ulnare Seite)

α) Lagerung des Patienten: Volar unterlegte Plazierung von Unterarm und Hand des Patienten in leichter Beugehaltung des Handgelenkes, Handrükken nach oben.

β) Wahl der Punktionsstelle (Abb. 221 a): Palpation des distalen Ulnarrandes und des Proc. styloideus. In der kleinen Grube zwischen diesen Palpationsmarken liegt die Punktionsstelle.

γ) Durchführung der Punktion (Abb. 221 b): Helferhand umfaßt und fixiert von oben den Unterarm proximal des Handgelenkes. Haltehand des Operateurs umfaßt und fixiert den abgespreizten Daumen von oben. Die Punktionshand führt die einstechende Kanüle (Nr. 12–14) senkrecht von oben in bis 1 cm Tiefe (je nach Alter des Patienten unterschiedlich); der Kapseldurchstich ist für die Punktionshand meist spürbar.

5. Hüftgelenk (Punktion von der Vorderseite)

α) Vorbereitende Maßnahme: Orientierendes Rö.-Bild bzw. Bildwandlerkontrolle mit Markierung der Femurhals-Projektion auf die Haut der Hüfte.

β) Lagerung des Patienten: Flache Rückenlagerung des Patienten mit leichter Hüftbeugung durch Unterlegung und seitliche Abstützung des Oberschenkels.

γ) Wahl der Punktionsstelle (Abb. 222 a): Palpation und Markierung der Spina iliaca ventralis und – in deren Fortsetzung – des Leistenbandes. Palpation des Pulses der A. femoralis und Markierung des Arterienverlaufes unterhalb und oberhalb des Leistenbandes. Markierung des Punktionsbereiches (je nach Alter des Patienten unterschiedlich) bis 2 Querfinger lateral des Arterienverlaufes und bis höchstens 3 Querfinger unterhalb des Leistenbandes.

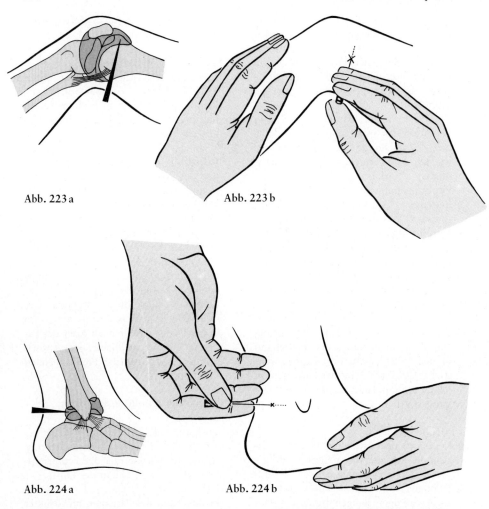

Abb. 223 a   Abb. 223 b

Abb. 224 a   Abb. 224 b

δ) Durchführung der Punktion (Abb. 222 b): Größtmögliche Sicherheit schafft die Punktion unter Rö.-Bildwandler-Beobachtung.

Hüftfixierung durch Helfer sicherstellen. Pulstastung durch Haltehand des Operateurs, um ausreichenden Abstand von der A. femoralis auch während des Einstiches zu sichern (lateral neben der A. femoralis verläuft der N. femoralis!). Die Punktionshand führt die Kanüle (6 cm lange Kanüle Nr. 1) senkrecht bis zum Auftreffen auf Knochenwiderstand in die Tiefe. Dabei kann die Haltehand des Opera-

teurs von dem A. femoralis-Bereich entfernt und zur Orientierung auf den Tastbereich des großen Trochanters gelegt werden. Dieser Tastbereich und die Zielrichtung der Kanüle liegen annähernd auf der gleichen Horizontalebene des Beckens.

NB.: Die Punktion des Hüftgelenkes sollte dem in Gelenkpunktionen Erfahrenen vorbehalten bleiben!

6. Kniegelenk (obere Punktion)
Die obere Punktion ist bei Ergüssen („tanzende Patella") leicht durchführbar.

α) Lagerung des Patienten: Horizontale Rückenlagerung mit Polster-Unterlage der Kniekehle in leichter Beugestellung des Gelenkes.

β) Wahl der Punktionsstelle (Abb. 223 a): Aufsuchen des oberen, äußeren Recessus. Gabelförmiges Umgreifen des untern oder oberen Patellarrandes mit Daumen und Zeigefinger der Haltehand des Operateurs, so daß jeweils von dem distalen Femurende her oder von dem proximalen Tibiaende her der innere Recessus mittels Zeigefinger und Mittelfinger komprimiert werden kann. Hierdurch tritt im Falle eines Ergusses der obere, äußere Recessus vermehrt hervor. Bei kleinen Ergüssen kann dieses Hervortreten durch festes Einwickeln des Kniegelenkes mit einer elastischen Binde von distal nach proximal erreicht werden, wenn dabei der proximale Endbereich des oberen, äußeren Recessus von der Umwicklung frei bleibt.

γ) Durchführung der Punktion (Abb. 223 b): Die Helferhand fixiert den Unterschenkel. Die Punktionshand des Operateurs sticht die Kanüle (Nr. 1–2) von lateral durch den Wölbungsgipfel des oberen, äußeren Recessus nach medial mit geringer Abwärtsrichtung in den Gelenkraum; der Kapseldurchstich ist für die Punktionshand spürbar.

7. Oberes Sprunggelenk (hintere Punktion)

Die hintere fibulare Punktion vermeidet am sichersten Sehnen- und Arterienverletzungen.

α) Lagerung des Patienten: Seitenlage mit flacher Auflagerung der Innenseite des Beines auf die Unterlage.

β) Wahl der Punktionsstelle (Abb. 224 a): Palpation und Markierung des äußeren Knöchels (Malleolus fibularis). Die Punktionsstelle liegt in Höhe des Mall. fibularis, unmittelbar hinter der dorsalen Fibulakante.

γ) Durchführung der Punktion (Abb. 224 b): Die Helferhand fixiert den Unterschenkel. Die Haltehand des Operateurs erfaßt den Fuß von oben und fixiert ihn in ca. rechtwinkliger Haltung zum Unterschenkel. Die Punktionshand führt die einstechende Kanüle (Nr. 12–14) von der markierten Punktionsstelle horizontal – parallel zur Fußsohle – bis zu 1 cm Tiefe (je nach Alter des Pat. verschieden) nach vorn. Der Durchstich durch die Gelenkkapsel ist für die Punktionshand nicht immer sicher spürbar. Beim Tasten von Knochenkontakt Kanüle ganz wenig zurückziehen.

e) Nachversorgung des Patienten

1. Steriler Verschluß der Punktionsstelle und steriler Wundverband des Punktionsbereiches.
2. Kurze vorsichtige Mobilisierung des punktierten Gelenkes.
3. Danach Patient einige Zeit in leichter Beuge- und Abduktionshaltung des punktierten Gelenkes ruhen lassen.

f) Komplikationen

1. Versehentliches Anstechen eines Gefäßes.
2. Infektion des Stichkanals und Infektionseinschleppung in den Gelenkraum.
3. Paraarticuläre Instillation von Injektionsgut.
4. Stärkere Schmerzen infolge Gewebsreizung durch Injektionsgut.

g) Häufigste Fehlerquellen

1. Unzulängliche Fixierung des Patienten bzw. des zu punktierenden Gelenkes.
2. Falsche Lokalisation des Punktionsbereiches oder falsche Zielrichtung der Punktionskanüle.
3. Verlegung des Kanülenlumens durch corpusculäre Bestandteile des intraarticulären Exsudates oder durch ausgestanzten Gewebezylinder des Punktionskanales.

O. Gewebe-Biopsien

Grundsätzliches

Bei jeder Gewebebiopsie oder endoskopischen Untersuchung sind folgende Maßnahmen notwendig:
1. Besonders eingehende Aufklärung der Sorgeberechtigten des Kindes und (altersentsprechend) des Kindes selbst;
2. Voruntersuchungen (z. B. Blutungsanomalien? kardio-respiratorische Störungen? anatomische Normabweichungen?);
3. pflegerische Maßnahmen (z. B. abführen; nüchtern bleiben);
4. Prämedikation.
Für jeden Eingriff sollte ein fester Vorbereitungsplan schriftlich fixiert und für den Einzelfall als Protokoll ergänzt werden.

I. Knochenmarkpunktion und Knochenbiopsie

a) Indikation

Gewinnung von Mark- und Knochengewebe zur cytologischen und histologischen Diagnostik bei Erkrankungen und Defekten des hämopoetischen Systems und des RES, bei Tumoren und Speicherkrankheiten und bei fibrosierend/sklerosierenden Mark- und Knochenerkrankungen.
Die *Knochenmarkpunktion* reicht meist aus, wenn weiches, zellreiches Mark aspiriert werden kann.
Die *Knochenbiopsie* ist bei solchen Prozessen vorzuziehen, die mit stärkeren Faservermehrungen und Gewebesklerosierung einhergehen oder wenn besonderer Wert auf die Beurteilung histologischer *Gewebestrukturen* gelegt wird.

b) Prinzip

1. Knochenmarkpunktion
Absaugen von Knochenmarkzellverbänden durch einen durch die Corticalis getriebenen Stichkanal.

2. Knochenbiopsie
Ausbohren eines Corticalis/Markzylinders.

c) Instrumentarium

1. Für sterile Arbeitsbedingungen sind erforderlich:
α) Handschuhe, Abdeckschlitztuch mit Tuchklemmen.
β) Tupfer, Hautdesinfektionsmittel.
2. Skalpell oder Hämostilette zur Hautincision.
3. α) Knochenmark-Punktionsnadel nach *Klima-Rosegger* oder *Arief* (Abb. 225); die Nadel besteht aus der Punktionskanüle (Abb. 225, 2), mit arretierbarem Mandrin (Abb. 225, 3) und der verstellbaren Schraubhülse zur Tiefenarretierung (Abb. 225, 1); bei der Modifikation für die Beckenkammpunktion ist der Schraubvortrieb für diese Hülse verlängert.
β) Pending-Knochenmarknadel („Illinois"-System); Einmalgerät aus Kunststoff (Abb. 226) mit grundsätzlich gleichartigen Einzelteilen und gleicher Funktionsweise wie die Klima-Rosegger-Nadel. Funktioneller Vorteil: volle Übertragung der manuellen Druckkraft über flügelförmigen „Handgriff" auf die Punktionsnadel.
γ) Knochenbiopsienadel nach *Turkel/Bethell* (Abb. 227) besteht aus der Führungsnadel (Abb. 227 a) mit Stilett (Abb. 218 b), ferner aus der Bohrnadel mit gezahnter Spitze (= „Trepanna-

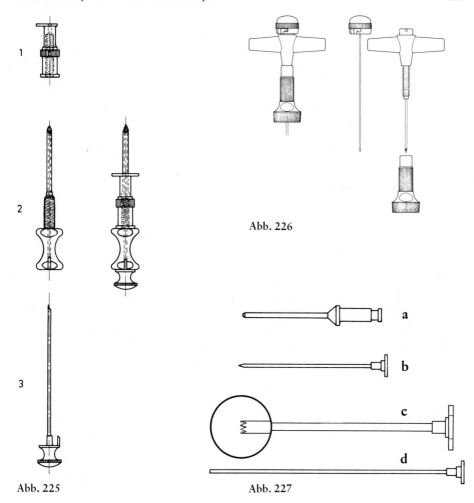

Abb. 226

Abb. 225

Abb. 227

del") (Abb. 227 c) und dem Mandrin der Bohrnadel (Abb. 227 d).

4. 20 ml Recordspritze.
5. Evtl. 1%ige Novocainlösung, 2 ml Spritze und Kanülen Nr. 12 für Lokalanästhesie.
6. Uhrglasschälchen zum Auffangen des Punktionsgutes.
7. Holzspan und feste Fließpapierstreifen zum Übertragen des Punktionsgutes.
8. Fettfreie Objektträger in ausreichender Menge.
9. Gläschen mit Fixierungsflüssigkeit (5% Formol) für Biopsiematerial.
10. Mastixlösung bzw. Silikonkleber, Verbandsmaterial.

d) Methoden

1. Grundsätzliches

α) Möglichst in Kurznarkose punktieren (psychische Schonung des Kindes); bei Lokalanästhesie ausreichend tiefe Infiltration des schmerzempfindlichen Periostes;

β) rasch arbeiten! Knochenmarkpunktate gerinnen leicht; Gerinnsel sind für die cytologische Diagnostik unergiebig.

2. Auswahl der Punktionsstelle

α) Tibia (Abb. 228 a, b);
1 cm medial/distal der Tuberositas tibiae.

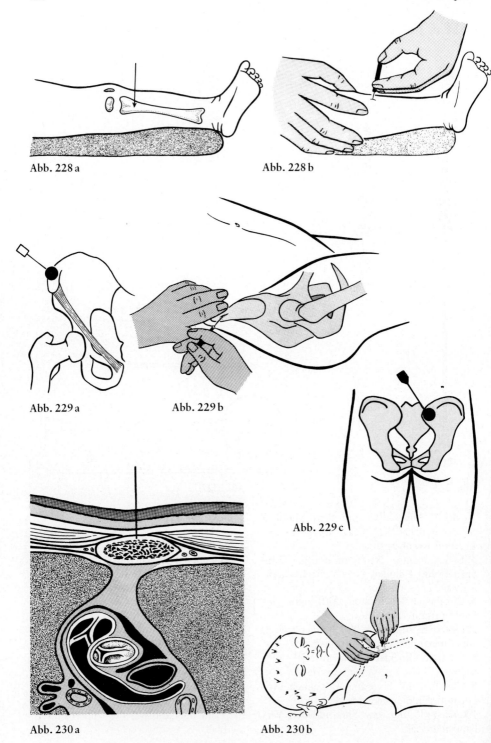

Abb. 228 a

Abb. 228 b

Abb. 229 a

Abb. 229 b

Abb. 229 c

Abb. 230 a

Abb. 230 b

Altersbereich: Geburt bis 6 Monate, danach zellarm.

Stärke der Corticalis: ca. 2–3 mm.

Besonders zu beachten: Lagerung der gesamten unteren Extremität mit Streckseite nach oben auf weich-federnder Unterlage (Vermeidung von Infraktionen oder sonstigen Druckläsionen).

β) Beckenkamm (Abb. 229 a–c):
Entweder 3 Qf dorsal der Spina iliaca ventr. (a, b) und bis 1 Qf unter der Crista iliaca oder im Bereich der Spina iliaca post. (c) superior möglich.

Altersbereich: Alle Lebensalter.

Stärke der Corticalis: Je nach Alter der Kinder 4–12 mm.

Besonders zu beachten: Weniger schmerzhaft als andere Punktionsbereiche; besonders geeignet für Knochenbiopsien.

γ) Sternum (Abb. 230 a, b):

NB.: Die Sternalpunktion ist der Punktionsort „letzter Wahl". Sie ist vergleichsweise mit dem höchsten Risiko (versehentliche, unbemerkte Herzbeutelpunktion/Blutung) belastet und sie ist schmerzhafter. Sie sollte auf wenige Fälle mit starker Adipositas oder ungenügender Markgewinnung aus Beckenkamm/Tibia (inhomogen verteilte Markveränderungen) beschränkt bleiben.

Bei 2- bis 4jährigen in Höhe des 1. ICR paramedian; bei älteren Kindern in Höhe des 2./3. ICR median oder paramedian.

Stärke der vorderen Corticalis: je nach Alter 1–3 mm.

Besonders zu beachten: Wegen dünner Markhöhle erst nach dem 2. Lebensjahr geeignet (Abb. 230 a).

Besonders zu beachten: Aspiration wird hier oft als sehr schmerzhaft empfunden, deshalb ist Vollnarkose angebracht.

3. Durchführung der Knochenmark-Saugaspiration

α) Hautdesinfektion; Kurznarkose oder Lokalanästhesie bis zum Periost;

β) Stichincision durch die Haut;

γ) Punktionsnadel senkrecht zur Hautfläche bis auf die Corticalis einstechen;

δ) Arretierungsplatte der Punktionsnadel in den Abstand der nun noch notwendigen Stichtiefe zur Markhöhle (siehe Corticalis-Dicke) hochdrehen;

ε) Durchstechen der Corticalis mit mäßigem Druck in leichter Drehbewegung;

ζ) Mandrin entfernen, 20 ml-Spritze aufsetzen; kurze Aspiration, bis Blut in der Spritze gerade sichtbar wird (Vermeidung größerer Blutbeimengungen!);

η) Herausziehen der Punktionsnadel mit Spritze aus Stichkanal; Wundversorgung.

4. Durchführung der Knochenbiopsie (stets am Beckenkamm!)

α) Hautdesinfektion; Kurznarkose oder Lokalanästhesie bis zum Periost;

β) Stichincision durch die Weichteile;

γ) Einstechen der Führungsnadel mit Stilett bis auf die Corticalis;

δ) Entnahme des Stilettes und statt dessen Einführung der Bohrnadel mit Mandrin in die Führungsnadel;

ε) Eindrehen der Bohrnadel (gegen Uhrzeigersinn) unter Druck durch Corticalis in Markhöhle; Einbruch in Markhöhle wird am geringeren Bohrwiderstand empfunden; weiteres senkrechtes Einstoßen der Nadel ca. 1 cm in den Markraum; danach mehrere Drehbewegungen der Bohrnadel zum Abscheren des Corticalis/Markzylinders und Herausziehen der Bohrnadel aus Wundkanal und Führungsnadel; anschließend Entfernung der Führungsnadel.

ζ) Wundversorgung; Lagerung des Patienten für einige Stunden auf Wundbereich zur Wundkompression.

5. Verarbeitung von Punktionsgut

α) Aspiriertes Mark und Blut aus Punktionsnadel und Spritze auf Uhrglasschälchen ausblasen; Blut durch Neigung des Glases ablaufen lassen; evtl. Blut mit Fließpapier abtupfen;

β) Markbröckel auf Objektträger ausstreichen oder mit Holzspan bzw. mit Fließpapierstreifen auffangen und in Abklatsch-Serien zu Tupfpräparaten auf Objektträger auftragen.

6. Verarbeitung von Biopsiegut

Ausstoßen des Gewebszylinders aus Bohrnadel mit Mandrin und sofortiges Einlegen der Fixierungslösung.

e) Häufigste Komplikationen

1. Nachblutungen aus Stichkanal nach außen oder in umgebende Gewebe (Cave: Blutungen bei hämorrhagischen Diathesen!).
2. Versehentliche Durchstoßung der hinteren Sternum-Corticalis mit Bildung eines retrosternalen Hämatomes bzw. Herzbeuteltamponade.
3. Tibia- oder Sternumfraktur durch zu großen Kraftaufwand oder Knochensprengung durch Punktionsnadel.

f) Häufigste Fehlerquellen

1. Zu geringe Punktionstiefe (keine Markaspiration).
2. Zu heftige Aspiration (Blutbeimengungen; Schmerzen) oder zu zaghafte Aspiration (keine Markgewinnung).
3. Schlechte Ausstrich/Tupfpräparate durch ungenügend entfettete Objektträger.

II. Leberpunktionen

a) Indikationen

Ikterus oder sonstige Leberfunktionsstörungen unklarer Ursache; unklare Hepato-(Spleno-)pathien; Klärung posthepatitischer Zustände und fraglicher Gallengangsverschlüsse; unklare Stoffwechsel- oder Speicherkrankheiten.

b) Prinzip

1. Ausstanzen und Absaugen von Leberparenchymgewebe mit einem durch die Bauchdecken blind in die Leber eingesto-

chenen, scharfrandigen Hohlröhrchen (Prinzip: Menghini-Nadel).
2. Der „Blindpunktion" wird heute häufig eine „sonographisch assistierte Punktion" (quasi Sichtpunktion) durch gleichzeitige sonographische Lokalisationskontrolle vorgezogen. Auch werden Einmal-Systeme aus Kunststoff mit Punktionskanülen größeren Kalibers (bis 1,8 mm) als die klassische Menghini-Nadel (1–1,4 mm) verwendet (Gewinn breiterer Gewebszylinder).

Der Punktionsablauf ist jedoch bei Anwendung beider Systeme grundsätzlich gleich.

c) Instrumentarium

1. Für sterile Arbeitsbedingungen sind erforderlich:
α) Handschuhe, Abdeckschlitztuch mit Tuchklemmen;
β) Tupfer, Hautdesinfektionsmittel.
2. Skalpell oder Hämostilette zur Hautincision.
3. Für Lokalanästhesie: 1%ige Novocainlösung, 2 ml-Spritze, Kanülen Nr. 12;
4. klassisches Menghini-System aus Metall/Glas, wiederverwendbar (Abb. 231 a, 1–4); es besteht aus:
α) Kanüle mit ultradünner Wandung; die Kanülenspitze ist mit einem scharfen Rundschliff versehen, um 45° angeschrägt, nach außen leicht konvex (Abb. 231 a/1, 4).
β) Stoppsonde im Nadellumen liegend (Abb. 231 a/2, 4), verhindert Einsaugen des Aspirationsgutes in die Saugspritze;
γ) 20 ml-Spritze mit spezieller Dreh/Schraubkupplung (*Luerlok*-Verschluß Abb. 231 a/3).
5. Modifiziertes Menghini-System (Einmal-System aus Kunststoff – Abb. 231 b, 1–4): sie unterscheidet sich von dem klassischen Menghini-System durch
α) eine längere Stopsonde aus Kunststoff (Abb. 231 b, 4),
β) eine zusätzliche (rote) Sperrklinke an der Basis der Aspirationsspritze (Abb. 231 b, 1) zur Fixierung des Sprit-

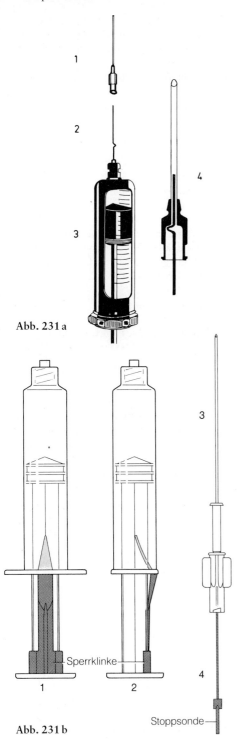

Abb. 231 a

Sperrklinke

1   2

Stoppsonde

Abb. 231 b

zenkolbens bei Unterdruck im System nach Gewebeaspiration.

6. Sterile physiolog. NaCl-Lösung.

7. Mastixlösung bzw. Silikonkleber; Verbandmaterial.

8. Gläschen mit Fixierungsflüssigkeit (95% Alkohol, 5% Formol) zum Auffangen und Fixieren des Punktionsgutes. Außerdem Trocken-Glas für Nativ-Gewebezylinder (für Immunfluoreszenz und Elektronenmikroskopie).

d) Methoden

1. Vorbereitung des Patienten

α) Medikamentöse Sedierung angezeigt;

β) Patient muß nüchtern sein;

γ) vorangehende Prüfung des Blutgerinnungsstatus; am Abend vor und am Morgen der Punktion je 1 Amp. Konakion i. m.;

δ) evtl. (bei möglichen bakteriell-entzündlichen Prozessen) Gabe eines Breitbandantibioticums vor und 3 Tage nach der Punktion;

ε) evtl. Abdomen-Röntgenübersicht-Aufnahme bzw. sonographische Voruntersuchung. (Lebergröße? Darminterposition? Lungenemphysem?). Insbesondere durch die Sonographie können Fehl/Kontra-Indikationen besser vorweg erkannt werden (z. B. Abszesse, Hämangiome, Cysten, Metastasen, Gallenblasenlage).

2. Lagerung des Patienten (Abb. 232)

α) Rückenlage, Rumpf nach li. gedreht, Kopf nach li. abgewandt;

β) re. Arm nach oben geschlagen, re. Hand bzw. re. Unterarm unter den Kopf gelegt;

γ) feste Fixierung des Kopfes, Schultergürtels und Beckenbereiches durch Hilfsperson.

3. Wahl der Punktionsstelle

α) Bis auf seltene Ausnahmen wird die Punktion im 9. oder 10. ICR in der vorderen oder mittleren Axillarlinie durchgeführt (Abb. 232/233);

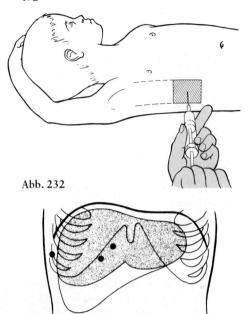

Abb. 232

Abb. 233

β) nur bei sehr großer Leber und bei erheblichen rachitischen Thoraxdeformierungen des Säuglings und Kleinkindes kann auch medial von der re.
Mamillarlinie unter dem Rippenbogen
punktiert werden (Abb. 233).

4. Hautdesinfektion
Lokalanästhesie bis zum parietalen Peritoneum.

5. Stichincision
der Haut mit Skalpell oder Hämostilette.

6. Punktionsnadel
auf die 20 ml-Spritze aufsetzen und 2 ml
physiol. NaCl-Lösung luftfrei aufziehen.

7. Durchführung der Punktion
(Abb. 234 a–e)
α) Extrahepatische Phase = langsame Bewegungen!
Punktions-Nadel bis zum Peritoneum
parietale vortreiben (a); Ausspritzen
von 1 ml NaCl-Lösung an der Perito

neum-Außenseite (b) zum Entfernen
von Bindegewebe/Muskelzylinder; Beobachtung der Atemexkursionen des
Punktionsfeldes.
β) Intrahepatische Phase = schnelle Bewegungen!
Soll nur Sekundenbruchteile dauern!
Möglichst in Apnoepause bzw. in Exspirationsstellung ausführen. Ohne
Drehung der Punktionsnadel aber unter maximaler Aspiration der 20 ml-
Spritze (c) ohne Drehung in Richtung
des Massenmittelpunkts der Leber vorstoßen (c, d); Stoßtiefe je nach Alter
2–5 cm (d); sofortiges, ebenso schnelles Zurückziehen des Punktionsgerätes;
Spritzenkolben bleibt nach Rückziehen
in Endlage durch Sperrklinke in Aspirationsstellung (e).

8. Wundversorgung

9. Verarbeitung des Punktionsgutes
Lebergewebestanze vorsichtig mit dem
Rest der NaCl-Lösung in Fixierungslösung
ausspritzen; evtl. vorher in Uhrglasschälchen für getrennte Fixierung zweier Teile
in Alkohol und Formol (unterschiedliche
Färbemethoden) aufteilen. Danach Aufarbeitung zur histologischen Schnittuntersuchung.

e) Nachversorgung des Patienten

1. Patient ca. 2 Std auf die re. Seite legen;
2. erste Mahlzeit nicht vor Ablauf dieser
Ruhepause;
3. Bettruhe für einen Tag; evtl. Gabe eines
Breitband-Antibioticums;
4. Puls/Blutdruckkontrollen zur Erkennung einer Nachblutung.

f) Komplikationen

1. Blutungen aus Stichkanal der Leber;
evtl. Hämatoperitoneum;
2. Anstechen eines größeren Gallenganges
mit nachfolgender galliger Peritonitis;
3. Verletzung von Nachbarorganen, incl.
Bildung eines Pneumothorax;

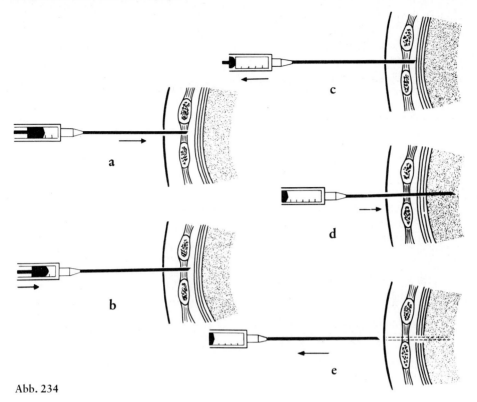

Abb. 234

4. stärkere Schmerzen (im Phrenicusbereich), Schock, Kollaps.

NB.: Bei Stauungsikterus ist Leberpunktion wegen hoher Gefahr der Nachblutung kontraindiziert!

g) Häufigste Fehlerquellen

1. Falsche Zielrichtung der Punktion; Leberparenchym wird nicht getroffen;
2. Aspiration in falscher Punktionsphase oder zu früher Abbruch der Aspiration beim Zurückziehen;
3. Verstopfung der Punktionskanüle durch Bindegewebsmaterial;
α) Spülphase falsch lokalisiert (Abb. 234 b);
β) Interposition von Bindegewebe in zentraleren Bereichen des Punktionsweges.

III. Transcutane Nieren-Punktionsbiopsie

a) Indikationen

Glomeruläre Nephropathien, deren Charakter, Verlauf und Prognose mit anderen klinischen Untersuchungsverfahren nicht ausreichend geklärt werden können.

b) Prinzip

Ausstanzen und Absaugen von Nierenparenchymgewebe mit einem durch die paravertebralen Bindegewebs/Muskelzüge in die Niere eingestochenen, scharfrandigen Hohlröhrchen (Menghini-Nadel, – siehe Abb. 231 a, b) oder mit kombinierten Stilett/Schneidkanülen-System „monoject"

(Abb. 238, 1–3). Die Lokalisierung der Punktion wird durch sonographische oder röntgenologische Sichtkontrolle wesentlich erleichtert.

NB.: Punktionssysteme – z. B. „travenol" – unterscheiden sich nicht grundsätzlich von den hier geschilderten Techniken; sie bleiben deshalb hier außer Betracht.

c) Instrumentarium

1. Für sterile Arbeitsbedingungen sind erforderlich:
α) Handschuhe, Abdeckschlitztuch und Tuchklemmen; sterile Kleidung;
β) Tupfer, Hautdesinfektionsmittel.
2. Skalpell oder Hämostilette zur Hautincision.
3. „Suchnadel": Kanüle mit 1–1,2 mm∅, 6–10 cm lang.
4. Stößel, 1–1,4 mm∅.
5. Für Lokalanästhesie: 1%ige Novocainlösung, zwei 10 ml-Spritzen, Kanülen Nr. 12.
6. Menghini-Nadel (S. 159, Abb. 231 a, b) oder Stilett/Schneidkanülensystem „monoject" (Abb. 238).
7. Sterile physiolog. NaCl-Lösung.
8. Wundklammern u. Klammerhalter; Tupferklemme, chirurg. Pinzette.
9. Verbandsmaterial.
10. Gläschen mit Fixierungsflüssigkeit (5% Formol) zum Auffangen und Fixieren des Punktionsgutes. Außerdem Trocken-Glas für Nativgewebezylinder (für Immunfluoreszenz und Elektronenmikroskopie).

d) Methoden

1. Voruntersuchung des Patienten
α) Vorangehende Prüfung des Blutbildes (Hb, Ery) und des Gerinnungsstatus (Blutungszeit, Quickwert, Recalcifizierungszeit, Thrombocytenzahl); Blutgruppenbestimmung (evtl. Blutkonserve bereitstellen);
β) Bestimmung von Rest-N oder Harnstoff-N und Kreatinin im Serum; Bestimmung des Glomerulumfiltrates;

γ) Radiographische bzw. sonographische Darstellung der Nieren in a. p. Projektion. Vor Punktion in Vollnarkose: Rö.-Thorax und EKG.

2. Vorbereitung des Patienten
Medikamentöse Sedierung angezeigt (z. B. je nach Alter 5–10 mg Diazepam i. m., ½ Std vor dem Eingriff.

3. Lagerung des Patienten
α) Hierzu sind erforderlich: eine harte Unterlage (evtl. Brett), die den Bettrahmen in ihrer Breite überragt (um ein Durchliegen sicher zu vermeiden); mehrere Sandsäcke.
β) Bauchlage des Patienten (Abb. 235) mit Unterlegen von Sandsäcken, bis die Lendenlordose ausgeglichen ist. Dabei soll vermieden werden, daß Patient die Arme aufstützt (evtl. Festhalten des Schulterbereiches durch Hilfsperson oder Armstreckung nach unten.

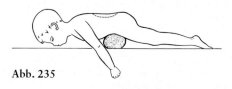

Abb. 235

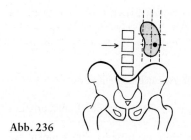

Abb. 236

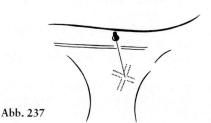

Abb. 237

4. Festlegung der Punktionsstelle
(Abb. 236)

Man orientiert sich im Röntgenbild nach dem Nierenschatten. Orientierung-Strukturen: 12. Rippe, Wirbelsäule bzw. Dornfortsätze und Beckenkamm.

α) Festlegung der vorgesehenen Punktionsstelle auf dem Röntgenbild. Optimal ist ein Punkt auf der Trennlinie zwischen mittlerem und unterem Drittel des Nierenschattens, wenig lateral von der Längenmitte des Organes.

β) Aufsuchen desjenigen Dornfortsatzes, der in Höhe der oberen Beckenkämme liegt; von hier aus Abzählen der Dornfortsätze nach oben bis in Höhe der ausgewählten Punktionsstelle; laterale Abmessung der Entfernung vom höhengerechten Dornfortsatz zur Punktionsstelle.

γ) Nachvollziehen der Punktionsstelle auf dem Rücken des Patienten, wie im Röntgenbild vorangegangen; bei der lateralen Abmessung am Patienten muß die Entfernung des Röntgenbildes je nach Dicke des Patienten korrigiert werden; es müssen ca. 8–10% von der Distanz abgezogen werden.

δ) Die eruierte äußere Punktionsstelle wird durch Markierungsstriche in zwei Ebenen auf dem Rücken des Patienten markiert (Abb. 237).

NB.: Bei bildgebender Punktionskontrolle (sonographisch oder Röntgen-Bildwandler) ist man auf die präzise Festlegung der geschilderten Abmessungen nicht obligat angewiesen.

5. Durchführung der Punktion mit der Menghini-Nadel

α) Hautdesinfektion; Lokalanästhesie bis in ca. 2 cm Tiefe.

β) Stichincision und Einführung der Suchnadel, in Richtung zum unteren Nierenpol unter Sichtkontrolle (schwenkbarer Rö-Bildwandler oder Ultraschall). Die Länge der Suchnadel wird vor Einführung exakt gemessen.

γ) Durchstoßen der Suchnadel durch Fascia lumbosacralis und Lig. lumbosacrale; in Tiefe von mehr als 3 cm erreicht man in der Regel einen federnden, gummiartigen Widerstand; Patient gibt nun meist Schmerz an, der nicht im Rücken empfunden, sondern nach dem Bauchinneren zu projiziert wird. Damit ist die Nierenkapsel erreicht.

δ) Sorgfältiges Abmessen der Länge des noch freiliegenden Teiles der Suchnadel und dadurch Präzisierung der Nierentiefe.

ε) Injektion von Lokalanästheticum durch die Suchnadel auf die Nierenoberfläche und beim Rückziehen der Suchnadel.

ζ) Nach der Entfernung der Suchnadel Verbreiterung der Stichincision und nachfolgende Perforation des Punktionskanales mit dem Stößel (besonders der manchmal derben Fascien) bis auf die vorher abgemessene Tiefe zur Nierenkapsel; danach Entfernung des Stößels.

η) Einführung der Menghini-Nadel mit angesetzter Spritze (2 ml physiol. NaCl-Lösung, luftfrei im Spritzenraum!) bis zur Nierenkapsel; man kann den typischen äußeren Kapselwiderstand des Organes fühlen.

ϑ) Einstechen mit schneller Vor- und Zurückbewegung unter Vakuum der Spritze bei Atemstillstand des Patienten. Dieser Vorgang entspricht der Technik der „intrahepatischen Phase" bei der Leber-Blindpunktion (siehe S. 192, 7, β); Punktionstiefe ca. 2–4 cm. Danach Herausziehen der Menghini-Nadel unter Aufrechterhaltung des Vakuums aus dem Stichkanal.

ι) Wundversorgung/Verschluß.

NB.: Der bisweilen empfohlene Versuch, die Niere durch Einstechen der Punktionsnadel und Kontrolle des sog. „paradoxen Nadelausschlages" bei tiefer Inspiration zu lokalisieren, ist unzuverlässig und bringt zusätzliche Verletzungsgefahr des Organes.

6. Durchführung der Punktion mit dem kombinierten Stilett/Schneidkanülen-System „monoject" (Abb. 238)

α–ζ) wie unter 5.;

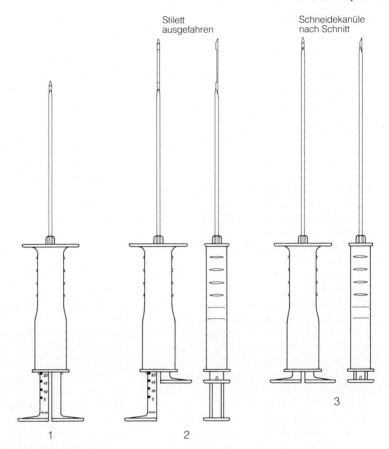

Stilett
ausgefahren

Schneidekanüle
nach Schnitt

3

Abb. 238   1   2

η) Einführen des „Monoject"-Systemes
    bis zum fühlbaren Widerstand der
    äußeren Nierenkapsel.

ϑ) Einstellung der Stichtiefe des Stilet-
    tes durch Einschieben beider Schie-
    ber auf die gewünschte Länge des
    Biopsie-Gewebecylinders; Längenab-
    messungen am (li.) Schieber der
    Schneidkanüle (Abb. 238, 1).

ι) Vorstoßen des (re.) Stilettschiebers
    bis zum Anschlag (Abb. 238, 2).

χ) Vorstoßen des Schiebers der Schneid-
    kanüle (li.) bis zum Anschlag
    (Abb. 238, 3).

λ) Schnelles Herausziehen des Punk-
    tionsystemes unter Fingerdruck-Ar-
    retierung der beiden Schieber in An-
    schlagstellung.

μ) Wundversorgung; evtl. Wundver-
    schluß durch Wundklammer.

e) **Nachversorgung des Patienten**

1. Verbleib des Patienten für 2 Std in
Bauchlage auf den Sandsäcken (Kompres-
sion der Nieren vom Abdomen her gegen
Rippenbogen und Rückenmuskulatur);
Arme können nun hochgenommen wer-
den.

2. Danach 4–5 Std Lagerung in Rückenlage auf Sandsack.

3. Alsbald nach der Punktion reichlich
trinken lassen oder/und i. v.-Flüssigkeits-
zufuhr (Vermeidung von Coagula-Bildung
bei Nierenbeckenanstich!).

4. Bettruhe für einen Tag. Evtl. Gabe eines
Breitband-Antibioticums.

5. Puls/Blutdruckkontrollen   zunächst
½stündlich, bei Normalverhalten in größeren Zeitabschnitten. Mehrfache fortlaufende Kontrollen von Palpationsbefund

sowie von Blutbild (Hb und Ery) und
Urin.

f) Komplikationen

1. Blutungen aus Stichkanal ins Nieren-
parenchym, ins Nierenbecken oder in die
Nierenkapsel.
2. Anstechen größerer Gefäße mit gleichem Effekt wie unter 1.
3. Infektionen des Stichkanales mit nachfolgendem Nierenabszeß oder paranephri-
tischem Abszeß.
4. Verletzung von Nachbarorganen (z. B.
Nebenniere).
5. Stärkere Schmerzen, Schock oder Kollaps.
6. Niereninsuffizienz bei vorweg bestehen-
der Funktionseinschränkung.

NB.: Kontra-Indikationen sind: Arterieller
Hochdruck, Niereninsuffizienz, Solitärniere. In
solchen Situationen soll – wenn notwendig –
stets eine offene Biopsie (lumboskopisch)
durchgeführt werden.

g) Häufigste Fehlerquellen

1. Falsche Festlegung der Punktionsstelle
durch unzulängliche Röntgenaufnahme
(falsche Focussierung).
2. Falsche Zielrichtung und Zieltiefe der
Punktion.
3. Bei Verwendung der Menghini-Nadel
Aspiration in falscher Punktionsphase
oder zu früher Abbruch der Aspiration.
4. Verstopfung der Punktionskanüle durch
Bindegewebsmaterial.

IV. Funktionsweise der Silverman-Biopsienadel und ihre Nachteile bei Organ-Blindpunktionen

Diese Biopsienadel wird von einigen Seiten
ebenfalls für Organ-Blindpunktionen
empfohlen; sie hat hierfür aber erhebliche
Nachteile gegenüber der Menghini-Nadel.

a) Prinzip

Ausschneiden eines Gewebszylinders vor
einer in das Parenchym eingestochenen
Führungskanüle.

b) Die Silverman-Nadel (Abb. 239)

besteht aus:
1. äußerer Führungskanüle mit Mandrin
(Abb. 229/1);
2. „Splitnadel" (Abb. 239/2) mit schaufel-
förmigen Schneidebranchen (Abb. 239/3);
sie ist länger als die Führungskanüle.

c) Funktionsweise

1. Einstich der Führungskanüle bis vor
den Biopsiebereich; Entfernung des Mandrins;
2. Einführung der Splitnadel in die Kanüle
und über deren Spitze hinaus in das zu
entnehmende Gewebe;
3. rotierendes Nachstoßen der Führungskanüle in Richtung der Splitnadelspitze;
4. 180°-Drehung von Führungskanüle mit
Splitnadel und alsbaldiges Zurückziehen
des Gerätes aus dem Stichkanal, zusammen mit dem ausgeschnittenen Gewebszylinder.

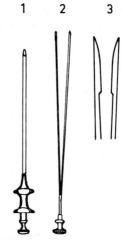

Abb. 239

d) Nachteile

Gefährlich lange Verweildauer der starren Nadel im Organgewebe; dadurch größere Punktionswunde durch atmungsbedingte Organbewegungen.

V. Perorale Schleimhaut-Saugbiopsie aus Magen und Dünndarm

a) Indikationen

Malabsorptionssyndrome mit Ausnahme der Mukoviszidose.
Unter den gebräuchlichen Methoden der Saugbiopsie verdienen in der Pädiatrie folgende Geräte den Vorzug:
1. für Kinder: die *pädiatrische Watson-Kapsel* (∅ der Ansaugöffnung = 2 mm);
Das Gerät ist aus der ursprünglichen Watson-Kapsel weiterentwickelt und arbeitet nach dem gleichen Prinzip.

b) Prinzip

Abscheren des in eine Metallkapsel angesaugten Mucosastückes. Alle Mechanismen der in Magen oder Dünndarm liegenden Biopsiekapsel werden mittels eines Vakuums ausgelöst. Das Vakuum wird durch eine 20 ml-Spritze über den an der Kapsel angeschlossenen flexiblen *(röntgenkontrastdichten!)* Sondenschlauch erzeugt (Abb. 240 a–c). In dem Kapselinneren ist ein in Längsachse rotierendes Zylinder-Blockmesser eingelegt; es schneidet einen in die seitliche Kapselwandöffnung eingesaugten Mucosapfropf ab und schließt nach Beendigung der Drehbewegung die seitliche Kapselöffnung dicht ab.

c) Instrumentarium

Saugbiopsiekapsel mit Sonde;
1 Recordspritze 20 ml.

d) Methode

1. Vorbereitung des Patienten
α) Bestimmung des Gerinnungsstatus. Bei Vorliegen pathologischer Gerinnungsteste muß die Saugbiopsie unterbleiben.
Bei Verdacht eines Vitamin K-Mangels (Cöliakie), Gabe von 1–5 mg Vit. K$_1$ i. m. am Tag vor der Biopsie.
β) Patient muß nüchtern sein.
γ) Bei Säuglingen: Je jünger, desto weniger Sedierung nötig. Bei 1½- bis 5jährigen obligate Praemedikation mit Diazepam (2–5 mg) bzw. Dehydrobenzperidol (0,2 mg/kg). Bei älteren Kindern von Fall zu Fall gleiche Praemedikation.
Lokalanästhesie des Rachenraumes (z. B. Novesin) nur selten erforderlich.

2. Vorbereitung der Kapsel
α) Vor Einführen der Kapsel in den Verdauungstrakt wird das Drehmesser mit der unter dem Messer liegenden Spiralfeder (unter Benutzung eines Drahthakens) gegen die Uhrzeigerrichtung gespannt. Gleichzeitig Hochheben des Messerblockes und Einrasten eines in der inneren Kapselwand liegenden Arretierungszapfens (Abb. 240 d/1) in eine im Messerblock liegende Haltenute. Die Ansaugöffnung der Kapselwand liegt jetzt offen.
β) Abdeckung der oberen Öffnung der Kapsel mit einer Gummischeibe; feste Verankerung dieser Membran durch Aufsetzen der Verschlußkappe der Kapsel (Abb. 240 d/1).

3. Ausführung der Biopsie
α) Einführung der Kapsel durch Ösophagus →Magen-Pylorus mit leichtem Sondenschub in linker Seitenlage des Patienten unter fortwährender Röntgenkontrolle.
Einführen der Sonde bei Kleinstkindern unter gleichzeitigem Lutschen an Sauger (Sekretion/Peristaltik-anregend). Bei Kleinkindern Sonde durch Magenschlauch versteifen; Magen-

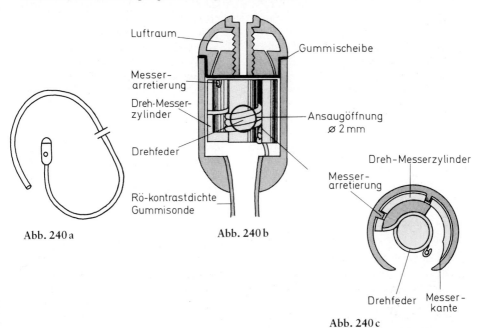

Luftraum

Gummischeibe

Messer-
arretierung

Dreh-Messer-
zylinder

Ansaugöffnung
ø 2 mm

Drehfeder

Rö-kontrastdichte
Gummisonde

Abb. 240 a

Abb. 240 b

Dreh-Messerzylinder

Messer-
arretierung

Drehfeder   Messer-
kante

Abb. 240 c

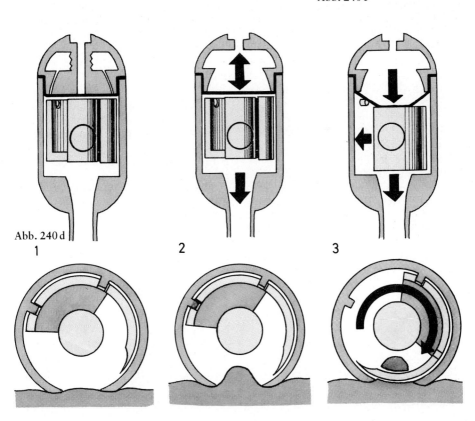

Abb. 240 d

1   2   3

schlauch entfernen, wenn Sonde liegt.

Bei größeren Kindern dickes Sondenstück als „Beiß-Schutz" im Zahnbereich einlegen.

Bei stärkerem Passage-Hindernis durch den Pylorus kann die helfende Peristaltik durch Metoclopramid (Paspertin oral durch den Sondenschlauch gespritzt oder i. v., wenn Widerstand nicht schwindet) verstärkt werden. Dosierung (1 mg ≙ 3 tr.): 0,5–1 mg/kg oral oder i. v.

NB.: Definitive Sondenlage bei Coeliakie und anderen Indikationen: Jejunum in Höhe des Treitz'schen Bandes.

β) Anlegen der Kapsel mit der seitlichen Öffnung an eine Mucosafläche des zu untersuchenden intestinalen Bereiches. Ausspülen des Kapselhohlraumes mit Wasser und Luft durch die angeschlossene Spritze. Danach Aspiration.

γ) Durch Unterdruck Ansaugen eines Mucosapfropfes in die seitliche Kapselöffnung (Abb. 240 d/2). Bei weiterer Aspiration Erzeugung eines Vakuums.

δ) Durch das Vakuum Ausdehnung der Luft in dem mit Gummimembran abgeschlossenen Kuppelhohlraum der Kapsel (Abb. 240 d/2). Hierdurch Niederpressen der Gummimembran auf die Decke des Blockmessers.

ε) Infolge Niederdrückens des Blockmessers durch Gummimembran Ausklinken des Messers aus dem Arretierungszapfen. Hierdurch Freigabe der Drehbewegung des Messers (Abb. 240 d/ 3).

ζ) Abscheren des in die seitliche Kapselöffnung eingesaugten Mucosapfropfes; Auffangen des Gewebsstückes im Kapselraum; dichter Verschluß der Kapsel vor Eindringen weiterer Aspirations-Volumina.

η) Prüfung des Kapselverschlusses und des erfolgten Schnittvorganges der Kapsel durch Versuch eines Einblasens von 1–2 ml Luft durch die Spritze in die Kapsel; man verspürt nun einen elastischen Widerstand komprimierter Luft in der verschlossenen Kapsel.

ϑ) Vorsichtiges Herausziehen von Sonde und Kapsel. Tritt bei der Passage des Pylorus ein merklicher Widerstand auf, dann verweilt man einige Sekunden in dieser Lage; danach vorsichtiges weiteres Zurückziehen.

ι) Nach Entleerung der Kapsel und Entnahme des Mucosastückes sorgfältige Reinigung mit anschließender flüssiger oder Gassterilisation. Nachschärfen des Blockmessers nach 30–40 Biopsien.

κ) Stereo-lupenmikroskopische Untersuchung (bis 40fach) des gewonnenen Biopsiemateriales (durchschnittlich ca. 5 × 5 mm); evtl. Abstrich für mikrobiologische Untersuchung (Lamblien u. a. Parasiten); Abzweigung von Nativmaterial zum Einfrieren (Enzymdiagnostik des Zell-Bürstensaumes). Fixierung des restlichen Biopsiematerials für histologische und histochemische Aufarbeitung.

e) Nachbehandlung

1. Im Falle von deutlichen Blutbeimengungen zum Biopsiematerial kann Schluckthrombin (z. B. Topostasin) verabreicht werden.
2. Erste Mahlzeit nach Ende der Sedierungsphase.
3. Ärztliche Abdomenkontrolle über mindestens 2 Tage sicherstellen (Erkennung extrem seltener Perforationen).

f) Häufigste Komplikationen

1. Seltene stärkere Nachblutung bei Arrosion eines Gefäßes.
2. Extrem seltene Perforation in die Bauchhöhle.
3. Sogenanntes „Post-Biopsiesyndrom" (Perforations-ähnliche Symptome *ohne* Perforation, – evtl. durch peritoneale Kollateral-Reizung.

g) Häufigste Fehlerquellen

1. Kapsel nicht dicht verschlossen oder Gummimembran nicht fest fixiert.
2. Ungenügende Arretierung des Messerblockes bei Spannung der Feder und vorzeitiger „Messerschuß".
3. Stumpfes Messer.
4. Sondenschlauch porös oder verhärtet.
5. Sondenschlauch undurchgängig.
6. Seltener: Abriß der Kapsel (besonders bei verhärtetem Sondenschlauch).

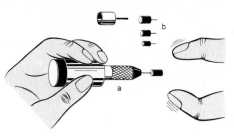

Abb. 241

VI. Haut-Stanzbiopsie

a) Indikation

Cutis/Subcutis-Entnahme zur histomorphologischen Diagnostik.

NB.: Gewebsentnahmen aus unklar begrenzten Hautveränderungen, oder wenn deren Fläche in einer Dimension 6 mm überschreitet, sollten mit dem Skalpell (Excision „im Gesunden") vorgenommen werden.

b) Prinzip

Ausstanzen eines Gewebszylinders mit einem Hohlzylindermesser
1) rotierender Schneidezylinder oder
2) „Handstanze" („einmal"-Instrumente mit unterschiedlichen Hohlraumdurchmessern zwischen 3 und 6 mm).

c) Instrumentarium

1. Für sterile Arbeitsbedingungen sind erforderlich:
α) Handschuhe, Abdeckschlitztuch mit Tuchklemmen; steriles Tuch;
β) Tupfer, Hautdesinfektionsmittel.
2. Für Lokalanästhesie: 1%ige Novocainlösung, 2 ml-Spritze, Kanülen Nr. 12.
3. Hochtourige Elektro-Bohrmaschine mit Schnappfederfutter für auswechselbare Schneidezylinder (Abb. 241 a, b).

4. wiederverwendbare Schneidezylinder verschiedener Durchmesser von 2–6 mm (b).
oder einmal-Handstanzen verschiedener Durchmesser, der Exzisions-Dimension angepaßt.
5. Hautklammern und Klammerhalter oder Nadelhalter, scharfe Hautnadeln, Nahtzwirn.
6. Gebogene Gewebeschere, chirurgische Pinzette, Tupferklemme.
7. Verbandsmaterial.

d) Methoden

1. Lokalanästhesie.
2. Einsetzen des Schneidezylinders entsprechend der gewünschten Größe des Gewebsstückes durch Rückziehen und Vorschnappen des Haltefutters am Bohrmaschinenkopf.
3. Umhüllen des Bohrmaschinenkörpers (Haltefläche) mit sterilem Tuch.
4. Anschalten der Bohrmaschine durch Hilfsperson.
5. Stanzung:
α) Leichtes Aufsetzen des rotierenden Zylinderkopfes senkrecht auf das Excisionsfeld. Der Schneidezylinder fällt ohne jeglichen Kraftaufwand leicht in das Gewebe ein.

Cave: Bei Druckaufwand gerät die Stanzung in unnötig tiefe Geweberegionen; Gefahr unerwünschter Läsionen!

β) Sofortiges Zurückziehen des Stanzgerätes.

γ) Bei Verwendung einer Handstanze gleicher Vorgang durch Aufsetzen auf die Haut unter leichtem Drehen/Drük-ken.

δ) Kappung der Basis des Exzisionsgutes durch seitliches Abscheren des Stanz-zylinders oder Hervorziehen des ausge-stanzten Gewebezylinders über das umgebende Gewebsniveau; Abschnei-den des Gewebezylinders an seiner Ba-sis.

6. Klammerung der Stanzwunde unter Wundrandadaptierung oder mit einfacher Hautnaht.

7. Wundversorgung.

e) Komplikationen

Außer zu tief erfolgter Stanzung mit uner-wünschter Einbeziehung tieferer Gewebe-schichten praktisch nichts zu befürch-ten.

f) Häufigste Fehlerquellen

1. Bei unsorgfältiger Wartung der Schnei-dezylinder (Randeinrisse oder Verwerfung des konzentrischen Schneiderandes) kann der Stanzvorgang gestört und das Biopsie-material gequetscht werden.

2. Zu große Stanzdefekte können infolge erschwerter Wundrand-Adaptierung Nar-ben hinterlassen.

Notizen:

P. Sofortmaßnahmen zur Wiederbelebung von Atmung und Kreislauf

Grundsätzliches

Viele lebensbedrohliche Zustände sind kausal oder sekundär mit einer Störung der Atmung verknüpft. Die Ursachen reichen von Veränderungen der Troposphäre (Anreicherung von CO oder CO_2) über pathogenetisch sehr unterschiedliche Wirkungen exogener Gifte oder endogener Metaboliten bis zur mechanischen Atemwegsverlegung, ferner zu neuromuskulärer Ateminsuffizienz und zur zentralen Atemregulationsstörung.

Gestörte Atmung bedeutet: Verminderung oder Aufhebung der Sauerstoffzufuhr in lebenswichtige Gewebsbezirke, wie Gehirn und Herzmuskel. Ein ernstlicher Abfall der Atmungsleistung führt deshalb sekundär unausweichlich auch zu Störungen zentraler Atmungs/Kreislauf-Regulationen und zum Zusammenbruch beider Funktionen. Jede Wiederbelebungsmaßnahme muß deshalb sowohl die Atmung als auch die Herz/Kreislauffunktion überwachen, unterstützen und gegebenenfalls zu ersetzen versuchen.

Abfall von Atmung und Herz-Kreislauffunktion führen außerdem zu Störungen der Wärmeregulation; ein gestörter Wärmehaushalt kann wiederum den Zusammenbruch von Atmung/Kreislaufregulation fördern. Alle Maßnahmen zur Normalisierung von Atmung und Herz/Kreislauffunktionen müssen deshalb mit einer Stabilisierung der Körpertemperatur, bzw. mit der Verminderung einer Unterkühlung einhergehen (Bekämpfung der Schock-Auskühlung: Siehe S. 204, c 6).

a) Indikationen zur

1. Atemhilfe: Bei jeglicher deutlichen Verminderung der Spontanatmung; erkennbar durch:

α) Einschränkung oder Aufhebung von Atemexkursionen, Atemkraft und Atemstoß (z. B. abgeschwächte, angestrengte Sprache); Hinweise siehe S. 26, Abb. 28);

β) Schleimhaut-Akrocyanose oder allgemeine Cyanose;

γ) Bewußtseinstrübung oder -verlust;

δ) Schnappatmung oder Zeichen eines mechanischen Erstickens;

ε) lichtstarre Pupillenerweiterung.

2. Elementarhilfe für Herz/Kreislauffunktionen: bei fehlendem Puls großer Arterien (z. B. Carotis) und/oder

α) Hyposystolie, Asystolie, Kammerflimmern;

β) lichtstarren weiten Pupillen;

γ) Bewußtlosigkeit;

δ) Haut/Schleimhautcyanose.

N.B.: Wiederbelebungsversuche müssen ohne jeden Verzug sofort, an Ort und Stelle, pausenlos und konsequent begonnen und bis zum erwiesenen Tod des Patienten weitergeführt werden. Bei einem Atem- und Herzstillstand von mehr als 4 min sinken die Aussichten zur Wiederbelebung unter 50%; nach ca. 8 min sind sie ganz ungewiß. Künstliche Beatmung und Elementarhilfe für Herz/Kreislauf reichen in solchen Situationen zur Erhaltung lebenswichtiger Gehirn/Herzmuskelfunktionen meist bis zur Einbringung des Patienten in eine klinische Intensivpflege-Einheit aus.

b) Prinzipien

1. der Atemhilfe: Rhythmische positive Druckbeatmung durch die freigelegten oberen Luftwege;

2. der Elementarhilfe für Herz/Kreislauf-funktion: Intermittierende Blutfüllung der arteriellen Gefäßsysteme durch manuelle extrathorakale Herzkompression und Ansaugen venösen Blutes durch alternierende Herz-Dekompression.

3. Schutz vor Wärmeverlust bzw. Wieder-aufwärmung.

c) Instrumentarium

1. Material zur Nackenpolsterung;
2. Absaugvorrichtung oder Wischlappen (evtl. Taschentuch) zur Reinigung der oberen Luftwege von obsturierenden Substanzen;
3. *Oro-/Guedel-/Safar-*Tuben   (Abb. 242) verschiedener Größen;
4. Mund/Nasen-Atemmaske;
5. Atembeutel   mit   Einwegventil (Abb. 243 a, b);
6. Aluminium-bedampfte Polyester-Rettungsfolie („Orion-Decke"; „Isolations-Rettungsdecke"; „Silberwindel") zum Schutz vor Wärmeverlust.

d) Freimachung und Freihaltung der Atemwege

1. Sie ist Voraussetzung für die Wirksam-keit einer Beatmung.
2. Bei Neugeborenen (Fruchtwasser/Mekonium-Aspiration *vor* Anlegen einer Atemmaske mit dickem Katheter (9-15 Char.) oder notfalls mit Tubus ab-saugen.
3. Zu unterscheiden sind:
α) Absaugen von Sekret aus liegendem Tubus („Tubuspflege"); hierbei werden die tieferen Atemwege nicht erreicht.
β) tracheales/bronchiales Absaugen; hierbei werden (meist durch den liegenden Tubus) mit entsprechend langem Katheter tiefergelegene Atemwegsberei-che gereinigt.

NB.: Durch den mechanischen Reiz des tra-chealen/bronchialen Absaugens können vegeta-tive Reaktionen (Herz/Atemrhythmus) ausge-löst werden.

4. Absaugen der Atemwege nicht nach „Zeitplan", sondern nach individuellem Bedarf. Kontrollen in angemessen kurzen Intervallen durch Auskultation oder Handauflegen auf Thorax ermöglichen schnelles Erkennen ob Atemwege/Lungen „feucht" sind und abgesaugt werden muß.

e) Methoden der Atemhilfe

1. Vorbereitung
Obligate Freilegung und Freihaltung der Atemwege durch:
α) Rückenlagerung mit fixierter Reklina-tion des Kopfes in den Nacken (evtl. durch Helfer-Hand); nach Möglichkeit Polsterung unter Hinterkopf/Nacken (evtl. durch die andere Hand des Hel-fers – Abb. 244 b) bis in den Schulter-blattbereich; hierdurch werden die Mund-Nasen/Pharynxstrecke begra-digt und die Luftwege durchgängig (Abb. 244 c). Häufig ist zusätzlich ein Vorziehen des Unterkiefers durch

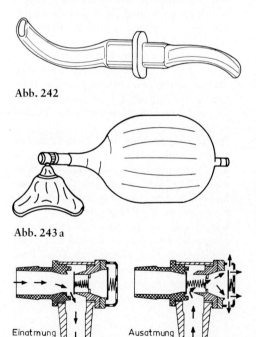

Abb. 242

Abb. 243 a

Einatmung   Ausatmung

Abb. 243 b

Frontalwärtsschieben beider Kieferwinkelbereiche (siehe Abb. 246 a) erforderlich; die mandibulare Zahnleiste/reihe des Patienten soll bei richtiger Einstellung die maxillare Zahnleiste/reihe überragen (*Esmarch-Heiberg*scher Handgriff). Hierdurch wird die Verlegung der Atemwege durch den muskulär erschlafften Zungengrund des Bewußtlosen vermieden (Abb. 244 a). Bei Unterkieferfrakturen muß die Zunge mit Taschentuch, evtl. sogar mit anderen Hilfsmitteln (Klemme, Sicherheitsnadel o. a.), nach vorn gezogen und fixiert werden.

β) Stabile Seitenlagerung (siehe S. 90, Abb. 99); auch hierbei muß der *Esmarch-Heiberg*sche Handgriff zur Herstellung einer Luftbrücke bis zum Larynx angewandt werden.

NB.: Diese Lagerung verhütet eine Verstopfung der Atemwege durch Fremdmaterial am besten. Eine Atemhilfe muß dann aber meist mit einem Hilfsgerät durchgeführt werden.

γ) Reinigung der Atemwege; sie darf den Beginn der Beatmung nicht verzögern. Deshalb: nur stärkere Verunreinigung aus Mund/Nasenhöhle mit Finger oder Tuch auswischen; bei größeren Kindern und Jugendlichen Austasten der Mundhöhle und des Rachens nach evtl. kieferorthopädischen Fremdkörpern (Gebiß-Korrekturspangen!).

δ) Funktion eines Atembeutels mit 2-Wege-Ventil (Abb. 243 a):
Hohlball mit Schaumgummiwand und glattem Überzug; nach jeder Kompression volle Ausdehnung des Beutels zur Ballform.
Lufteinlaß in den Beutel durch Spiralfeder/Blättchen-Ventil an einem Beutelpol; Luftauslaß zum Patienten am anderen Beutelpol mit zwei Spiralfeder/Blättchenventilen.
Luftweg vom Beutel zum Patienten: siehe Abb. 243 b „Einatmung"; Luftweg vom Patienten ins Freie: siehe Abb. 243 b „Ausatmung".
Grundsätzlich gleiche Funktion bei Balg-Beatmungsgeräten.

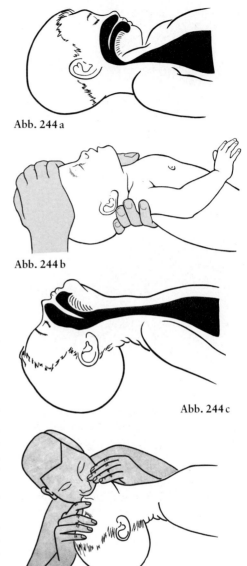

Abb. 244 a

Abb. 244 b

Abb. 244 c

Abb. 245

2. Einige gebräuchliche Arten der Atemhilfe

α) Mund-zu-Mund- oder Mund-zu-Nase-Beatmung (Abb. 245): Der Helfer kniet seitlich neben dem reklinierten Kopf des Patienten; Öffnung des Patientenmundes; Helfer atmet mit weit geöffnetem Mund ein und umschließt danach den offenen Patietenmund fest

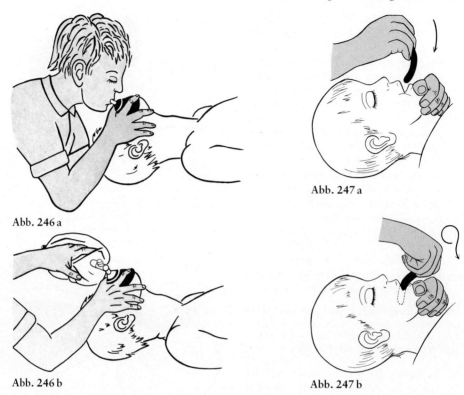

Abb. 246 a

Abb. 247 a

Abb. 246 b

Abb. 247 b

mit seiner Mundöffnung (bei Kleinkindern und Säuglingen Mund *und* Nase des Patienten); freie Nasenöffnungen des Patienten werden mit Wange oder Finger des Helfers fest verschlossen.
Gleichmäßiges Einblasen der Ausatemluft des Helfers *ohne zu großen Druckaufwand* in die Atemwege des Patienten.
Ist die Einblasung in den Patientenmund behindert, dann kann die Atemspende (bei fest verschlossenem Patientenmund) durch die Nase des Patienten erfolgen.
Nach Beendigung der Einblasphase Spendermund absetzen und den ganzen Vorgang rhythmisch wiederholen.
β) Beatmung mit der Maske (Abb. 246): Verschiedene Maskengrößen, der Gesichtsgröße des Patienten angemessen, erforderlich. Die Maske muß Mund *und* Nase umschließen. Sie muß in Kombination mit dem *Esmarch-Hei*

bergschen Griff auf das Gesicht aufgedrückt werden (Abb. 246 a).
Stellung des Helfers zum Patienten wie bei der Mund-zu-Mund-Beatmung. Die Luftzufuhr kann bei der Maskenbeatmung durch Einblasung des Helfers (Abb. 246 a) oder durch ein Hilfsgerät (z. B. Atembeutel – Abb. 246 b) erfolgen.
γ) Beatmung durch Mund-Tuben: Stellung des Helfers zum Patienten entspricht hierbei der Mund-zu-Mund-Beatmung.
Der einfache *Oro-Tubus (Dräger)* ist ein elastischer, den Patientenmund verschließender Flansch mit zentralem Rohrdurchlaß; an ihm wird der Spendermund oder der Atembeutel angesetzt.
Der *Guedel-Tubus* und der *Safar-Tubus* sind einfache Rohrverbindungen zwischen Lippen und Kehlkopfeingang; sie liegen auf der Zunge auf und drän-

gen diese durch die gebogene Tubusform nach vorn. Der *Safar-Tubus* (Abb. 242) ist lediglich ein Verbund zweier *Guedel-Tuben* verschiedener Größen (der gleiche Tubus ist deshalb bei unterschiedlichen Altersstufen verwendbar), wobei die oralen Tubusenden aneinanderliegen.

Einführung des *Guedel-* oder des *Safar-Tubus:* Einschieben des Tubus unter *Esmarch-Heiberg-*Handgriff zwischen die Zahnleisten mit konkaver Tubuskrümmung nach maxillar bis ca. Tubusmitte (Abb. 247a); danach Drehung des Tubus in der Längsachse um 180° (Abb. 247b) und weiteres Einschieben (konkave Tubusseite nach mandibular), bis Abschlußplatte mit den Lippen abschließt.

Die Luftzufuhr erfolgt auch hier durch Einblasen aus dem Spendermund oder durch den Atembeutel.

NB.: Während der Atemhilfe stets den Thorax und das Abdomen des Patienten im Blickfeld behalten; Thoraxbewegungen lassen die Durchgängigkeit der „Luftbrücke" erkennen; unerwünschte Luftfüllung von Ösophagus und Magen (Einschränkung der Belüftbarkeit der Lungen durch Luftfüllung des Magens!) können durch sukzessive Auftreibung des Abdomens erkannt werden. In der Exspirationsphase stets Ohr am Patientenmund zur Kontrolle der Ausatmung.
Vorsicht vor Überblähung der Lungen bei Säuglingen und Kleinkindern!

δ) Bei Tubus-Beatmung im Falle einer zentral gestörten Atmungs-Kreislaufreaktion Adrenalin über Tubus in die Atemwege instillieren. Voraussetzung dafür ist die erhaltene Inspiration (aktiv oder passiv).

Effekt des Adrenalins: Verminderung des peripheren Blutabflusses; Anhebung des Blutdruckes; Verbesserung der Coronardurchblutung.

Dosierung von Adrenalin: 0,05–0,1 ml/kg einer 1‰-Lösung (Ampulle à 1 ml = 1 mg).

NB.: Bei Instillation sehr kleiner Volumina (Früh/Neugeborene) kann man die Adrenalinlösung – zur schnelleren Ausbreitung/Resorption einer größeren Flüssigkeitsmenge auf 1:10 verdünnen.

ε) Zur Vermeidung von Lungenüberblähungen und deren Folgeschäden müssen die bei der Atemhilfe eingeblasenen Luftmengen an die altersgemäßen Durchschnittsgrößen der Atem-Einzelvolumina angepaßt werden.

ζ) Die Frequenz der Atemhilfe orientiert sich ebenfalls an den altersgegebenen Normalwerten (siehe S. 26). Bei Kindern bis zum frühen Schulalter liegt sie zwischen 50 und 25/min; deshalb ist in diesen Altersstufen ein 2-Sekundenrhythmus angemessen. Nach dem 10. Lebensjahr soll ein 3-Sekundenrhythmus eingehalten werden.

NB.: Überblähung des Magens bei Masken- und Mund-zu-Mund-Beatmung kann besonders beim Säugling und beim Kleinkind einen Rückfluß von Mageninhalt in den Kehlkopfbereich bewirken. Leichter beidseitiger Druck mit Zeigefinger und Daumen auf den Cricoidknorpel bewirkt Ösophagusverschluß und stoppt einen solchen Rückfluß.

Altersabhängige Atem-Einzelvolumina:

Alter	Approximat. Atem-Einzelvolumina in ml.	
	Mittelwertbereich	95%-Bereich
Neugeborene	ca. 17	9,5– 26
Säuglinge	ca. 17,5	11 – 28
2–3jährige	ca. 120	77 –149
4–5jährige	ca. 140	147 –275
6–7jährige	ca. 200	180 –223
12jährige	ca. 300	ca. 185 –425
14jährige	ca. 315	ca. 200 –435

f) Extrathorakale Herzmassagen als Elementarhilfe für Herz-/Kreislauffunktionen

1. Kind muß auf fester, unnachgiebiger Unterlage liegen.
2. Zweihandmethode der äußeren Herzmassage bei größeren Kindern und Jugendlichen (Abb. 248a): Der Helfer kniet seitlich neben dem Kind und legt beide Hände mit den Handflächen nach unten auf das untere Brustbeindrittel des Kindes. Mit den Handballen wird senkrecht von

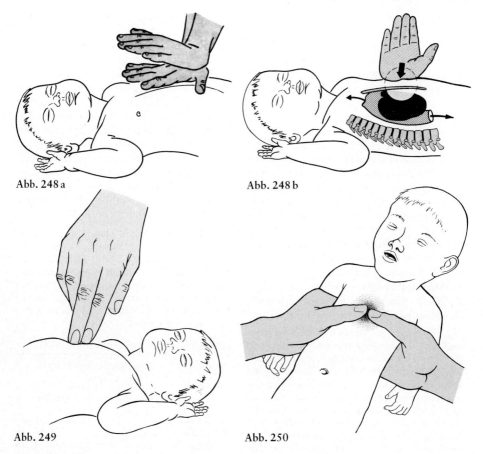

Abb. 248 a   Abb. 248 b

Abb. 249   Abb. 250

oben in kurzem Stoß in Richtung Wirbelsäule gedrückt.

3. Einhandmethode der äußeren Herzmassage bei Kleinkindern (Abb. 248 b): Sie
entspricht der Zweihandmethode, wird jedoch mit geringerem Druckaufwand von
nur einem Handballen ausgeführt. Der
Druck erfolgt hierbei auf das untere und
auf das mittlere Brustbeindrittel.

4. Zweifingermethode der äußeren Herzmassage beim Säugling (Abb. 249): Der
Helfer kniet oder sitzt seitlich vom Kind
und drückt mit Zeige- und Mittelfinger
rhythmisch kurz und kräftig auf die
Brustbeinmitte.

5. Zweihandmethode bei Neugeborenen
und Säuglingen (Abb. 250): Beide Daumen
des Helfers liegen über dem mittleren
Sternumdrittel; die übrigen Finger und die

Handflächen umklammern den Thorax
des Kindes beidseitig von hinten unter den
Achselhöhlen. Rhythmisches Eindrücken
des Sternums 1–2 cm tief in Frequenz um
100/min. Nach jedem dritten Druck kurzes Inspirium (bei liegendem Tubus Lufteinblasung).

6. Die Frequenz der Einzel-Druckstöße
liegt bei Neugeborenen und Säuglingen
zwangsläufig unter den altersgegebenen
Herzfrequenzwerten (siehe S. 32):

Neugeborene u. Säuglinge: 2 Druckstöße/
sec;

Kleinkind: 1–2 Druckstöße/sec;

Schulkinder u. Jugendliche: 1 Druckstoß/
sec.

NB.: Eine extrakorporale Herzmassage ist –
im Sinne einer Verhinderung des hypoxischen
Hirntodes – für ca. 1–2 Std. effektiv, wenn da-

durch eine Blut-Auswurfleistung von mindestens 20–40% des Normalwertes erreicht wird. Dabei soll ein mittlerer Blutdruck von ca. 40 mm Hg (= 5,33 KPa) bei Neugeborenen,

ca. 50 mm Hg (= 6,67 KPa) bei 1-Jährigen, ca. 70 mm Hg (= 9,33 KPa) bei Vorschul/ Schulkindern

erreicht werden. Ein einfaches Indiz hierfür ist ein tastbarer Puls der A. femoralis.

7. Kombination von Atemhilfe und Herzmassage: Bei Neugeborenen und bei jungen Säuglingen tritt ein Herzversagen meist erst längere Zeit nach Ausfall anderer vitaler Funktionen ein; daher kann man sich bei dieser Altersgruppe in der Regel auf die Atemhilfe konzentrieren. In allen anderen Altersbereichen müssen die Wiederbelebung von Atmung und Kreislauf meist kombiniert werden.

Stehen zwei Helfer zur Verfügung, dann übernimmt der eine die Atemhilfe, der andere die Herzmassage. Hierbei soll die Aktion der Herzmassage in die exspiratorischen Atempausen gelegt werden; der Beatmende gibt somit den Rhythmus an. Werden Atemhilfe und Herzmassage von der gleichen Person ausgeführt, dann ist folgender Aktions-Rhythmuswechsel angebracht:

5malige schnelle Beatmung
3 Atemstöße
15 Herzkompressionen
3 Atemstöße
15 Herzkompressionen und weiterhin so fort.

NB.: Jede kombinierte Wiederbelebung muß mit einigen Atemstößen vor der ersten Herzmassage beginnen!

g) Komplikationen

1. Bei der Atemhilfe:
α) Obstruktion der „Luftbrücke" durch Fremdmaterial, Blutungen, Ödeme;
β) Fehlintubation in den Ösophagus;
γ) Schädigung des Atemspenders durch abgeatmete Giftgase in Intoxikationsfällen.
2. Bei der Herzmassage:
α) Brustbeinfrakturen durch zu starke Kompression;
β) traumatische Weichteilblutungen im Brustbeinbereich aus gleicher Ursache.

h) Häufigste Fehlerquellen

1. Bei der Atemhilfe:
α) Inadäquate Tubusgröße oder -länge;
β) pharyngeales Tubusende mündet im Ösophagus.
2. Bei der Herzmassage:
α) Falscher Druckpunkt (zu hoch, zu tief);
β) falsche Druckrichtung (nicht vertebral);
γ) falsche Druckkraft (zu stark, zu gering).

Notizen:

Q. Einfache erste Notfallhilfen bei drohender Erstickungsgefahr

I. Notfallhilfe bei drohender Erstickung durch Fremdkörper-Blockade des Larynx/Trachealbereiches

1. Zunächst (kurzer!) Versuch einer instrumentellen Fremdkörper-Entfernung aus reklinierter Kopflage (Abb. 244b, c, S. 205; Abb. 256, S. 213). Ausgelöster Würgreflex kann die Einkeilung des Fremdkörpers lösen helfen.
2. Bei Mißlingen Hochheben des Kindes in freier Hänge/Pendel-Lage (Abb. 251). Zweiter Helfer preßt mit kräftigem Stoß die Vorder- und Rückseite des Thorax gegeneinander (Druckfeld: Sternum).

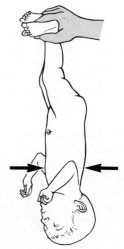

Abb. 251

II. „Needling" als Ersthilfe bei drohender Erstickung durch Larynxblockade

a) Indikation

Dringliche Schaffung einer infraglottischen Luftwegspassage unter Notfall-Bedingungen.

b) Prinzip

Punktion des Ligamentum conicmum (siehe Abb. 267b, S. 217) mit Punktionskanülen (Lumen-Mindestweite der Kanülen: ca 1,5 mm bzw. 5 Char.) zur kurzfristigen inspirat./exspiratorischen Drainage der infraglottischen Atemwege.

c) Instrumentarium

1. Mehrere kurze, flexible Venensonden – z. B. „Abbokath" (Lumen-Mindestweite ca. 1,5 mm, siehe Abb. 276, S. 226).
2. Tupfer; Hautdesinfektionsmittel.

d) Methode

1. Lage des Patienten: Rückenlage; Reklination des Kopfes zur Heraushebung des Kehlkopfes/Schilddrüsenbereiches (Abb. 244b, c, S. 205; Abb. 256, S. 213).
2. Beidseitiges Durchstoßen des Lig. conicum (Bereich zwischen Schildknorpel und Ringknorpel) im Winkel ca. 45° li. u. re. von der Sagitallinie. Je nach Alter des Kindes können bis insgesamt 2–4 Kanülen gelegt werden, um den notwendigsten Luftdurchlaß zu ermöglichen (Abb. 252).

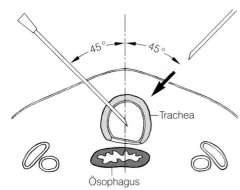

Abb. 252

Gegebenenfalls kann eine O_2-Sonde angeschlossen werden wenn die Kanüle verläßlich in der Trachea liegt.

Cave!: Bei fronto-dorsaler Zielrichtung und
Durchstich der Trachea nach hinten besteht die
Gefahr einer Kanülierung des Osophagus oder
einer Gefäßperforation.

NB.: Dies ist eine dringliche Notfallmaßnahme
die lediglich die Zeit bis zur Wiedererstellung
einer Luftpassage größeren Querschnittes (z. B.
Intubation) überbrücken helfen kann.

Notizen:

R. Intratracheale Intubation

a) Indikationen

Freilegung von Atemwegshindernissen sowie therapeutische Überwindung eines erhöhten Atemwiderstandes unterschiedlichster Ursachen oder/und Anschließen des Patienten an ein geschlossenes Atemhilfsystem bei gestörter oder aufgehobener Spontanatmung.

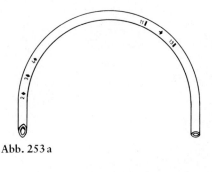

Abb. 253 a

b) Prinzip

Optisch kontrollierte Einführung einer Hohlsonde durch den Kehlkopf in die Luftröhre.

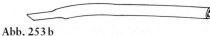

Abb. 253 b

c) Instrumentarium

1. Flexible, gekrümmte (a) und gerade (b) PVC-Tuben unterschiedlichster Dimensionen mit cm-Distanzmarkierung von der Tubus-Spitze (Abb. 253 a, b):
Innendurchmesser der Tuben
(Siehe auch Kap. W.; S. 232)

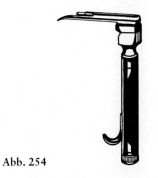

Frühgeborene	ca. 2,5–3 mm
Reifgeborene	3,0–4 mm
Säuglinge	3,5–5 mm
Kleinkinder	4,5–6 mm
größere Kinder	6,0–8,_ mm
(je nach Entwicklungsstufe)	

Abb. 254

2. Leuchtspatel mit auswechselbarem, kurzem und langem Arm sowie geradem (z. B. *Guedel-Spatel*) oder gebogenem (z. B. *Macintosh-Spatel*) Spatel (Abb. 254).
3. Magill-Zange (Abb. 255).
4. Stab-Mandrin als Einführungshilfe.
5. Absauggerät mit Schlauch und Endotrachealkatheter mit endständiger *und* seitlicher Spitzenöffnung.

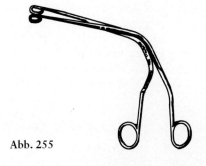

Abb. 255

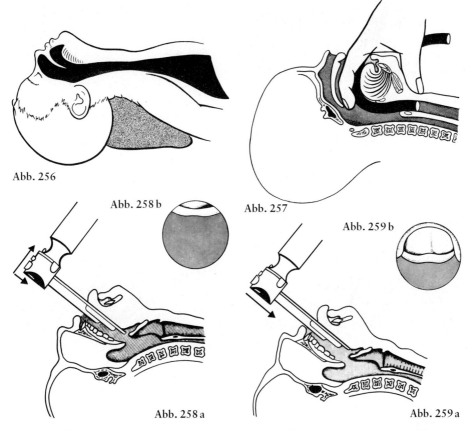

Abb. 256

Abb. 258 b

Abb. 257

Abb. 259 b

Abb. 258 a

Abb. 259 a

d) Methoden

1. Die Intubation ist bei Früh- oder Neugeborenen sowie bei Schwerkranken mit tiefer Bewußtseinstrübung ohne Narkose möglich; für alle anderen Situationen ist Allgemeinnarkose obligate Voraussetzung für die Intubation.
2. Lagerung: Reklination des Kopfes zur Begradigung der Mund-Larynxstrecke; Nackenpolster unterlegen (Abb. 256). Diese Lagerung ist lediglich beim Neugeborenen und beim jungen Säugling nicht obligat erforderlich; hier ist die Wegstrecke über den Zungengrundbereich durch Spateldruck zu begradigen; bei Reklination des Kopfes wird die Wegstrecke unnötig verlängert.
3. Improvisierte Notfall-Schnellintubation (nur angebracht, wenn kein Leuchtspatel vorhanden!):

α) Zeigefinger in den Rachen einführen;
β) Aufspüren und Anheben. des Kehldeckels mit der Spitze des Zeigefingers; gleichzeitiger Gegendruck mit dem Daumen von außen auf den Schildknorpel;
γ) Unterfahren des Zeigefingers mit dem Tubus und Versuch der Einführung zwischen die Stimmbänder (Abb. 257).
4. Intubation unter Normalbedingungen:
α) Seitliches Einführen des Leuchtspatels über einen Mundwinkel durch die Zahnleisten; dabei Berühren des Unterkiefers und des Oberkiefers vermeiden!
β) Auflegen des Spatels auf die Zunge und Einschieben in Zungen-Tangentialebene; Zungenmasse durch leichten Spatelzug nach oben, jedoch ohne Hebelbewegung abdrücken; Kehldeckel tritt breit in das Gesichtsfeld (Abb. 258 a, b; 259 a, b);

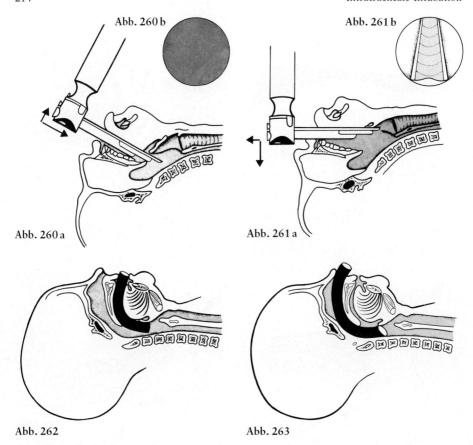

Abb. 260 b

Abb. 261 b

Abb. 260 a

Abb. 261 a

Abb. 262

Abb. 263

γ) leichtes Heben des Spatel-Handgriffes (Kippbewegung der haltenden Hand) unter vorsichtigem weiterem Einschieben des Spatels; Kehldeckelspitze verschwindet am oberen Gesichtsfeld (Abb. 259 a, b);

δ) Aufladen der Kehldeckelspitze auf die linguale Spatelseite und weiteres Spatel-Einschieben um eine Kehldeckel-Länge; es ist jetzt nur die Pharynx-Hinterwand im Gesichtsfeld (Abb. 258 b);

ε) Heben der Spatelspitze (Senken des Handgriffes) bis Stimmritze gut in das Gesichtsfeld tritt (Abb. 261 a, b);

ζ) Einführen des Tubus oral (Abb. 262) oder nasal (Abb. 263) in dieser Spatellage; Korrektur der Tubusführung durch die Stimmritze mit Hilfe der Magill-Zange (Abb. 255).

5. Alternativ-Technik unter Normalbedingungen:

α) Spatel wie unter 4 α, β beschrieben bis in den Recessus piriformis; Kehldeckel voll im Gesichtsfeld, nach dorsal die Stimmritze sichtbar (Abb. 264 a, b);

β) Abdrücken des Schildknorpels von außen nach vertebral-wärts; dadurch klappt der Kehldeckel auf, die Stimmritze liegt dann gänzlich frei;

γ) Einführen des Tubus oral oder nasal in dieser Situation, evtl. unter Hilfe der Magill-Zange (Abb. 265).

6. Nachversorgung:

α) Tubusfixierung an Nase oder Mund;

β) sorgfältige Prüfung, ob Tubus in der Trachea liegt und nicht in einem Stammbronchus! (Auskultation aller Lungenabschnitte).

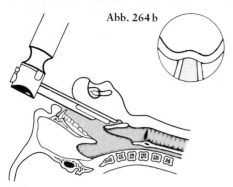

Abb. 264 b

Abb. 264 a

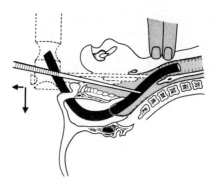

Abb. 265

NB.: Zu tiefe oder zu hohe Lage der Tubusspitze kann überschlägig vermieden werden, wenn
a) bei *oro*trachealer Intubation der Tubus in Länge der Distanz zwischen Kieferwinkel – Zahnleiste – Jugulum eingelegt wird,
b) bei *naso*trachealer Intubation folgende Kurzformel eingehalten wird:

$$\text{Länge von Naseneingang bis zur Trachea} = 0{,}21 \times \frac{\text{Scheitel-Sohlenlänge}}{\text{in cm}}$$

e) Hauptsächliche Komplikationen

1. Tubus-Obstruktion durch Sekret oder Membranen;
2. Fehl-Intubation in den Ösophagus (evtl. Abrutschen des ganzen Tubus in die Tiefe!);

3. Hauptbronchus-Verlegung mit nachfolgender Sekretverhaltung und Atelektase;
4. Hauptbronchus-Intubation mit nachfolgender partieller Überventilation und Partialemphysem-Bildung.
5. Infektion (eitrige Tracheitis); Tracheomalacie (Druckulcera);
6. Stimmbandverletzungen.

f) Häufigste Fehlerquellen

1. Inadäquate Tubusgröße;
2. zu harte oder zu weiche Tuben;
3. unzureichende Muskelerschlaffung des Patienten während der Intubation;
4. Sekretverlegung des Gesichtsfeldes während der Intubation.

Notizen:

S. Obere Tracheotomie

a) Indikationen

Freilegung und Überwindung von Atemwegshindernissen, welche durch Intubation nicht beherrscht werden können oder unter der Intubation in kurzen Folgen lebensbedrohlich recidivieren (z.B. tiefsitzende Pseudomembranen der Trachea; ferner in Beatmungsfällen von Bulbärparalyse).

NB.: Die Indikation zur Tracheotomie ist zwar gegenüber vor der ungleich viel häufiger angebrachten Intubation weit in den Hintergrund getreten; von Fall zu Fall muß dennoch auf sie zurückgegriffen werden.

b) Prinzip

Transcartilaginäre Einbringung einer Hohlsonde in die Trachea im Bereiche des 2./3. Ringknorpels (Abb. 267 d) *über* dem Schilddrüsen-Isthmus.

NB.: Der Durchgang zwischen dem Schildknorpel und dem Ringknorpel (*Coniotomie* Abb. 267 b) verbietet sich wegen folgenschwerer Störungen der Stabilität des Trachealrohres nach dem Dekanülement; die *untere Tracheotomie* soll als Notoperation ebenfalls vermieden werden, da einer Freilegung der Trachea in dieser Höhe (Abb. 267 f) erheblich mehr Gewebsstrukturen, incl. Muskulatur und Gefäße im Wege stehen.

c) Instrumentarium

1. Für sterile Arbeitsbedingungen sind erforderlich:
Handschuhe, Abdeckschlitztuch und Tuchklemmen; sterile Kleidung; Tupfer, Hautdesinfektionsmittel.

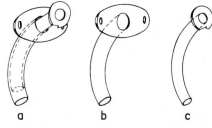

a   **b**   **c**

Abb. 266

2. Skalpell; chirurgische Pinzetten; mehrere Gefäßklemmen; zwei kleine stumpfe Wundhaken; gebogenes spitzes einzinkiges Haltehäckchen zum Festhalten der Trachea; Präparierschere mit gebogenen Branchen.
3. Nadelhalter; scharfe Nadeln verschiedener Größen; Catgut Nr. 0; Nähseide oder Zwirn Nr. 0 und 1.
4. Trachealkanülen (Abb. 266) verschiedener Größe und Fertigung (z.B. „Siebkanüle").
5. Absaugvorrichtung mit Absaugschläuchen verschiedener Kaliber (10–15 Char.).
6. Für Lokalanästhesie: 1%ige Novocainlösung, zwei 10 ml-Spritzen; Kanülen Nr. 12.
7. Verbandsmaterial.

d) Methode

1. Lagerung des Patienten
Rückenlage; Reklination des Kopfes zum Heraustreten des Kehlkopf/Schilddrüsenbereiches; außerdem wird hierdurch die Mund/Larynxstrecke begradigt und besser ventilierbar; Nackenpolster unterlegen (Abb. 256, S. 213).

2. Sonstige Vorbereitung
α) Unter der gegebenen eingeschränkten Indikation der Tracheotomie geht meist eine intratracheale Intubation

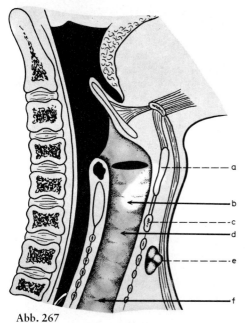

Abb. 267

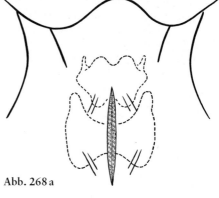

Abb. 268 a

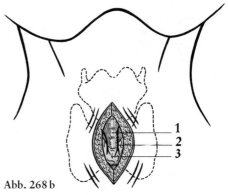

Abb. 268 b

voran; die Tracheotomie bei liegendem Trachealtubus erleichtert die Situation beträchtlich!

β) Hautdesinfektion; Lokalanästhesie.

3. Anatomische Situation (Abb. 267)

a ------- = Schildknorpel;
b ──── = Durchgang zur Coniotomie durch Lig. conicum (abzulehnen);
c ------- = Ringknorpel;
d ──── = *obere Tracheotomie;*
e ------- = Isthmus der Schilddrüse;
f ──── = untere Tracheotomie (als Notoperation weniger geeignet).

4. Technik der Tracheotomie

α) Mediane Längsincision der Haut von 2–3 cm Länge in Höhe der Schilddrüse (Abb. 268 a) unter Fixation des Kehlkopfbereiches zwischen Daumen und Mittelfinger;
obere Schnittgrenze = unterer Schildknorpelrand;
untere Schnittgrenze = Unterrand des Schilddrüsen-Isthmus;

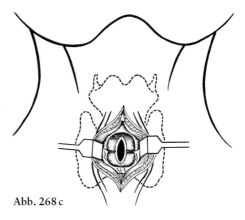

Abb. 268 c

β) stumpfes Abschieben der vor der Trachea liegenden Muskelzüge des Platysmas und der längsverlaufenden Wülste der Mm. sternohyoidei bds. sowie der ebenfalls längs laufenden Äste der Aa. und Vv. thyreoideae craniales (Abb. 268 b/2);

γ) seitliches Abhalten dieser Strukturen mit stumpfen Wundhaken, zusammen mit den Wundrändern.

δ) vorsichtiges Freilegen des Isthmus der Schilddrüse (Vorsicht vor Verletzung des hier quer verlaufenden Verbindungsastes zwischen den Aa. thyreoideae craniales! – Abb. 268 b/3);

ε) Anhaken des 2. Trachealknorpels und Nach-vorn-ziehen dieses Trachealteiles;

ζ) unter Fixation mit dem Einzinken-Haken wird mit dem Skalpell eine Knopfloch-Excision oder U-förmige Incision über maximal 2 Tracheal-Knorpelspangen (2./3. Spange) durchgeführt (Abb. 268 c);

Cave: Aspiration des excidierten Knorpel/Fascienstückchens muß unbedingt verhindert werden!;

NB.: Bei Säuglingen keine Trachealknorpel-Excision, sondern nur U-Incision!

η) sorgfältiges Absaugen von Blut und Trachealsekret aus dem frischen Tracheostoma; danach behutsames Einführen des Trachealkatheters und Fixation mit Halsband;

ϑ) Wundnähte sind bei vorsichtiger Schnittführung meist nicht erforderlich. Abdecken der Wunde mit sterilen Mullstreifen.

5. Nachversorgung des Patienten

Vorsichtige Lagerung des Patienten, besonders im Hals/Nackenbereich und zunächst pausenlose Beobachtung, ob Trachealkanüle gut liegt, durchgängig bleibt, keine Nachblutungen im Wundbereich auftreten oder über Schmerzen durch Kanülendruck auf die Trachealschleimhaut geklagt wird.

e) Hauptsächliche Komplikationen

1. Nachblutungen im Tracheostomabereich; evtl. Blutaspiration.
2. Hautemphysem oder Mediastinalemphysem durch zu engen Wundverschluß um das Tracheostoma.
3. Kanülenobstruktion.
4. Exulcerative Schleimhautläsionen der Trachea.
5. Spontanes Dekanülement.
6. Wundinfektionen.

f) Häufigste Fehlerquellen

1. Verwechslung des Cricoids mit Trachealspange (versehentliche Cricoidspaltung).
2. Inadäquat kleines Tracheostoma im Vergleich zum Kanülenkaliber.
3. Zu straffe oder zu lockere Fixation des Halsbandes zum Festhalten der Kanüle.
4. Falsche Kopf/Nacken/Thoraxlagerung des Patienten mit dadurch bedingter falscher Kanülenlage.
5. Unzulängliche Kanülentoilette!

Notizen:

T. Technik der Austausch-Bluttransfusion

a) Indikationen

1. Beim Neugeborenen

α) Morbus haemolyticus neonatorum infolge Rh-Incompatibilität:
In den ersten 7 Lebenstagen entsprechend dem Diagramm der kritischen Serum-Bilirubinspiegel nach *Polacek* modifiziert von *Schellong* (Abb. 269).

β) AB0 – Incompatibilität und Hyperbilirubinämie anderer Genese:
In den ersten 24 Lebensstunden Bilirubin über 16 mg%.
Bei Reifgeborenen vom 2. bis 7. Tag über 20 mg%.
Bei Frühgeborenen vom 2. bis 7. Tag über 18 mg%.
Unterhalb dieser Spiegel kann ein Austausch aus anderen Gründen indiziert

sein (z. B. Acidose, Hypoxie, Apnoeanfälle, Sepsis).
Bei hochgradiger Anämie in den ersten 24 Std infolge Rh-Incompatibilität (Hb unter 12 g%) sofortiger Austausch auch ohne Hyperbilirubinämie.
Bei verstärktem Ikterus ohne AB0/Rh-Incompatibilität soll vor der Entscheidung zur Austausch-Transfusion stets die Frage einer Indikation der Phototherapie durch Intervallbestrahlung mit Licht von 400–440 nm Wellenlänge geprüft werden.

NB.: Bewertet wird der Serumspiegel des Gesamtbilirubins unter Abzug des direkten Bilirubins, sofern dieses mehr als 2 mg% beträgt. Bei nachfolgenden Kontrollen ist die Bestimmung des direkten Bilirubins nur bei besonderer Indikation notwendig.

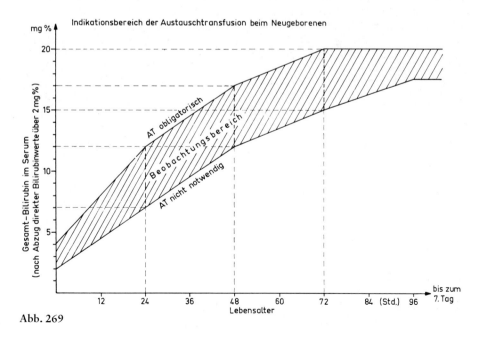

Abb. 269

Ab 3. Lebenswoche ist Kapillarblut-Verwendung für Bilirubinbestimmung nicht mehr korrekt. In diesem Altersbereich beeinflussen Selbstproduktion und Metabolismus von Karotinen im Kapillarblut (und Haut) bei Anwendung der üblichen Meßmethode (Photoabsorption) die Meßwerte.

2. In allen Alterstufen

Bei verschiedenen exogenen und endogenen Intoxikationen.

b) Prinzip

Alternierend-kontinuierliche i. v. Infusion von serologisch verträglichem Spenderblut in Mengen von jeweils 10–20 ml (jenseits des Säuglingsalters größere Einzelmengen) bei zwischengeschalteten Aderlässen der jeweils gleichen Patientenblutmengen aus dem gleichen Venensonden-System oder (bei älteren Patienten) aus einem gesonderten Ablaufvenenkatheter.

c) Gerät

20 (bzw. 50) ml-Spritze, die über einen 4-Wegehahn (drei Abflußwege mit zentralem Zulauf – Abb. 270 a, b) das Blut aus der Spenderkonserve in die Spritze *(1. Weg),* von der Spritze in die sondierte Empfängervene *(2. Weg),* aus der sondierten Patientenvene rückläufig in die Spritze *(2. Weg rückläufig)* und von dort in den Auffangbeutel des verworfenen Patientenblutes *(3. Weg)* leitet.

d) Sonstiges Instrumentarium

Je nach Fall wie bei:
1. Nabelvenen-Katheterisierung   siehe S. 138/139) oder
2. Venaesectio (siehe S. 133/134).

e) Voruntersuchung des Neugeborenen

Blutbild (Hb, Ery, Leuco und Diff. Blutbild; Thrombo-, Reticulocyten);

Blutgruppenserologie (Blutgruppe von Mutter und Kind; Rh-Faktor; dir. und indir. Coombstest; Hämolysintest);
Serumbilirubin: gesamt und direkt.

f) Spenderblut

1. Heparinisiertes, auf ca. 20 °C temperiertes, serologisch unbedenkliches Frischblut: beim Neugeborenen Einheitsmenge 500 ml bzw. 200 ml/kg beim Frühgeborenen; bei älteren Patienten je nach Art des Falles Blutmengen bis zu seinem Gesamt-Blutvolumen.

NB.: In akuten Notfällen kann auch Citratblut, nicht älter als 48 Std, verwendet werden (Cave: Hyperkaliämie!).
Pro 50 ml Citratblut 0,5 ml Ca-Gluconat 10%ig injizieren (über zwischengeschalteten 3-Wegehahn zuführen – Abb. 270 a), Herzaktion überwachen. Serum-Ca-Kontrollen nach Beendigung der Austauschtransfusion.

2. Spender-Blutgruppe bei Rhesus-Incompatibilität oder Rhesuskonstellation: rh-negatives Blut, Hauptgruppe kindsgleich oder 0 bei AB0-Konstellation.
3. Spender-Blutgruppe bei AB0-Incompatibilität: 0-Blut, frei von Hämolysinen gegen A, B oder A und B; Rhesusfaktor entsprechend dem des Kindes.
4. Spender-Blutgruppe bei unbekannter Blutgruppe der Mutter: 0-Blut, rh-negativ.

NB.: Wird Spenderblut der Gruppe 0 bei Empfängern der Gruppe A, B oder AB verwendet, so muß der Konserve vor Austauschbeginn „Witebski-Substanz" (blood group specific substances A and B) zugegeben werden.

5. Bei AB0-Incompatibilität kann in Sonderfällen auch A_2-Blut oder eine Konserve aus 0-Erythrocyten in AB-Plasma verwandt werden.
6. Spender-Blutgruppe bei toxikologisch/metabolischer Indikation zur Austauschtransfusion: Patienten-gruppengleiches Blut; notfalls 0-Blut; rh-negativ!

g) Methode

1. Prämedikation und Vorbereitung des Neugeborenen:

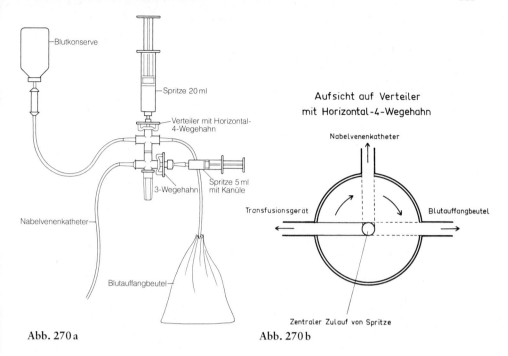

Abb. 270 a   Abb. 270 b

α) 1 mg Konakion i. m., falls noch nicht erfolgt;

β) obligate Magenspülung und Magenentleerung;

γ) Lagerung des Patienten in flacher Rückenlagerung im Inkubator.

2. Durchführung der Austauschtransfusion:

α) Einführung der Venensonde:
Wie bei Venaesectio (siehe S. 133/134) oder Nabelvenen-Katheterisierung (siehe S. 138/139);

β) blasenlose Füllung des Austauschsystems mit Blut bzw. physiol. NaCl-Lösung;

γ) schrittweise Infusion von Spenderblut und Aderlaß von Patientenblut.
Einzel-Austauschvolumina: beim kräftigen, nicht ernstlich geschädigten Neugeborenen pro Schritt 20 ml, sonst 10 ml-Schritte bei Neugeborenen und Frühgeborenen; Austauschdauer 60–90 min (10 ml/min ohne Ausfuhr). In höheren Altersstufen je

nach Art des Falles Einzelschritte bis 50 ml oder kontinuierlicher Zufluß in eine Vene bei fortlaufendem Abfluß gleicher (kontrollierter!) Volumina aus anderer Vene. In toxikologischen Fällen Austauschdauer kürzer halten (ca. 30–60 min).

NB.: Venendruckmessungen zwischenschalten! Beim Neugeborenen Venendruckmessung (z. B. zentralwärts des Nabelringes) nur verwertbar, wenn das Kind nicht unruhig ist.

3. Nachversorgung:
Bei wiederholtem Austausch oder schwierigem Nabelkatheterismus Antibioticaprophylaxe.

h) Hauptsächliche Komplikationen

1. Wie bei Nabelvenen-Katheterisierung (siehe S. 139);
zusätzlich:

2. „Übertransfusion" mit Anstieg des Venendruckes;

3. Hyperkaliämie-Effekte bei zu alter Konserve;

4. Hypocalciämie-Effekte durch unzureichende Calciumgluconat-Zugabe bei Citratbluttransfusion;

5. Herzrhythmusstörungen bei Austauschtransfusionen mit zu kaltem Spenderblut;

6. Luftembolie bei undichtem Transfusionssystem;

7. Acidose bei Citratbluttransfusion;

i) Häufigste Fehlerquellen

1. Wie bei Nabelvenen-Katheterisierung (siehe S. 139);

zusätzlich:

2. zu schnelle oder zu langsame Transfusion;

3. Auskühlung des Neugeborenen durch unzulänglichen Inkubatorverschluß während der Transfusion;

4. falsche Berechnung der Ein- und Ausfuhr;

5. unzulängliche Registrierung der notwendigen Calciumgluconat-Zugabe bei Citratbluttransfusionen;

6. unzulängliche Temperierung des Spenderblutes;

7. mangelnde Sorgfalt beim Entfernen von Luft aus dem Transfusionssystem vor Beginn der Transfusion.

Notizen:

U. Technik der Peritonealdialyse

a) Indikationen

Bei Versagen körpereigener Regulationen und bei Fehlen anderer therapeutischer Möglichkeiten zur
1. Elimination von Endmetaboliten;
2. Entfernung von endogenen und exogenen toxischen Stoffen;
3. ferner zur Korrektur von Säure/Basen- und Elektrolythaushalt-Entgleisungen
4. und zur Entfernung von Körperwasser mittels Osmose.

b) Prinzip

Dialyse des Blutes gegen einen künstlich erzeugten Ascites, welcher während der Behandlungsperiode fortlaufend erneuert wird.

c) Instrumentarium

1. Für sterile Arbeitsbedingungen sind erforderlich:
α) Handschuhe, Abdeckschlitztuch und Tuchklemmen; sterile Kleidung;
β) Tupfer, Hautdesinfektionsmittel.
2. Für Lokalanästhesie: 1%ige Novocainlösung, 2 ml-Spritze, Kanüle Nr. 12.
3. Skalpell oder Hämostilette zur Hautincision.
4. Kurz angeschliffene Pleurapunktionsnadel mit Mandrin.
5. Stilett-Peritonealkatheter, ca. 28 cm lang, Lumenweite 1,5–2 mm.
6. Doppelschlauchsystem mit Y-Stück für Zu- und Ablauf der Dialysierflüssigkeit mit Regulierklemmen.
7. 20 ml-Spritze mit physiol. NaCl-Lösung.

8. Infusionsflaschen (1 l) mit Dialysierflüssigkeit und Halteständer.
Die Standard-Peritonealdialysierlösung enthält:

Na^+	134,0	mmol/l
K^+ (nach Bedarf) bis	4,0	mmol/l
Ca^{++}	1,75	mmol/l
MG^{++}	0,5	mmol/l
Cl^-	103,5	mmol/l
Lactat	35,0	mmol/l
Glucose	1,2–4,2 g/l	

9. Mehrere große Meßzylinder zum Auffangen und zur Volumenkontrolle der abgelaufenen Dialysierflüssigkeit.
10. Hautklammern und Klammerhalter; Schere, Tupferklemme, chirurgische Pinzette.
11. Verbandsmaterial, Mastixlösung bzw. Silikonkleber.

d) Methode

1. Vorbereitung des Patienten
α) Medikamentöse Vorbereitung, insbes. Sedierung, meist nicht notwendig oder angebracht.
β) In jedem Fall unmittelbar vor Beginn Blasenentleerung!

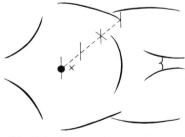

Abb. 271

2. Lagerung des Patienten in Rückenlage.

3. Wahl der Punktionsstelle (Abb. 271)

α) Bei Säuglingen und Kleinkindern: ca. 2–3 cm unterhalb des Nabels in der Medianlinie.

β) Bei älteren Kindern: ca. 3–4 cm unterhalb des Nabels in der Medianlinie.

γ) Ausweichstelle (nach mehrfach vorangegangenen Punktionen) ist die typische Punktionsstelle der Ascitespunktion (S. 177, Abb. 213 u. Abb. 271).

4. Durchführung der Dialyse

α) Hautdesinfektion; Lokalanästhesie bis zum Periotneum.

β) Stichincision; evtl. Vorpunktion mit Pleurapunktionsnadel.

γ) Stilettkatheter mit drehender Bewegung in die Bauchhöhle einführen. Evtl. Bauchdecken mit Saugglocke fixieren (S. 178, Abb. 214). Nach Passieren des Peritoneums (Widerstand läßt nach) wird das Stilett im Katheterlumen einige Zentimeter zurückgezogen; Katheter mit Stilett in dieser Lage wird nun im Winkel von 45° weiter nach kaudal in die Bauchhöhle eingeführt (Abb. 272). Bei richtiger Führung muß der Katheter bis in das kleine Becken vordringen. Herausziehen des Stiletts und Beginn der Infusion mit der vorgewärmten (!) Dialysierflüssigkeit, zunächst mit 30 ml/kg Körpergewicht.

δ) Einzelnes Dialysat-Volumen soll bei Kindern bei jedem Wechsel 20–30 ml/kg Körpergewicht betragen. Schneller Einlauf des Einzelvolumens aus hoch hängender Flasche, nicht länger als 10 min; danach sofort über Ablaufschlauch wieder ablaufen lassen. Abgelaufene Menge kontrollieren. Man kann somit je nach Alter der Kinder ein Durchlaufvolumen von 1,2–2,5 l/Std erreichen.

ε) Gesamtmenge einer Dialyse 20–35 l in ca. 15 Std, je nach Alter und Gewicht des Kindes.

ζ) Entfernung des Katheters, Wundversorgung.

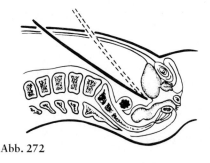

Abb. 272

e) Nachversorgung des Patienten

1. Bettruhe in Rücken- oder leichter Seitenlagerung.
2. Pulskontrollen, Temperaturmessung, Blutbildkontrolle.
3. Serumelektrolyte, Hämatokrit, Serum-Gesamteiweiß und harnpflichtige Substanzen im Serum kontrollieren; Säure-Basenkontrolle.
4. Breitbandantibioticum über mehrere Tage.
5. Evtl. medikamentöse Analgesie.

f) Hauptsächliche Komplikationen

1. Häufige Blutungen aus dem Stichkanal sind meist nicht beunruhigend.
2. Bauchwand- und Genitalbereichödeme.
3. Herzrhythmusstörungen bei stärkeren Elektrolytverschiebungen (insbes. bei Hypokaliämie). Deshalb *während* der Dialyse evtl. Serumelektrolyte kontrollieren.
4. Darmverletzungen.
5. Katheterverstopfungen, insbesondere, wenn Blutbeimengungen (siehe 1) vorhanden sind. In solchen Fällen wird Zusatz von 500 E Heparin pro Liter Dialysierflüssigkeit empfohlen.
6. Überwässerung, Dehydrierung.
7. Entzündliche Reaktionen (Bauchwandabscesse, Peritonitis).
8. Verlust des Katheters in die Bauchhöhle.
9. Transitorische oder bleibende Erblindung (Zentralvenenverschluß infolge hypertoner Dehydrierung).

g) Häufigste Fehlerquellen

1. Katheterverstopfung oder -falschlagerung.
2. Hyperosmolarität durch Zusätze zur Basislösung.

Notizen:

V. Gebräuchliche Instrumente

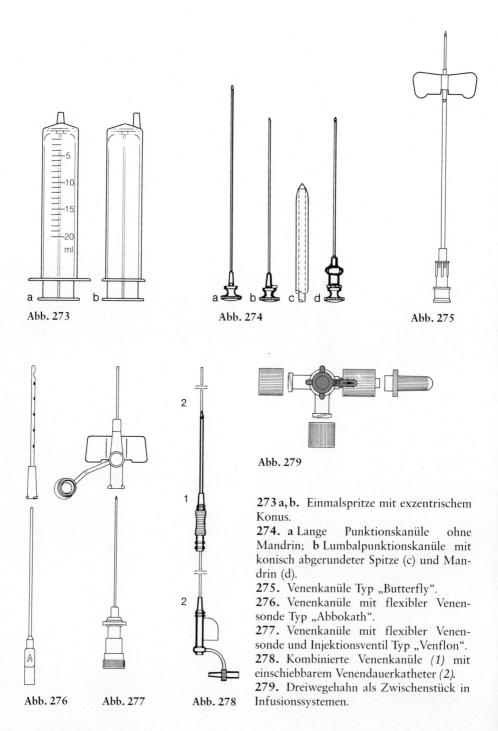

Abb. 273

Abb. 274

Abb. 275

Abb. 276   Abb. 277   Abb. 278

Abb. 279

273 a, b. Einmalspritze mit exzentrischem Konus.

274. a Lange Punktionskanüle ohne Mandrin; b Lumbalpunktionskanüle mit konisch abgerundeter Spitze (c) und Mandrin (d).

275. Venenkanüle Typ „Butterfly".

276. Venenkanüle mit flexibler Venensonde Typ „Abbokath".

277. Venenkanüle mit flexibler Venensonde und Injektionsventil Typ „Venflon".

278. Kombinierte Venenkanüle (1) mit einschiebbarem Venendauerkatheter (2).

279. Dreiwegehahn als Zwischenstück in Infusionssystemen.

280. Trokar mit Spitzenabdeckung nach Grunke.

281. Kunststoff-Punktionskanüle (z. B. Pleura) mit Stilett.

282. Punktions-„Splitkanüle" mit Stilett.

283. Flexible Absaugkanüle mit Stilett (z. B. zur Pleurapunktion junger Säuglinge).

284. Tropfinfusionsschlauch mit Venenkanüle.

285. System epicutaner Cava-Katheter mit Punktionskanüle, Silikon-Venendauerkatheter („Spaghetti"), Adapter und Infusionsanschluß.

286. gesamtes Dauertropf-Infusionssystem: *1* Infusionsflasche; *2* Tropfenkontrollglas; *3* Dosierventil; *4* Mengenkontrollglas; *5* Dosierventil; *6* Kanülenansatzkonus;

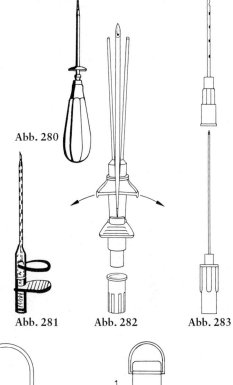

Abb. 280

Abb. 281   Abb. 282   Abb. 283

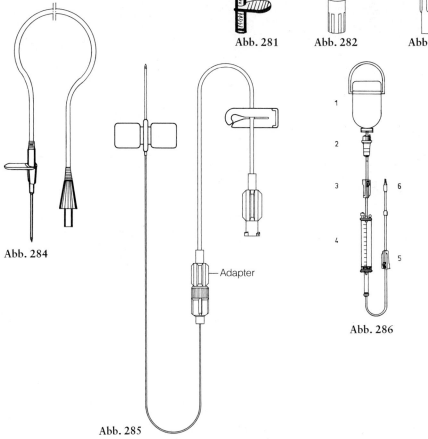

Abb. 284

— Adapter

Abb. 285

Abb. 286

287. subcutan implantierbares System „Port-A-Cath" *(a)* für Langzeitinfusionen in v. brachiocephalica mit s. c. - Winkel-kanüle *(b)*.

288. Spaltbarer Trokar („Splitkanüle" *-a-*) und einrollbarer Katheter *(b)* für supra-pubische Harnblasen-Drainage.

289. Pleuradrainage-System nach Mat-thys *(a)* mit tiefen-einstellbarer Punktions-kanüle, Drainagesonde und Einwegventil-Mehrfachweg-System *(b)*.

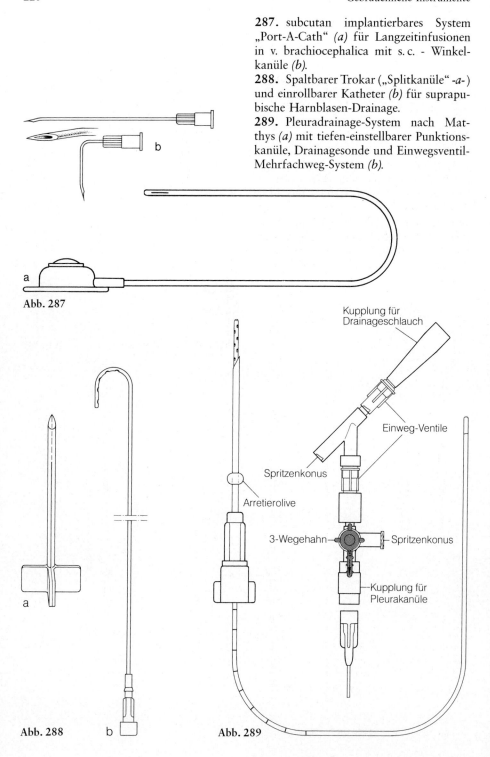

Abb. 287

Kupplung für
Drainageschlauch

Einweg-Ventile

Spritzenkonus

Arretierolive

3-Wegehahn — Spritzenkonus

Kupplung für
Pleurakanüle

Abb. 288   b   **Abb. 289**

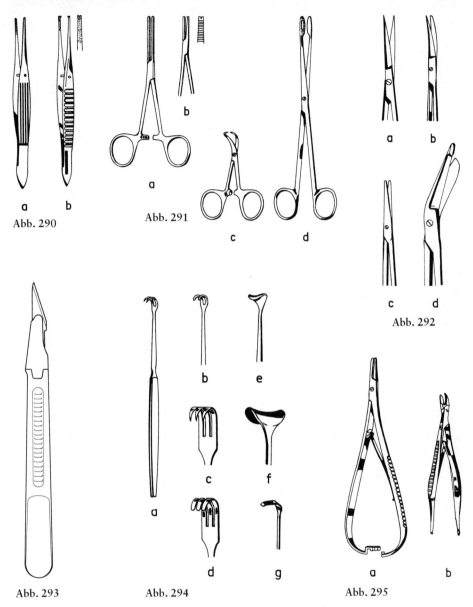

Abb. 290

Abb. 291

Abb. 292

Abb. 293

Abb. 294

Abb. 295

290. Pinzetten: *a* anatomische Pinzette; *b* chirurgische Pinzette.

291. *a* Péan-Klemme; *b* Moskito-Klemme *c* Tuchklemme; *d* Kornzange.

292. Scheren: *a* Gefäß- und Fadenschere spitz; *b* chirurgische Schere nach Deaver, stumpf-spitz; *c* Schere nach Mayo; *d* Verbandschere nach Lister.

293. Einmal-(Stich/Schneid-)-Skalpell.

294. Wundhaken: *a,c* nach Volkmann, spitz; *b,d* nach Volkmann, stumpf; *e,f* nach Cushing-Kocher; *g* nach Langenbeck.

295. *a* Nadelhalter nach Mathieu-Kersten; *b* Wundklammerhalter nach Michel.

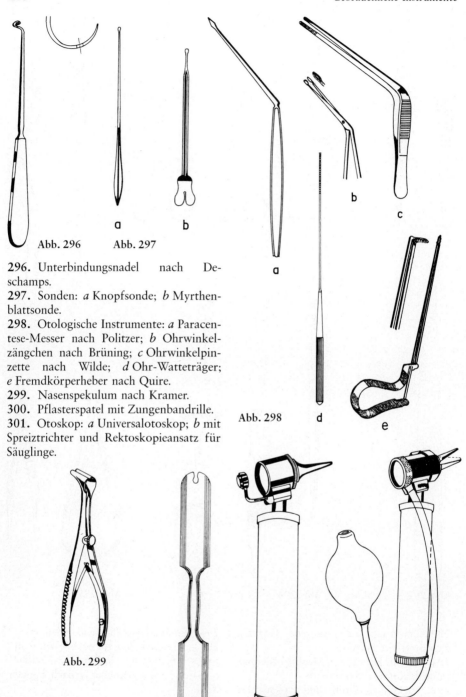

Abb. 296   Abb. 297

296. Unterbindungsnadel nach Deschamps.
297. Sonden: *a* Knopfsonde; *b* Myrthen-
blattsonde.
298. Otologische Instrumente: *a* Paracentese-Messer nach Politzer; *b* Ohrwinkel-
zängchen nach Brüning; *c* Ohrwinkelpin-
zette nach Wilde; *d* Ohr-Watteträger;
e Fremdkörperheber nach Quire.
299. Nasenspekulum nach Kramer.
300. Pflasterspatel mit Zungenbandrille.
301. Otoskop: *a* Universalotoskop; *b* mit
Spreiztrichter und Rektoskopieansatz für
Säuglinge.

Abb. 298   d

Abb. 299

Abb. 300   Abb. 301

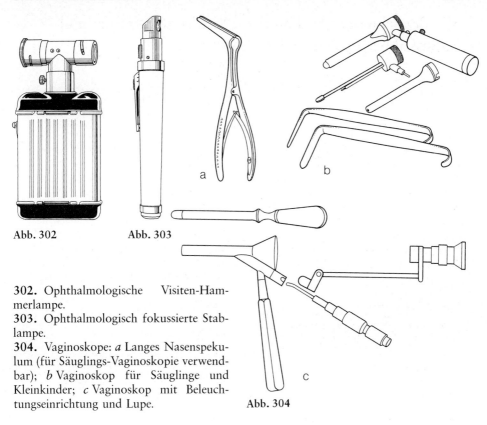

Abb. 302   Abb. 303

a

b

c

Abb. 304

302. Ophthalmologische Visiten-Hammerlampe.
303. Ophthalmologisch fokussierte Stablampe.
304. Vaginoskope: *a* Langes Nasenspekulum (für Säuglings-Vaginoskopie verwendbar); *b* Vaginoskop für Säuglinge und Kleinkinder; *c* Vaginoskop mit Beleuchtungseinrichtung und Lupe.

Notizen:

W. Bezeichnung von Kanülen-, Sonden-, Katheter- und Tubuskalibern sowie von Nahtmaterial

Im deutschen Sprachgebiet werden die Kaliber von Injektionskanülen vom größten Kaliber (z. B. für Gefäßpunktionen) zum kleinsten Kaliber (z. B. für intracutane Injektionen) mit den Nummern 1–20 bezeichnet. Im anglo-amerikanischen Sprachgebrauch werden die Kanülendurchmesser jedoch in „gauge" ausgedrückt.

Hier sind identisch:

Kanülendurchmesser

in Nummer	in gauge	in mm Querschnitt
1	20	0,9
2	21	0,8
12	22	0,7
14	23	0,65
17	24	0,55
18	26	0,45

a) Die Kaliber von Sonden und Kathetern werden nach dem *äußeren* Durchmesser ihres Querschnittes benannt.
b) Bei Trachealtuben gibt der *innere* Querschnittsdurchmesser (lichte Weite) das Kaliber an.
c) Die Maßeinheit von Sonden/Kathetergrößen wird in *„Charrière"* (Abkürzung = Char. oder CH) oder in *„French"* (Abkürzung = Fr.) ausgedrückt. Char.-Werte sind mit Fr.-Werten identisch.
  1 Char. bzw. 1 Fr. = 0,3 mm
  3 Char. bzw. 3 Fr. = 1 mm
10 Char. bzw. 10 Fr. = 3,3 mm usw.
Zur Umrechnung gilt nebenstehende Meßtabelle für Katheter.

d) Bei Sondenkalibern unter 5 mm entfällt häufig die Angabe von Char.- bzw. Fr.-Werten zugunsten der mm Ø-Zahlen.
e) *Gebräuchlichste Sondenkaliber (Einmal-Sonden) für Kinder:*
Venensonden: 2 – 3 – 5 – 7 Char.
Ernährungssonden: 5 – 8 – 10 – 12 Char.
Magensonden (Spülung): 10 – 14– 18 – 22 – 24 – 30 Char.
Darmsonden (Spülung): 8 – 10 – 12 – 14 – 16 – 18 – 20 – 22 – 24 – 28 –30 Char.
Blasenkatheter: 5 – 8 – 10 – 12 – 14 – 16 Char.

Char. Fr. mm	Char. Fr.mm
46–15,3	23–7,7
45–15	22–7,3
44–14,7	21–7
43–14,3	20–6,7
42–14	19–6,3
41–13,7	18–6
40–13,3	17–5,7
39–13	16–5,3
38–12,7	15–5
37–12,3	14–4,7
36–12	13–4,3
35–11,7	12–4
34–11,3	11–3,7
33–11	10–3,3
32–10,7	9–3
31–10,3	8–2,7
30–10	7 –2,3
29–9,7	6–2
28–9,3	5–1,7
27–9	4–1,3
26–8,7	3–1
25–8,3	2–0,7
24–8	1–0,3

Anwendungsbereiche gebräuchlicher Nahtmittel bei kleinen Eingriffen

Gewebe	Nahtmaterial	
	resorbierbar	nicht resorbierbar
Haut		Kunststoffäden; Metallklammern.
Schleimhäute	organisch: Catgut; synthetisch: Polymerisate der Glycol- und Milchsäure (Dexon; Vicryl);	
Subcutis und Gefäße (Venae sectio)	synthetisch: Dexon; Vicryl; (siehe oben).	

NB.: Die prozentuale Häufigkeit von Wund/Nahtinfektionen ist bei Verwendung von synthetischem-resorbierbaren Material (Polyglycolsäure-Dervate) am geringsten.

Notizen:

Z. Früher gebräuchliche Meßeinheiten und SI-Einheiten:

1 Joule (J) $= 0{,}239$ Kalorien (cal)

1 cal	$= 4{,}186$ J
1 Kcal	$= 4186$ J

1 Bar (bar) $= 10^{-3}$ Millibar (mbar)
1 mbar $= 0{,}75$ mm Hg
10^{-2} mbar $= 1$ Pascal (Pa)
1 mm Hg $= 133{,}322$ Pa

1 mm Hg	$= 0{,}133322$ Kilopascal (KPa)
1 KPa	$\cong 7{,}5$ mm Hg

Notizen:

Quellenverzeichnis

Vorhandenes Bildmaterial und Anregungen zu Einzelheiten dieses Buches wurden – neben einigen Detail-Hinweisen aus Arbeiten anderer Autoren – folgenden Unterlagen entnommen:

1. Brandt I, Hodes DT, Reimnitz P (1986) Die große Fontanelle als Fenster zum Gehirn – Normalwerte und Verschlußzeiten. Klin Pädiatr 198: 330
2. Cassoria FG, Golden StM, et al. (1981) Testicular volume during early infancy. J Pediatr 99: 742
3. Duc G, Largo RH (1986) Anterior fontanel: Size and closure in term and preterm infants. Pediatrics 78: 904
4. Feingold M, Bossert WH (1974) Normal values for selected physical parameters: an aid to syndrome delineation. Birth Defects 10: 1
5. Gunn MP (1960) Localization of the umbilical catheter by post-mortem measurement. Arch Dis Child 41: 69
6. Heimendinger J (1963) Ergebnis gemischt longitudinaler Messungen bei 1 bis 24 Monate alten Kindern. Arch J. Klaus Stiftung Vererb Forsch 38: 111
7. Kitterman JA, Phibbs RH, Tooley WH (1970) Catherization of umbilical vessels in newborn infants. Pediatr Clin North Am 17: 895
8. Kleinschmidt H (1980) Lungenfunktionsprüfung im Kindesalter. Kinderarzt 11: 1009
9. Kunad T (1974) Nabelvenenkatheterisierung. Monatsschr Kinderheilk 122: 772
10. Kunad T, Oertel WH (1970) Entfernungsmessungen für die Nabelvenenkatheterisierung, bezogen auf Körperlänge und -gewicht. Kinderärztl Praxis 38: 319
11. Largo RH, Duc G (1977) Head growth and changes in head configuration in healthy preterm and term infants during the first six months of life. Helvetica Paed Acta 32: 431
12. Largo RH, Wälli R, Duc G, Fanconi A, Prader A (1980) Beurteilung des perinatalen Wachstums. Helvetica Paed Acta 35: 419
13. Lubchenko LO, Hansman C, Boyd E (1966) Intrauterine growth in lenght and head circumference as extimated from live births at gestational ages from 26 to 42 weeks. Pediatrics 37: 403
14. Merlob P, Sivan Y, Reisner S (1984) Lower limb standards in newborns. Amer J Dis Child 138: 140
15. Pelz L (1972) Intermamillar-Index bei Kindern. Klin Praxis 17: 257
16. Reinken L, Stolley H, Droese W, Oost G v. (1979) Longitudinale Entwicklung von Körpergewicht, Körperlänge, Hautfettfaltendicke, Kopf-, Brust- und Bauchumfang bei gesunden Kindern. I. Säuglingsalter. Klin Pädiatr 191: 556–565
17. Strassburg HM, Klemm FJ, Wais U, Göppinger A (1984) Nicht-invasive Hirndruckmessung über der vorderen Fontanelle bei gesunden Säuglingen in den ersten Lebenstagen. Monatsschr Kinderheilk 132: 904
18. Ucko H (1951) Endocrine diagnoses. London
19. Zapletal A, Samanek M, Paul T (1987) Lung function in children and adolescents. In: Progress in respiration research, Vol. 22, Karger

Sachverzeichnis

Abdecktest, Schielprüfung 169
Abdomen-Untersuchung 42
–, Abdominalgeräusche 77
–, Formbeobachtungen 76
–, perkussorische Charakteristik 79
Abducenslähmung, Augen 169
Abgußbad 84
Abkühlungsbad 85
Absaugen 204
– der Atemwege 204
– –, tracheales-/bronchiales- 204
Absaugkanüle, flexible mit Stilett 227
Abstrichmaterial, Rachen, Nase und Ohren
    159
Aerosolanwendung 87
Aerosol-Gerät zur Inhalation 87
akustische Beurteilung intraabdomineller Vor-
    gänge 77
– Reize, frühkindliche Verhaltensweise 158
Alter, Länge, Gewicht und Umfang, Beziehun-
    gen zwischen 10 ff.
–, Proportionalalter 13
altersabhängige Atem-Einzelvolumina 207
– Entwicklung 13
Analbereich (s. auch Rectum und Darm)
    111 ff.
–, peri(retro-)anale Grübchen/Porusbildung
    111
Analprolaps 113
Anomalien der Körperhaltung 62
Anus, Beurteilungsmerkmale 80
Apgar-Schema 74, 75
Armfixierung 82
Armmanschetten, Verhinderung der Armbeu-
    gung 82
Arrhthmie, respiratorische 32
Arteria brachialis, Punktion 130
– femoralis, Punktion 131, 132
– radialis, Punktion 129
– temporalis superficialis, Punktion 130
– tibialis posterior, Punktion 131
arterieller Blutdruck 34
Arterienkatheter, Einlegen eines Nabelarterien-
    katheters 136
Arzneimittel-Inhalation 87
Ascitespunktionen 176

Atembeutel 204
Atem-Einzelvolumina, altersabhängige
    207
Atemfrequenz 26
Atemgeräusche, Geräuschqualität 67
–, vokale 65
Atemgrenzwertbestimmung 27, 30
Atemhilfe 203–205, 297
Atemmaske, Mund-/Nasen- 204
Atemrhythmik 26
Atemtypen 26
Atemwege, Freimachung und Freihaltung
    204
Atmung, akustische Beurteilung 64
–, Cheyne-Stoke'sche- 64
–, Kußmaulatmung 64
–, Paradoxatmung 77
–, Schaukelatmung (paradoxe Atmung) 65,
    77
–, Schnappatmung (Typ Biot) 64
–, seitengleiche 65
–, Singultusatmung (Typ Biot) 64
–, visuelle Beurteilung 64
Atmungs-/Kreislauf-Regulation, Störungen
    203
ATPS (Ambient, Temperature, Pressure, Satura-
    ted) 27
Augäpfel, Bewegungsanomalien 168
–, Drehbewegungen 167
–, Lageveränderung 167
Auge(n), blasse 165
–, Einsetzen und Herausnehmen eines Kunst-
    auges 172
–, rote 165
–, Stellungsanomalien 168
–, therapeutische Manipulationen 171
–, Umfang-/Interorbitalindex 163
Augenbewegungsprüfungen 167, 168
Augenbohren 162
Augenhintergrund-Untersuchungen 146, 165,
    168
Augenkammer, Betrachtung der vorderen
    165
Augenlid, Ptose 163
Augenmuskeln, Innervation 170
–, Funktionsprüfung 169

Augenspülung 171
Augentropfen und Augensalben, Einbringen
    von 171
Augenuntersuchungen 162 ff.
Augenwinkelindex 163
Augenwischen 162
Auskultation, Maschinengeräusch (Ductus Bo-
    talli) 73
Auskultionspunkte der Herzklappen 71
Austastung des Darmausganges und des Rec-
    tums 111
Austausch-Bluttransfusion 219
–, Spenderblut 220
–, Übertransfusion 221
–, Witebski-Substanz 220

Baden 84, 85
–, medikamentöses Bad 85
–, Sicherungsmaßnahmen 84
Bajonettstich 146, 150
–, Injektion 120
Baranyscher Zeigeversuch 158
Bauchbereich, Tasten und Bewegen 42
Bauchdecken-Bewegungen 77
Bauchhöhlenpunktion 176, 177
Bauchumfang 7
Bauer-Reaktion, Reflexe 52
Beatmung mit der Maske 206, 207
–, Mund-zu-Mund oder Mund-zu-Nase- 205,
    207
–, Tubus-Beatmung 207
Beckenkammpunktion 189
Beinfixierung 81
Bell-Phänomen 163
Bertillon Kephalometer 6
Bewegen und Tasten 42 ff.
Bewegungsprüfungen, Reflexe 49
Beziehungen zwischen Alter, Länge, Gewicht
    und Umfang 10 ff.
Bilirubinspiegel, Bewertung 219
–, kritischer (Serum) 219
Bindenverbände 92
Biopsien, Gewebe-Biopsien 186 ff.
–, Hautbiopsie mit Stanzgerät 201
–, Knochenbiopsie 186
–, Schleimhaut-Saugbiopsie aus Magen und
    Dünndarm 198
–, Silverman-Biopsienadel 197
–, transcutane Nieren-Punktionsbiopsie 193
Blasenmanometrie 104
Blasenpunktion, suprapubische 99
Blickbewegungskrämpfe 171
Blinzeln 162
Blutbeimengungen des Liquors 148
Blutdruckmeßgeräte, Druckmanschette, Prin-
    zip Riva-Rocci-Korotkoff 34

– nach Riva-Rocci 34
Blutdruckmessung, arterieller Blutdruck 34
–, Blutdruckdurchschnittswerte und Geburts-
    gewicht 37
–, – bei Säuglingen und Kleinkindern 37
–, Doppler-Methode 34
–, –, Ultraschall-, transkutane 36
–, Elektro-Oscillograph 34
–, Flush-Methode an Arm oder Bein 35
–, Ultraschall-Sender 34
Blutentnahmen 116 ff.
–, Capillarblutentnahmen 116
–, Methoden 116
–, –, Percutanproben 117
Bluttransfusion, Austausch-Bluttransfusion
    219
Blutung, subgaleale 47
Breipackungen 86
bronchiales-/tracheales Absaugen 204
Brust-/Schulterregion, Tasten und Bewegen
    46
Brustumfang 7, 8
Brustwarzenabstand 7, 8, 20, 46
BTPS (Body, Temperature, Pressure, Satura-
    ted) 27
Bulbi, tiefliegende 163
Bulbuspalpation, seitenvergleichende 163

Caput succedaneum 47
– – haemorrhagicum 144, 145
Carotisschwirren 70
Cava-Katheter, epicutaner 139
– mit Punktionskanüle 227
Cephalhämatom 47, 144, 145
Cephalocele (Durahernie) 146
Cerumenentfernung aus dem Gehörgang 159
Charriere, Sonden-/Kathetergrößen 232
Cheyne-Stoke'sche Atmung 64
chirurgische Schere nach Deaver 229
Circumcision mit Plastibell-Ring 106
Clavicula-Dysplasie 47
Coniotomie 216, 217
Conjunctiva-Inspektion 164
Corneal-Reflexbilder 164
Craniotabes 47
Cushing-Kocher-Wundhaken 229
cytologische Aufarbeitung des Liquors 148

Darm, Enddarmabschnitte, Längen 112
Darmausgang und Rectum, Ausstattung 111
Darmrohr 112
Darmspülung 111
Dauertropf-Infusionssystem 227
Deaver-Schere 229
Deformierungen der Schädelform 62
Deschamp, Unterbindungsnadel 230

diagnostisch-therapeutische Verrichtungen, allgemeine Richtlinien 1 ff.
– –, Information der Sorgeberechtigten 2
Diaphanoskopie 144
– des Schädels 144
– des Thorax 68
Diplegie-Haltung, spastische 57
Distanz zwischen Nabelring: Ductus venosus Arantii 136
Doppler-Methode, Blutdruckmessung 34
Drainage der Pleurahöhle 173
– –, Pleura-Saugdrainage 175
Drehmannsches Zeichen 62
Ductus venosus Arantii, Distanz zwischen Nabelring 136
Dünndarm und Magen, Schleimhaut-Saugbiopsie 198
Durahernie (Cephalocele) 146

E-Hakentafeln, Sehkraftprüfung 166
EEG-Audiogramme 158
Einhandmethode, Herzmassage 208
Einläufe 112
–, Reinigungseinlauf 113, 114
Einmalspritze 226
Elektrolytbestimmung, Schweißgewinnung zur 141
Elektro-Oscillograph, Blutdruckmessung 34
elektrophysikalische Messung des Ionengehaltes im Schweiß 141
Elementarhilfe, Herz-/Kreislauffunktionen 203
Ellenbogengelenk, Punktion 183
Enddarmabschnitte, Längen 112
Entwicklung, alterabhängige 13
Entwicklungsverlauf 10
Epicutan-Dauer-Venenkatheter 128
epicutaner Cava-Katheter 139
Ernährungssonden 96
erste Notfallhilfen bei drohender Erstickungsgefahr 210 ff.
Erwärmungsbäder 85
Esmarch-Heiberg'scher Handgriff 205, 207
Expirationsdauer 27
Expirationsgeschwindigkeit 27
expiratorischer Fluß, maximaler (MEF) 27, 29, 31
Extrasystolen 32
extrathorakale Herzmassage 207
Extremitäten, Durchblutung 40
–, Längenmessung 5
–, Umfang 7

Farbtonänderungen der Pupille 165
Farbtüchtigkeitsprüfung 167
Faßthorax 64

Fehlentwicklungen des Hüftgelenks 63
fibrieren im Jugulumbereich 46
Fixierung eines Armes 82
– eines Beines 81
– im Krankenbett 81
– des Rumpfes 82
– unruhiger Kinder 83
Flush-Methode an Arm oder Bein, Blutdruckmessung 35
Flußrate, expiratorische 29
–, maximale (MF), Lungen 27
Fontanelle, Druckkontrolle 48
–, große, Weitedurchmesser 47
–, offene, altersbezogene Verteilung 47
Form des Abdomens 76
Freimachung und Freihaltung der Atemwege 204
Fremdkörperentfernung, Mund-, Rachen-, Nasen- und Ohrenbereich 159
– aus reklinierter Kopflage 210
Fremdkörperhebel 159
French, Sonden-/Kathetergrößen 232
frontodorsale Quadriceps-Injektion 121
Frühgeborenes 13
frühkindliche Hörstörungen 158
– Verhaltensweise auf akustische Reize 158
frühkindlicher Strabismus 162
Funktionsprüfungen der Lungen 27

Galant-Reflex (Rückgratreflex) 53
"gauge" (Kanülendurchmesser) 232
Gaumen 154
Geburtsgewicht und Blutdruckdurchschnittswerte 37
Gefäßfüllung 70
Gefäßsystem, Eingriffe 116 ff.
Gehörgang 156
–, Cerumenentfernung 159
–, Fremdkörperentfernung durch Ausspülen 159
–, – durch Extraktion 159
Gehörgangsuntersuchungen 156
Gelenkpunktionen 181 ff.
Genital-/Leistenregion, Tasten und Bewegen 43
Geräuschqualität, Atemgeräusche 67
Gerstenkorn 163
Gesichtsfeldbeurteilung, einfache 166
Gewebe-Biopsien 186 ff.
Gewicht, Länge, Umfang und Alter Beziehungen zwischen 10 ff.
Gewichtszunahmegeschwindigkeit 16
Gigantismus (Riesenbaby) 16
Glabella-Reflex (Umklammerungsreflex) 51
Gluteal-Femorfalte (Hilgenreiner-Falte) 45
Greifreflex (Umklammerungsreflex) 51

Greig-Syndrom 163
Grübchen/Porusbildung, peri(retro-)anale 111
Guedel-Spatel 212
Guedel-Tubus 204, 206, 207

Hals-/Kopfregion, Tasten und Bewegen 47
Halsvenengeräusche (Nonnensausen) 70
Handgelenk (ulnare Seite), Punktion 183
Handgriff, isometrischer 73
Harn (s.auch Urin) 98 ff.
–, Auffangen von Spontanharn 99
Harnblase, Katheteresierung 98, 99
Harnblasen-Drainage, suprapubische 228
Harninkontinenz, Kipp-Test 101
Hasner-Klappe, Tränen-Nasengang 167
Hautbiopsie mit Stanzgerät 201
Hautemphysem 46, 47
Hautfarbe 61
Hautfettfalten 22
Hautteste 117
–, Intracutanproben 117
–, Moro-Probe 117
–, Scarifikationen 117
Herzbeutelpunktion 178
Herzfrequenzbereiche 32
Herz-/Kreislauffunktion, Elementarhilfe 203
–, visuelle und taktile Beurteilung 70 ff.
Herzgeräusche 72
–, Lautstärke und Lokalisation 74
Herzhöhlenpunktion 179
Herzklappen, Auskultationspunkte 71
Herzmassage, Einhandmethode 208
–, extrathorakale 207
–, Zweifingermethode 208
–, Zweihandmethode 207, 208
Herzrhythmus 32
Herzspitzenstoß 46, 70
Herztöne 72
Hilgenreiner-Falte (Gluteal-Femorfalte) 45
Hochfrequenzrassel nach Ewing 157
Hocktest nach Barbey und Brecht, Kreislauf-
   funktionsmessung 40
Hodengröße 44
Hodenhochstand 79
Hodenlage 44
Hodentorsion 79
Hodenvolumina 44
Hören und Sehen 61 ff.
Horizontal-Nystagmus 171
Hornhautinspektion, Augen 164
Hörprüfungen, einfache 158
Hörstörungen, frühkindliche 158
Hörvermögen, Prüfungen 156, 157
–, Hochfrequenzrassel nach Ewing 157
Hüftdysplasie 45
Hüfte, Tasten und Bewegen 45

Hüftgelenk, Fehlentwicklungen 63
– (Vorderseite), Punktion 183
Hüftluxation 45
Hühnerbrust 64
Hutkrempen- oder Glocken-Thorax 64
hydrocephaler Säugling, Ventrikel-Notpunk-
   tion 151
Hypertelorismus 163

Impftechniken und Hautteste 117
Information der Sorgeberechtigten, 2, 3
Infusionssysteme, Dauertropf-Infusionssy-
   stem 227
–, Dreiwegehahn 226
–, Infusions-/Injektions-Verbleibsysteme für
   Langzeit-Therapie 139
Inhalationsbehandlung 86, 87
–, Aerosol-Gerät 87
–, Wasser-Kalt-Vernebler 87
Injektion(en), Bajonettstich 121
–, frontodorsale Quadriceps-Injektion 121
–, Gebrauchsarm 118
–, intraarterielle 122
–, intracutane 118
–, intramuskuläre 119
–, intravenöse 123
–, Komplikationen 121, 122
– in den lateralen Vastusbereich 120
–, paravenöse 127
–, Sofortschmerz 122
–, subcristäre 120
–, subcutane 118
–, ventrogluteale 120
–, Zwischenfälle 122
Injektionsbereiche, Risiken 119
Injektionslähmungen 122
Inspektion im Vaginalbereich 109
Instillationen, intratracheale 119
– von Nasen- und Ohrentropfen 159
Instrumente, gebräuchliche 226 ff.
Intercostalödem 46
Interorbitalindex 163
intraabdominelle Vorgänge, akustische Beurteilung 77
– –, visuelle Beurteilung 77
intraarterielle Injetionen 122
intracutane Injektionen 118
Intracutanproben 117
intramuskuläre Injektionen 119
Intraport (Port-A-Cath), Kathetersystem 140,
   228
intratracheale Installationen 119
– Intubation 212
– Medikamenten-Instillation 207
intravenöse Injektionen 123
Intubation 212, 213

–, improvisierte Notfall-Schnellintubation 213
–, intratracheale 212
–, Magill-Zange 214
– unter Normalbedingungen 213
–, orotracheale 215
–, Spatel 212
Ionengehalt im Schweiß, elektrophysikalische Messung 141
Iontophorese, Pilocarpin- 141
Iris und durchsichtige Medien 165
Isolations-Rettungsdecke 204
isometrischer Handgriff 73

Jugulumbereich, Fibrieren 46
Jugulumschwirren 70

Kanülenbezeichnungen 232
Kanülendurchmesser „gauge" 232
Karteikarte 1
Kataplasmen 85
Katheterbezeichnungen 232
Kathetergrößen „Charriere" 232
– „French" 232
Katheterisierung der Harnblase 98, 99
– der Nabelarterie 136
– der Nabelvene, supraumbilicale 138
Kathetersystem, Port-A-Cath (Intraport) 140, 228
Kehlkopfeingang 154
Kephalometer (Tasterzirkel) nach Bertillon 6
Kinder-Rumpfleibchen zur Fixierung 82
Kipp-Test bei Harninkontinenz 101
Klemmen 229
Klingeltöne, abdominelle Auskultation 78
Klopfschall-Qualitäten 69
Kniegelenk, Punktion 184
Knochenbiopsie 186, 189
Knochenbiopsienadel nach Turkel/Bethell 186
Knochenmarkpunktion 186
Knochenmark-Punktionsnadel nach Arief 186
– nach Klima-Rosegger 186
– nach Pending 186
Knochenmark-Saugaspiration 189
Knopfsonde 230
Koniotomie 216, 217
Kopfdurchmesser 7, 8 Kopfumfang 6
Kopf-/Halsregion, Tasten und Bewegen 47
Kopfumfang, Beurteilung 16
–, Zunahme 16
Körpergewicht 4, 9
Körperhaltung 61 ff.
–, Anomalien 62
Körperlänge 4

Körperoberfläche 20
Körper-Stellreflex 55
Körpertemperatur 24
Kramer-Nasenspekulum 230
Krankenbett, Fixierung im 81
Krankenblatt 1
Kreislauffunktionsmessungen 39
Kunstauge, Einsetzen und Herausnehmen 172
Kußmaulatmung 64

Labyrinth-Reflexe, tonische 56
Labyrinth-Stellreflex 54
Lagern und Pflegen 81 ff.
– einer Omphalocele 108
–, therapeutisches 88
lagerungsbedingte Strukturanomalien 62 ff.
Landau-Reaktion, Reflexe 54
Landolt-Ring, Sehkraftprüfung 166
Länge, Gewicht, Umfang und Alter, Beziehungen zwischen 10 ff.
Langenbeck-Wundhaken 229
Längenmessung an Extremitäten 5
Larynxblockade 210
Leberpunktionen 190
Leistenbruch, Reposition 108
Leistenkanäle, Beurteilung 43
Leisten-/Genitalregion, Tasten und Bewegen 43
Lichtreize, Reaktionen auf 162
Lichtscheu 162
Lidschlag, Häufigkeit 163
–, seltener 163
Linsenbeweglichkeit, abnorme 165
Liquor, cytologische Aufarbeitung 148
–, Blutbeimengungen 148
Liquoranalyse 150
Liquordruckmessung 146, 148
Liquorstop-Syndrom 144
Liquor-Unterdruck-Syndrom, postpunktionelles 149
Lister-Verbandschere 229
Lumbalpunktion 146, 147
Lungenfunktionsprüfungen 27
Lungenpunktion 173, 175

MacIntosh-Spatel 212
Magen und Dünndarm, Schleimhaut-Saugbiopsie 198
Magen-/Darmsonden 96
Magenspülschlauch 96
Magenspülung 97, 98
Magill-Zange, Intubation 214
Magnetreflex 52
Mangelgeborenes 13
Maschinengeräusch (Ductus Botalli), Auskultation 73

Maskenbeatmung 206
Mastoidkontrolle 156
Mathieu-Kersten-Nadelhalter 229
maximale Flußrate (MF), Lungen 27
maximaler expiratorischer Fluß (MEF) 27, 31
Mayo-Schere 229
Medikamenten-Instillation, intratracheale
    207
medikamentöse Bäder 85
Megalophthalmus bds. 163
Mendel-Mantoux-Probe, Tuberkulinverdün-
    nung 118
Menghini-Nadel, Leberpunktion 190
Menghini-System, klassisches, Leberpunktion
    190
–, modifiziertes, Leberpunktion 190
Messen und Wiegen 4 ff.
Messung der transepithelialen Potentialdiffe-
    renz am respiratorischen
    Epithel 142
Meßeinheiten 234
Meßsonde, thermoelektische 24
Michel-Wundklammerhalter 229
Mikrophthalmie 163
Mikrophthalmus 163
Minderwuchs 13
monookulare Fixation 162
Moro-Probe, Hauttest 117
Moro-Reflex (Umklammerungsreflex) 51
Moskito-Klemme 229
motorische Koordinationen 49 ff.
– –, Tasten und Bewegen 49 ff.
motorisches Spontanverhalten 49, 59
– Verhalten 58
Mucoviscidose-Diagnostik 141
multiple puncture, Scarifikationsmesser 117
Mund-, Nasen- und Ohrbereich 152 ff.
Mund-/Nasen-Atemmaske 204
Mund-zu-Mund oder Mund-zu-Nase-Beat-
    mung 205, 207
Myrthen-Blattsonde 230
Myxödem 43

Nabelarterie, versehentliche Sondierung 136
Nabelarterienkatheter, Einlegen 136
Nabelarterienphlegmone 42
Nabelgrundinspektion 79
Nabelvene, Auffinden 135
Nabelvene, supraumbilicale Katheterisierung
    138
Nabelvenenkatheter, Einlegen 134
Nabelvenensondierung 79
Nacken-(Hals-)Reflex, asymmetrisch-toni-
    scher 55
–, symmetrisch-tonischer 57
Nadelhalter nach Mathieu-Kersten 229

Nahtmaterial 233
Nahtmittel 233
Nasen, Abstrichmaterial 159
Nasen-, Mund- und Ohrbereich 152 ff.
Nasenbluten, Stillung 160
–, unstillbares 155
Naseneingänge, Reinigung 159
Nasenspekulum nach Kramer 230
Nasenspiegelung 155
Nasentropfen, Installationen 159
Nasenuntersuchungen 155 ff.
Needling duch Larynxblockade 210
Neugeborene, Schädelgeräusche 70
–, übermäßige 13
–, untergewichtige 13
–, untermäßige (hopytrophe) 13
neuroophthalmologische Reifung 162
Nieren-Punktionsbiopsie, transkutane 193
Nonnensausen (Halsvenengeräusche) 70
Notfallhilfen bei drohender Erstickungsge-
    fahr 210 ff.
Notstand, übergesetzlicher 2
Nystagmus, Horizontal-Nystagmus 171
–, Vertikalnystagmus 171

Oculomotoriuslähmung 170
Ohr, Mund- und Nasenbereich 152 ff.
Ohren, Abstrichmaterial 159
Ohrentropfen, Installationen 159
Ohrspiegelung 156
okulo-digitales Phänomen 162
Ölwickel 85
Omphalocele 108, 109
–, Lagerung 108
ophthalmologische fokussierte Stablampe
    230
– Visiten-Hammerlampe 230
optische Pulskontrolle 70
Orchidometer, Hodengröße 44
Organ-Blindpunktionen 197
Orion-Decke (Isolations-Rettungsdecke) 204
Orosauger (Dräger) 1159
Oro-Tubus 204, 206
Orthostaseversuch, passiver, Kreislauffunk-
    tionsmessung 40
Ortolani-Zeichen 45
Oscillograph, Elektro-Oscillograph, Blutdruck-
    messung 34
Ösophagusatresienachweis mit Sondierung 98
otologische Instrumente 230
Otoskop 230

Pachymeningosis 144
Paracentese 160
paradoxe Atmung (Schaukelatmung) 65, 77
Paraphimose, Reposition 107

Pean-Klemme 229
Penis, Beurteilungsmerkmale 80
Penislänge im Verlauf des Kindes- und Jugend-
    alters 43
Perez-Reflex 99
peri(retro-)anale Grübchen/Porusbildung 111
Peritonealdialyse 223
Peritonealdialysierlösung, Standard 223
Perkussion 69
Perkussionsqualitäten 69
perkussorische Beurteilung des Thorax 69
– Charakteristik des Abdomens 79
Pflasterbandage des Thorax 95
Pflegen und Lagern 81 ff.
Phonak-Kindertest 158
physiognomische Beachtungspunkte 61
Pilocarpin-Ionotphorese, Prinzip 141
Pinzetten 229
Plastibell-Ring, Circumcision 106
Pleuradrainagen-System 228
Pleurahöhlenpunktion 173
–, Rohrdrainage 173
Pleura-Saugdrainage 175
Pneumotachograph 27
Pneumothorax, Entlastung eines Spannungs-
    Pneumothrorax 174
Port-A-Cath (Intraport), Kathetersystem 140,
    228
Porus-/Grübchenbildung, peri(retro-)anale 111
postpunktionelles Liquor-Unterdruck-Syn-
    drom 149
Präputiumlösung 105
Preßversuch, Valsalva- 73
Proportionaalter 13
Puls 32
Pulskontrolle, optische 70
Punktion der Arteria brachialis 130
– – radialis 129
– – temporalis superficialis 130
– – tibialis posterior 131
– von Ascites 176
– der Bauchhöhle 176
– –, Fixierung der Bauchdecke 177
–, Beckenkammpunktion 189
–, Gelenkpunktionen 181 ff.
–, Herzbeutelpunktion 178
–, Herzhöhlenpunktion 179
–, Knochenmarkpunktion 186
– der Körperhöhlen 173
–, Leberpunktionen 190
–, Lumbalpunktion 146
–, postpunktionelles Liquor-Unterdruck-Syn-
    drom 149
–, Sternalpunktion 189
–, Subduralpunktion 144, 149
–, Suboccipitalpunktion 146

–, Tibiapunktion 187
–, transcutane Nieren-Punktionsbiopsie 193
– der Vena brachiocephalica (anonyma) 127
– – und Arteria femoralis 131, 132
–, Ventrikel-Notpunktion 144
Punktionskanüle, Kunststoff- 227
–, lange 226
Punktions-Split-Kanüle mit Stilett 227
Pupille, Farbtonänderungen 165
Pupillenreaktion 165
Pupillenweite 165
Purkinje-Sansonsche Reflexbildchen, Augenun-
    tersuchung 168

Quadriceps-Injektion, frontodorsale 121
Queckenstedt-Versuch 148
Quecksilberthermometer 24

Rachen, Abstrichmaterial 159
Rachenring 154
rachitische Rippenauftreibungen (Rosen-
    kranz) 46
Reanimation 203 ff.
Recto-Analbereich, kinderärztliche Manipula-
    tionen 111–115
Rectoskopie beim älteren Kind 113
– beim Säugling 113
Reflexe (provozierte Reaktionen) 49
–, Bauer-Reaktion 52
–, Bewegungsprüfungen 49
–, Körper-Stellreflex 55
–, Labyrinth-Reflexe, tonische 56
–, Labyrinth-Stellreflex 54
–, Landau-Reaktion 54
–, Magnetreflex 52
–, Nacken-(Hals-)Reflex, asymmetrisch-toni-
    scher 55
–, –, symmetrisch-tonischer 57
–, Rückgratreflex (Galant-Reflex) 53
–, Saug- und Schluckreflex 50
–, Schreitreflex 53
–, spastische Diplegie-Haltung 57
–, Suchreflex 50
–, Umklammerungsreflex (Glabella-Reflex)
    51
–, – (Greifreflex) 51
–, – (Moro-Reflex) 51
Reinigung von Naseneingängen 159
Reinigungsbad 84
Reinigungseinlauf 113, 114
Reposition eines Analprolapses 113
– eines Leistenbruches 108
respiratorische Arrhythmie 32
respiratorisches Epithel, Messung der transepi-
    thelialen Potential-
    differenz 142

Retrotonsillarabzeß 161
Rettungsdecke 204
Richtlinien, allgemeine, diagnostisch-therapeu-
  tische Verrichtungen 1 ff.
–, allgemeine, Untersuchung des Kindes 1 ff.
Riesenbaby (Gigantismus) 16
Rippenauftreibungen, rachitische (Rosen-
  kranz) 46
Riva-Rocci-Korotkoff, Blutdruckdruckman-
  schette 34
Rosenkranz (rachitische Rippenauftreibun-
  gen) 46
rotes Auge 165
Rückgratreflex (Galant-Reflex) 53
Rumpf, Fixierung 82

Safar-Tubus 204, 206, 207
Saling-Schema 76
Saugbiopise, Schleimhaut 198
Saug- und Schluckreflex 50
Scarifikationen 117
Scarifikationsmesser 117
Schädel, Diaphanoskopie 144
Schädeldurchmesser, Beurteilung 16
Schädelform, Deformierungen 62
Schädelgeräusche 144
– bei Neugeborenen 70
Schädelindex 7
Schädelscheppern, Prüfung 144
Schallempfindung, Störung 158
Schaukelatmung (paradoxe Atmung) 65, 77
Schellong-Stehtest, Kreislauffunktionsmes-
  sung 39
Scheren 229
–, chirurgische Schere nach Deaver 229
– nach Mayo 229
–, Verbandschere nach Lister 229
Schiefhals 47
Schielen, Erkennen 168, 169
–, physiologisches 162
–, Scheinschielen 171
–, Ursachen 168
Schlauchverbände 94
Schleimhaut-Saugbiopsie aus Magen und
  Dünndarm 198
Schluckreflex 50
Schnappatmung (Typ Biot) 64
Schreitreflex 53
Schrittlängen 61
Schulterdurchmesser 8
Schulter-/Brustregion, Tasten und Bewegen
  46
Schweiß, elektrophysikalische Messung des Io-
  nengehelates 141
Schweißgewinnung zur Elektrolytbestim-
  mung 141

Schweiß-Provokation 141
Scrotumverformung 79
Sehen und Hören 61 ff.
Sehkraftprüfung, E-Hakentafeln 166
–, Landolt-Ring 166
–, Stereo-Fliegentest 166
Seh-/Fixationsstörungen, Grobkontrolle 166
seitengleiche Atmung 65
Sekundenkapazität (Tiffeneau-Test), Lungen
  27, 29
Serum-Bilirubinspiegel, kritischer 219
Sichern, Lagern und Pflegen 81 ff.
Sicherungsmaßnahmen bei Bädern 84
SI-Einheiten 234
Silberwindel (Isolations-Rettungsdecke) 204
Silverman-Biopsienadel 197
Silverman-Schema (anomale Phänomene vitaler
  Leistungen) 74, 75
Singultusatmung (Typ Biot) 64
Sitzhöhe 4, 13
Skalpell, Einmalskalpell 229
Sklera-Inspektion 165
Skoliose-Kontrolle 62
Sofortmaßnahmen zur Wiederbelebung
  203 ff.
Sofortschmerz, Injektionen 122
Somatogramm 10
–, korrigiertes 10
Sonden 230
–, Einführung und Kontrolle 97
–, Ernährungssonden 96
–, Magen-/Darmsonden 96
–, Magenspülschlauch 96
–, Ösophagusatresienachweis 98
Sondenbezeichnungen 232
Sondenentfernung 98
Sonden-/Kathetergrößen „Charriere" 232
– „French" 232
Sondenlängen 97
Sondierung großer Venen und Arterienpunk-
  tion 127
– einer Nabelarterie, versehentliche 136
– der oberen Verdauungswege 96
Sorgeberechtigte, Information 2, 3
Spannungs-Pneumothorax (Spannungspneu)
  174, 175
–, Entlastung 174
spastische Diplegie-Haltung 57
Spatel zur Intubation 212
Spenderblut 220
Spontanverhalten, motorisches 49
Sprachentwicklung, frühest-kindliche 158
Sprunggelenk, oberes, Punktion 185
Spülen des Auges 171
Stehtest nach Schellong, Kreislauffunktions-
  messung 39

Stellreflexe, Körper- 55
–, Labyrinth- 55
Stereo-Fliegentest, Sehkraftprüfung 166
Sternalpunktion 189
Stethoskope, pädiatrische 66
Stilett-/Schneidkanülen-System „monoject",
  Nieren-Punktionsbiopsie 193 ff.
Strabismus, frühkindlicher 162
Strukturanomalien, lagerungsbedingte 62 ff.
Stuhlproben, Entnahmen 112
subcristäre Injektionen 120
subcutane Injektionen 118
Subduralpunktion 144, 149
subgaleale Blutung 47
Suboccipitalpunktion 146, 147
Suchreflex 50
suprapubische Blasenpunktion 99
– Harnblasen-Drainage 228
supraumbilicale Katheterisierung der Nabel-
  vene 138

Tasten und Bewegen 42 ff.
– –, Bauchbereich 42
– –, Brust-/Schulterregion 46
– –, Hals-/Kopfregion 47
– –, Hüfte 45
– –, Leisten-/Genitalregion 43
– –, motorische Koordinationen 49 ff.
Tasterzirkel (Kephalometer) nach Bertillon 6
Temperatur, Körpertemperatur 24
therapeutische Lagerung kranker Kinder 88
thermische Labyrinthreizung 158
thermoelektrische Meßsonde 24
Thermometer, Quecksilberthermometer 24
Thorax, Diaphanoskopie 68
–, Faßthorax 64
–, Hühnerbrust 64
–, Hutkrempen- oder Glocken-Thorax 64
–, perkussorische Beurteilung 69
–, Pflasterbandage 95
–, Trichterbrust 20, 64
Thoraxauskultation, Haltung des Säuglings
  und Kleinkindes 67
Thoraxdurchmesser 7, 20
Thoraxform, einfache Beurteilungspunkte 64
Thoraxperkussion, Körperhaltung 69
Thorax-Vibrationsmassage 87
Tibiapunktion 187
Tiffeneau-Test (Sekundenkapazität), Lungen
  27, 29
Tonsillen, Retrotonsillarabzeß 161
tracheales-/bronchiales Absaugen 204
Tracheotomie, Indikation 216
–, obere 216 ff.
–, untere 216
Tränenfluß 162

Tränengangstenose/-atresie 167
Tränenwege, Prüfung 167
transcutane Nieren-Punktionsbiopsie 193
Trichterbrust 20, 64
Trochlearislähmung 170
Trokar, spaltbarer (Splitkanüle) 228
– mit Spitzenabdeckung nach Grunke 227
Tropfinfusionsschlauch mit Venenkanüle 227
Tuben, Guedel-Tubus 206, 207
–, Oro-/Guedel-/Safar-Tuben 204
–, Oro-Tubus 206
–, Safar-Tubus 206, 207
Tuberkulinverdünnung, Mendel-Mantoux-
  Probe 118
Tubus-Beatmung 207
Tubuskaliberbezeichnungen 232
Tubuspflege 204
Turgor 42
Turgorprüfung 42

übergesetzlicher Notstand 2
Übergewicht 16
übermäßiges Neugeborenes 13
Übertransfusion 221
Ultraschall-Sender, Blutdruckmessung 34
Umfang, Gewicht Länge und Alter Beziehun-
  gen zwischen 10 ff.
Umklammerungsreflex (Glabella-Reflex) 51
– (Greifreflex) 51
– (Moro-Reflex) 51
unruhige Kinder, Fixierung 83
Unterbindungsnadel nach Deschamps 230
untergewichtiges Neugeborenes 13
untermäßiges (hypotrophes) Neugeborenes
  13
Untersuchungen der Gehörgänge 156
– des Kindes, allgemeine Richtlinien 1 ff.
– der Nase 155 ff.
Untersuchungsschema 1
Urin (s.auch Harn) 98 ff.
–, clean-catch Urin 99
–, Mittelstrahlurin 99
Uroflowmetrie 102
Urogenitalbereich, Eingriffe im 96 ff.

Vagina, Beurteilungsmerkmale 80
Vaginalbereich, kinderärztliche Manipulatio-
  nen 109, 110
Vaginoskop 110, 231
Vaginoskopie 110
Valsalva-Preßversuch 73
Vastusbereich, lateraler, Injektion in 120
Vena brachiocephalica (anonyma), Punktion
  127
– femoralis, Punktion 131
Venae sectio 133

Venendauerkatheter, Epicutan- 128
–, Silikon „Spaghetti" 227
Venendruck, zentraler (ZVD) 38
Venenkanüle, kombinierte 226
–, Typ „Abbokath" 226
–, Typ „Butterfly" 226
–, Typ „Venflon" 226
Venenkatheter, Einlegen eines Nabelvenenka-
    theters 134
Venenpunktion 123
Venenpunktionsbereiche, bevorzugte 124
Ventrikel-Notpunktion 144, 151
Verbandtechniken 92
–, Bindenverbände 92
Verdauungstrakt, Eingriffe am 96 ff.
Verdauungswege, obere, Sondierung 96
Vertikalnystagmus 171
Vestibularapparat, Prüfung 158
ventrogluteale Injektion 120
visuelle Beurteilung intraabdomineller Vorgän-
    ge 77
Vitalkapazität, Lungen 27–29, 31
vokale Atemgeräusche 65
Volkmann-Wundhaken 229
VSD-Schwirren 70

Wachstum, Minderwuchs 13
–, Zwergwuchs 13
Wachstumsgeschwindigkeit 16

Wärmeentzug, lokaler 86
wärmespeichernde Auflegsäckchen 86
Wärmflasche 86
Wasser-Kalt-Vernebler zur Inhalation 87
Wassertemperatur, baden 84
Watson-Kapsel, Saugbiopsie 198
Weite der großen Fontanelle 47
Wickelanwendung 85
Wiederbelebung 203 ff.
Wiegen und Messen 4 ff.
Witebski-Substanz, Austausch-Bluttransfu-
    sion 220
Wulf-Schema 76
Wundhaken nach Cushing-Kocher 229
– nach Langenbeck 229
– nach Volkmann 229
Wundklammerhalter nach Michel 229

Zeigeversuch, Baranyscher 158
zentraler Venendruck (ZVD) 38
– –, Richtwerte 39
Zentralnervensystem, häufigste Eingriffe bei
    Erkrankungen 144
Zielblindgang, Vestibular-Untersuchung 158
Zungenbanddurchtrennung 160
Zweifingermethode, Herzmassage 208
Zweihandmethode, Herzmassage 207, 208
Zwergwuchs 13
Zyanose bei Herz-/Gefäßfehlern 74